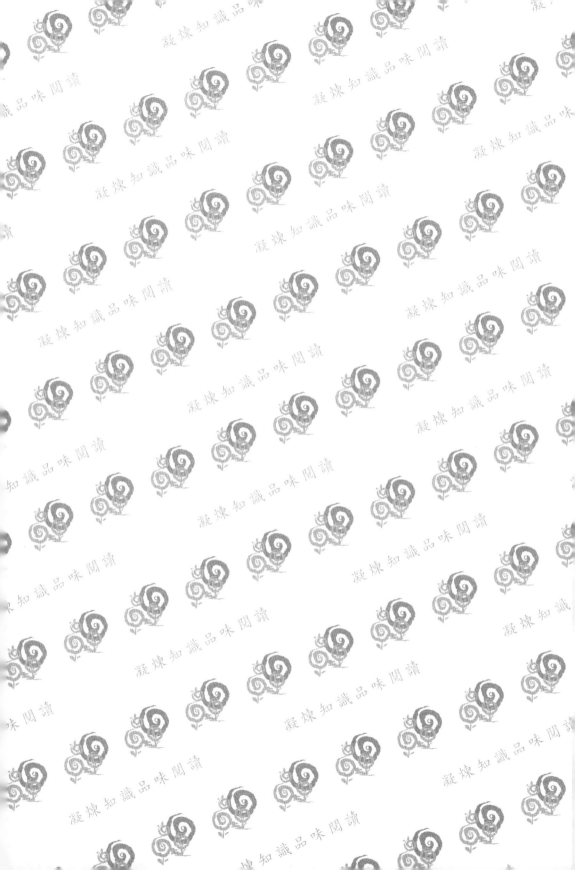

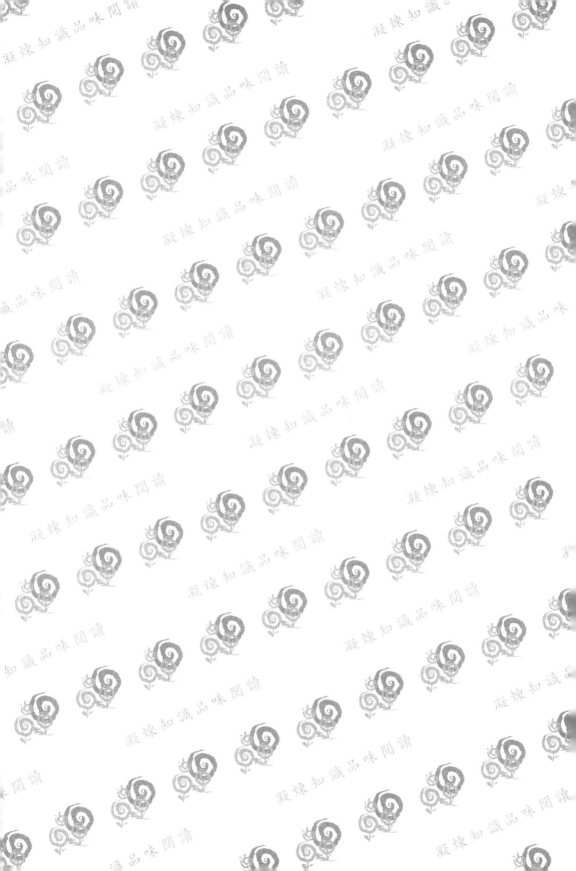

# 靈性諮商
## 心靈成長之旅70問

五南圖書出版公司 印行

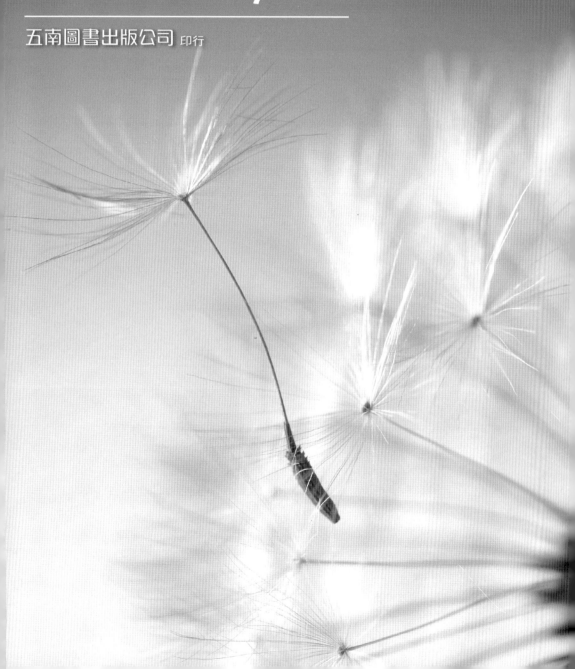

# 序言

隨著時代之變化，諮商已成為臺灣文化中，日漸普及之概念。個人也發現，與其相關之專業倫理，如評估、回饋性反思及系統化與具體化等之介入諮商對話；亦隨之日有擴增，成為二十一世紀諮商之相關內涵。

本書作者何長珠，自十七年前彰化師大輔諮系退休後便一頭鑽進南華大學生死系之團隊；開始努力連結諮商輔導之專業，除出版《受虐兒之折衷式遊戲治療》（2005）外，十餘年間（2005-2018）漸次努力於實踐並帶領「中國式業力治療：華人家族排列工作坊」，每年舉辦一至兩次24小時的（3hr/1week）的家族排列（約15人一個梯次），也就是以處理前世之因來消減今世之果的治療模式。另一貢獻則為統整悲傷輔導與表達性藝術治療，以訓練學生具備「生命關懷師」之智能。

除此之外並嘗試教學與撰寫：一、全人生命意義量表；二、靈性量表；三、悲傷輔導與悲傷諮商因應量表。在助理李健志、何家宜的全力護持之下，來回奔波五年，推動並成立「台灣靈性教育協會」（2015-2020，高雄）。

最後，因親自教學個別諮商與團體諮商各約四十多年，累積多年教學互長之經歷，推出了《諮商與心理治療理論與實務》（2013）、《團體諮商理論與實務》（1997-2020，共三版），兩本著作及《表達性藝術治療》13講、14講、15講（2011-2019，共三版），與《悲傷輔導理論與實務：自助手冊》（2015），完成個人一花五葉之學術理想。

目前本書之主旨在於：**擴增意識的範圍，以納入潛意識的覺察**。舉例來說：夢到自己在一個很大的森林裡，旁邊是一條很深很深的溝壑，這個夢若用意識來描述，是代表當事人心中有所緊張；可是再過了一段時間做的夢很相似，卻變成當事人跟自己商量要不要跳過去這個溝壑，它看起來不會太深，但實際上卻是直通地心的深度，第二個夢的詮釋代表當事人有不敢跳的真正原因，可能是擔心會死亡或消滅，那這段後者的描述就可以看成是當事人心中有恐懼死亡的威脅（當事人初得癌症）。此例當中，

前一個夢代表著「意識的潛意識化」；後一個夢則代表著「潛意識的意識化」。即焦慮會死亡之原因與恐懼會死亡之緣由。

　　最後，特別謝謝書中舉例同學之慷慨同意分享作品與協助工作，李建志、黃孟晨、張美雲、林嘉伶、陳美惠、楊采蓁及其他於此書有所貢獻的同學，包括女兒兼助理何家宜全力幫忙整理書中繁瑣細節，使得本書能順利出版！特此感謝，道恩不盡！！終於完成一生最重要的生涯大事！

　　P.S. 對以上相關訊息想多加了解的讀者，歡迎上 Youtube 搜尋何長珠教授，便可找到約 10 部上課相關影片！

# 目　錄

## 第一章

# 靈性治療簡介

## Q1、超個人心理學演繹

西方學術界自 1950 年開始，逐漸意識到不自覺的受到唯科學主義的擺布而迷信科學萬能。事實上，典範，基本上應該是具有暫時及試驗性的原則，必須覺知——科學所採用的各種方法，都永遠含有不客觀的因素在內。因此在心理學方面，哲學家 Kuhn（1922-1996）才說：心理學尚未尋求到它自己的典範。

人本心理學的典範主張：完整的心理學應同時包括行為的外在及內在因素，強調感受與情緒對人類成長的重要性。其被視為是心理學的第三潮流，主要關懷的是人類的潛能：也就是愛、創造、自我、成長、組織、基本需要的滿足、自我實現、高等價值等概念。1967 年 9 月 14 日，Maslow（1908-1970）更在演講中公開宣布「超個人心理學」的肇始——主張一個以宇宙為中心，超越現實自我以追求自我實現的學派。

隨著超個人心理學的興起，許多心理學家開始追求對第四層次——即靈性層次存在的探討。Rogers（1902-1987）和 Maslow 數十年來都在與科學化約論的典範抗爭，而被視為是人本心理學的中流砥柱；到了晚年，兩人更都開始強調靈性或超越層次，投入了超個人的思潮運動。

意義治療家 Joseph Fabry（1909-1999）曾如此描述靈性層次：「不論宗教人士或世俗中人，每個人都擁有一個健全的寶庫，其中所藏的大多是我們的潛意識。」1988 年 David Elkins 更與四位心理學者合寫了一篇關於靈性修養的文章，認為：靈性屬於人性，不應視為宗教組織或傳統宗教人士的專利；從那之後，靈性與宗教有相關但不等同的觀點，逐漸被大眾接

受。雖然，研究亦顯示：有真誠的宗教新信仰者，通常具有較高之靈性價值與實踐力（由持戒生德性進而產生福報）。

另外一種觀點是 Andrew Cohen 於 2012 年在其著作《進化式覺醒之道——21 世紀新時代揚升者的靈性成長》一書中所指出的，他認為：「人類自身的靈性渴望，與地球大爆炸本身並非分離的二者。」

我們都知道，性驅策力是促使宇宙從無中生出、驅使我們生殖、啟發我們創新、創造新東西的那一個相同的意圖。但是在這最高層次上，創造力的工具乃是我們的意識本身、最深處的自我——透過「它」，原始的進化驅策奮力表達自己，實現「它」想要變成什麼那永難滿足的欲望。因此雖然表面上，人的靈性驅策力可能看似是個人欲望，但真的如此嗎？難道不能全宇宙或者包括吾人此刻所擁有的經驗，都是那個「它」之欲望的表達與顯現嗎？

高層自我實現可視為是「個體性」及「普遍性」的中介橋梁，自我認識的演進過程因此可以如此表現：客體我→純粹意識中樞認同之我→高層自我（意識性地融入大我潛意識之內）。

可以說，與東方心理相較，西方心理學明顯的忽略「自我是整體中部分之我」這一事實。雖然 Murphy 在 1940 年代便指出，人因具有個體及宇宙性，必須整合「自我」及「無我」兩種經驗，才可能比獨立自主的個體性更豐富我們的人格內涵。

由此可見，達成西方心理學所謂的自我實現（追求自我靈魂渴望之事或物）之後，其實還有一個更高的成長境界在呼喚著，那便是自我超越（追求人類靈魂所共同渴望之事——成為光）！意即，自我超越從「讓靈魂追求個人生命目標」之走向，擴大成為「天人合一之靈性」，才是生命意義的究竟實現！

# Q2、挫折與靈性健康

## 一、靈性定義與研究

靈性（spirituality）源自拉丁字「spiritus」，意義是「breath, make alive」，表示活著或是生命的必要組成，可以表現於探索生命的意義與目的，超越有形的生物體限制，與自我、他人及自然的連結，表現愛、公平正義與熱誠的價值體系。

王秋絨（2009）於〈老人靈性智能發展策略〉一文中，曾引用馬斯洛（1969a）超個人主義自我實現者的 14 項特質來描述靈性者的生活與存在狀態。而契克沈米哈宜（Csikdzentmihalyi, 1990）的神馳觀，則可被視為是調整印度瑜伽、道家與禪宗觀點後的一種內心自由的自主狀態之表現。

另外，左哈（D. Zonhar）、馬歇爾（I. Marshall）等則總合心理、哲學與神學之觀點，說明：SQ 是一種 40 赫茲的神經振幅，能將人類本來流動的經驗收到一個更寬廣的意義架構中。

總和上述觀點，何長珠對靈性的一個統合性定義如下：

靈性智能的共同元素包括：人本關懷、愛與社會責任、宇宙議題及超能經驗、自我專注與反省生命意義的塑造，這些特質亦與生命的成熟度有關。

實徵研究雖發現靈性健康較佳者往往有較佳的整體健康狀態（安適或幸福感），而且與罹病率、死亡率、身體疾病、憂鬱症、壓力、焦慮、自殺、生活品質、物質濫用、疾病調適等變項都有負相關（Mueller et al., 2001）。不過到目前為止，與靈性有關的研究較常出現於醫護文獻中，顯示重症、老人或臨終病人對靈性的需求往往更為強烈（釋惠敏，1997；陳珍德、程小蘋，2002；余德慧、石世明，2003；趙可式等，2002；楊克平，1998；賴維淑，2002；胡文郁等，1999；蕭思美，2004；陳黛芬、廖珮彤；2016）。只有少數幾個相關研究發現國中小教師面臨到的工作壓力與無力感，會影響到其幸福感受、身心與靈性健康（江欣霓，2002；張美玲，2007）。

## 二、生命挫折與靈性

　　近幾年來學者開始探討人們如何從自身所經歷的負面事件克服逆境中獲得正向成長（Afflect & Tennen, 1996; McMillen & Fisher, 1998; McMillen, 1999）。

　　許多研究顯示人所經歷的困難與困境越大，從中獲益的程度也越高（McMillen & Fisher, 1998; Tedeschi & Calhoun, 1996）。

　　而所謂的正向改變有下列幾個方面：

1. 自我能力的成長：（Aldwin et al., 1996; Afflect & Tennen, 1996; Robert, 2001），表示對自己的真實自信增加（能接受自己的負面限制）、也更有追求成功的動機（Robert, 2001）。

2. 開始更重視關係的維持與表達情感之程度：對他人關懷的程度也會增加（Robert, 2001）。

3. 生活型態的改變：例如調整生活的優先順序，如男性會多花時間陪伴家人，而女性則會多留一些時間給自己等（Robert, 2001; Thompson, 1991）。

4. 透過找尋轉變意義之內涵：Frankl 認為了解逆境的意義會減少受苦的程度，所以找尋逆境中的意義，會給人帶來利益（Frankl, 1962）。也有一些研究發現──逆境除了協助當事人發揮潛能外，解決問題之後也會給人們帶來生命更高一層的意義（Frankl, 1962/2001）。

5. 人生觀的改變：經過逆境中的人，多半會在人生觀上有所轉變，例如看淡物質追求、減少計較爭奪、懂得珍惜與感恩、以善心善行過生活（陳珍德，1995）。更有些理論發現，經過逆境者似乎更會轉向追求靈性生活（陳珍德，1995；Robert, 2001）。

## Q3、靈性與全人健康

　　1980 年代全世界興起一種全人健康（Wellness）之觀念，意指持續而刻意的努力維持健康，並使生命品質發揮到其最高潛能。它包含了七個向度，分別是身體、情緒、心理、社會、環境、職業和靈性等面向，藉由各

向度整合以促進全人生命品質。這不只是一個目標，還是一個需要有意努力才能維持的新生活方式（Hoeger, 2002; Robbins et al., 2002）。

　　Newman 採用全人整體健康的觀點，對靈性部分特別著墨，她認為靈性就像是一顆種子，帶給人巨大的潛能，而人類生活的目標就是朝向另一個更高的意識層次發展，這個過程是透過洞察力和超越日常生活中的自我，才能進一步達到靈性的境界（林笑，2000；李彗菁，2004；Newman, 1995）。全人整體健康強調全人的角度，重視身心靈的整合，並將靈性置於其中心點——統合身體、心理、情緒、智力、社會等面向。「自我實現」即是「健全成熟」的人之基本驅策力。

　　健全的人應該涵蓋人的身、心、靈，不能偏廢任何一部分（劉瑞瓊，2005），靈性因此可視為是一個人活力資源的中心，也是統整各部分之力量（陳德光，2004；蔡明昌、吳瓊洳，2004；蕭雅竹，2004；Bank, 1980; Burkhardt, 1993; Stanad et al., 2000）。蔡明昌與吳瓊洳（2004）以及 Purdy 與 Dupey（2005）更提出靈性像水一樣自由流動的比喻，認為靈性是一個人生命的核心，貫穿行為、思考、感覺等部分，一個人若處於平衡及更高功能的狀況，那麼靈性就會自由自在的流動與時刻存在；而不僅只是正念／靜坐／催眠等活動專注放鬆之後，一時半刻的感受。

　　Elkins、Hedstrom、Hughes、Leaf 及 Saunders 等人（1988）曾對具有高度靈性的個人從事調查研究，發現其具有下列九種特徵：

1. 超越個人層次的存在性親身體驗：如經歷生死議題或禪坐開悟等；
2. 追求個人生命的意義與目的：每個人的生命存在必有其目的；
3. 生活有使命感：而非只是追求一般世俗價值之功成名就；
4. 生命的神聖性：每種生命都是莊嚴、無價而神聖的；有平等心；
5. 以不同的角度看待物質的價值：不刻意排斥物質，但也不會將之視為人生最重要的目標；
6. 博愛：個人內心有正義感及慈悲心，願意服務他人使世界變得更好；
7. 理想主義：個人具有一種願為理想及改善世界而付出的衝動；
8. 對痛苦死亡的意識感：對痛苦與死亡的深刻體會，增進了個人對生命的欣賞及重視；

9. 靈性上的日常成就：在日常生活中（個人與、他人及自然的關係），靈性的表現自然流露。

　　綜合靈性的定義和特色，大致可從整合、意義、連結、超越四個觀點詮釋，從以上四個觀點來看靈性，靈性的本質與個人內在的統整、生命意義的詮釋，與他人之連結以及超越達到更高的層次有關，例如與超自然力量的連結或個人信仰之實踐等。

　　靈性健康的內涵及定義，目前仍在發展中，靈性健康可以是指一個人能對其目前及未來的生活事物感到有意義及目的的生活狀態（劉淑娟，1999）；也可以被視為是整合其他力量的核心，能夠連結其他健康層面的資源，提供生命力量引發行為或動機，讓人們能夠獲得有意義的人生（Golberg, 1998）。楊鈞典等（2010）認為一個擁有良好靈性健康的人應具有以下的特徵：（1）主觀認為具有幸福感：對目前的生活感到滿意及愉快；（2）肯定自我存在的價值：正向的接受個人生命的意義及目的；（3）能以接納的態度面對所有的關係；（4）擁有內在的資源能量：包括個人內在的能量來源、自我意識及社會、宗教的支持力量來源。

　　何長珠對靈性的定義：靈性是一種人人都內具的存在驅力，但通常要經由挫折才能磨練出當事人的潛能；並增加個人生命的寬度與廣度──最先會落實在可見的物質生活中，然後才能超越而成為個人精神世界之內涵。此力量的成長讓人們能經歷不斷的超越，先是追求靈魂渴望的實現（名利色權）；最終達到自我習性的最大質變，也就是真正的自由意志。靈性健康即為人類正向超越自己的表現！換言之，靈性力量或狀態的提升越高，越能擁有美好的生命與生活。

## Q4、情緒（結）── 靈魂與靈性

　　一般說來，大多數人所能直接體認到的往往是與靈魂有關的情緒經驗，例如：痛不欲生、漠不相關、愛屋及烏、人同此心等；這些詞彙在文化、家庭及時代的影響下，形成為個人與團體彼此之間了解和溝通時的心理色板；也是吾人每天心中無時不存在的一種情緒溫度計。

　　但事實上，作為人類，我們也都會經歷到「理性不受感受支配」的現象，而往往造成「想做做不到」和「不想做卻改不了」的行為結果；從心理學的角度來解釋，這可能是來自個人外在經驗（成功或失敗，順利或挫折）和內在動機（如自我觀念──人生理想等）之影響；或從榮格分析心理學立場的工作者來說，則可能稱之為是一種「情結」糾纏發展的結果。就此而論，西方心理學多半從「今生此世」來解釋可能的原因、但東方的佛道教信仰則將此一現象之解釋、擴增到「前世今生」，而形成所謂的因果觀或「業」之輪迴。

　　當思考的立場如此定位時，情結便與靈魂畫上等號，吾人也才會明白何以會出現「靈魂伴侶」或「天雷勾動地火」，「前世冤家」之類的強烈不能控制的人際關係，與造成很多人一生內心或外在世界中所上演不斷的種種愛恨情仇之源頭。

　　也唯有當當事人能自其個人一生特殊的（靈魂）歷練中走出時，情結才有可能得到淨化，並再度回到更包容接納的靈魂狀態：那時的靈魂也才能與靈性的狀態相提並論。自性的本質是空，經由體驗無條件的愛也就是同理心，才逐漸歸回成為光的存在。

　　在今日的諮商實務中，雖然不缺音樂、故事、繪畫、舞蹈、信仰等技巧之實務實踐，但其中最重要之主體則是價值觀之彈性化。因此本書的第一及第十五章，將分別簡介與心理輔導、諮商與治療中有關之內容。而前三分之一部分則將介紹意識與潛意識之相關內容，包括壓力、挫折、全人健康與靈性量表。再來中間部分則是當今社會流行及使用的靈魂淨化為靈性之法，包括 EMDR、催眠、深層溝通、薩滿靈性以及近三十年來超意識心靈學追求能量的 12 次任務之簡介！到尾聲則是從不同角度呈現華人家族排列心理治療模式（CFC）的十五年實例。

　　總結可說：每個人都有特殊印記的靈魂（業），影響其一生外表所顯現的價值與喜惡：而人生一場的主要目的，應該便是在這種靈魂演出的過程中得到體悟，使靈性最後得以恢復生命初始（第一次開始而非這一世的出生）原有的光輝與能量吧！

# 附錄一、實務討論

## 一、靈性治療課程模式簡介

　　這部分本章作者將以一個學期的上課大綱來協助讀者了解靈性治療所包括的一般範圍。像是身體部分有呼吸、舞蹈、光療法、按摩；心理部分可包括曼陀羅繪畫、催眠、投射性繪畫；心靈部分則包括觀看生死書籍與影片所帶來之對生命死亡與靈魂之新見解；打坐或舞蹈靜心所產生的意識轉化之新體驗與深層溝通，及家族排列所帶來的靈魂和解之嶄新感受。

## 二、學期上課大綱範例（參考書目）

| 簡介上課內容與評分方式 | 投射畫前測─自我畫象與家族排列畫 |
|---|---|
| 生理─呼吸與光療 | C. Dowling（2002）。呼吸重生療法。臺北：生命潛能。 |
| 顏色與能量場 | R. L. Bruyere（1997）。光之輪。臺北：世茂 |
| 舞蹈與放鬆催眠 | 奧修之動態靜心音樂與 |
| 瑜伽生物心理學─脈輪與情結 | J.Singh（1999）。臺北：中國瑜珈出版社 |
| 七個脈輪與動態靜心（奧修舞蹈─動態靜心） | 奧修著、沙微塔譯（2004）。脈輪能量書I─回歸存在的意識地圖。臺北：生命潛能（章舜英，78-82）。 |
| 身心合一──脈輪按摩 | K.Dychtwald（1998）。身心合一。臺北：生命潛能。 |
| 靈性按摩─體驗靜心與能量共鳴 | 莎加培雅 MA SAGARPRIYA 著、沙微塔 譯（2000）。靈性按摩─體驗靜心與能量共鳴。臺北：生命潛能。 |
| 西藏生死書（影片） | 輪迴與因果之探討 |
| 曼陀羅的創造天地（繪畫） | 蘇珊‧芬徹著、游琬娟譯（1998）。曼陀羅的創造天地─繪畫治療與自我探索。臺北：生命潛能。 |
| 心靈成長旅程─不同層次之靈魂 | 荷西‧史蒂文斯著、陳麗昭譯（1999）。地球生命課程。臺北：世茂 |

| 簡介上課內容與評分方式 | 投射畫前測―自我畫象與家族排列畫 |
|---|---|
| 前世今生與潛意識／影片 | 林顯宗（2010）深層溝通 |
| 療癒場―宇宙共振能量場／打坐 | LMcTaggart 著（2006）。療癒場。臺北：商周。心定和尚（2005）。禪定與智慧。臺北：香海文化 |
| 和解―懺悔／感恩／祝福／寬恕（華人家族排列） | 何長珠等（2011/2012）表達性藝術治療。臺北：五南。 |
| 與大自然溝通 | 園藝治療／默語／經行等 |
| 結束與回饋 | 投射畫後測 |

# 附錄二、靈性量表（Miller, 2004）共31題，何長珠譯（2009）

所同題意號越多、代表靈性信念越強

| 請思考每一題所呈現的內容和你的實際情況是否符合，如果「極符合」請將 1 圈起來；「符合」圈 2；「部分符合」圈 3；「不符合」圈 4，「極不符合」圈 5。請你憑第一個感覺作答，每個題目都做，注意不要遺漏。 | 極符合 | 符合 | 部分符合 | 不符合 | 極不符合 |
|---|---|---|---|---|---|
| **因素 1（靈性健康）** | | | | | |
| 1. 我常被神祕不可解釋的事件所吸引。 | 1 | 2 | 3 | 4 | 5 |
| 2. 我認為人與自己和諧相處是很重要的。 | 1 | 2 | 3 | 4 | 5 |
| 3. 得知別人因不公正而受苦時我會覺得很悲哀。 | 1 | 2 | 3 | 4 | 5 |
| 4. 如果你認為某事是重要的，你就應該重視它。 | 1 | 2 | 3 | 4 | 5 |
| 5. 自然界的某些事情是科學所不能了解的。 | 1 | 2 | 3 | 4 | 5 |
| 6. 世界上還有一些事是超乎物理可研究之範圍。 | 1 | 2 | 3 | 4 | 5 |
| 7. 人們應該常評估生命中該珍惜之事到底為何。 | 1 | 2 | 3 | 4 | 5 |
| 8. 對生命中所發生之事，我會常有反思。 | 1 | 2 | 3 | 4 | 5 |
| 9. 有時必須經歷一些重大的事件，才能讓人體會生命中真正重要之事為何。 | 1 | 2 | 3 | 4 | 5 |

| 10. 往好的方向去成長和改變，是一個人所能做最高貴的努力之一。 | 1 | 2 | 3 | 4 | 5 |
|---|---|---|---|---|---|
| 11. 每一個經驗都能幫助個人更了解自己。 | 1 | 2 | 3 | 4 | 5 |
| 12. 我對別人的需求常懷同情（compassion）之心。 | 1 | 2 | 3 | 4 | 5 |
| 13. 我常企圖找到一種表達自己的方式。 | 1 | 2 | 3 | 4 | 5 |
| 14. 對意義之尋求能讓一個人得到內在的平靜（peace）。 | 1 | 2 | 3 | 4 | 5 |
| 15. 自我發現的旅程對我非常重要。 | 1 | 2 | 3 | 4 | 5 |
| 16. 人們應該努力去實現其最理想（most idealistic）之信念。 | 1 | 2 | 3 | 4 | 5 |
| 17. 我嘗試使痛苦的經驗變成個人的成長。 | 1 | 2 | 3 | 4 | 5 |
| 18. 宗教性領袖必須常強調對所有人事物（for all）同情和容忍之重要性。 | 1 | 2 | 3 | 4 | 5 |
| 19. 我希望大多數人死後都能去一個好地方（good place）。 | 1 | 2 | 3 | 4 | 5 |
| 因素 2（更高存有／higher being 之必要性） | | | | | |
| 1. 對更高存有之信念影響我大部分之生活（life）。 | 1 | 2 | 3 | 4 | 5 |
| 2. 我覺得有跟更高存有溝通之需求。 | 1 | 2 | 3 | 4 | 5 |
| 3. 我認為自己是一個靈性（spiritual）的人。 | 1 | 2 | 3 | 4 | 5 |
| 4. 我堅信善（good）會超越惡（evil）。 | 1 | 2 | 3 | 4 | 5 |
| 5. 我覺得每個人在生命中都有一個獨特的任務要完成。 | 1 | 2 | 3 | 4 | 5 |
| 6. 如果沒有更高存有之信念，我的生命沒有意義。 | 1 | 2 | 3 | 4 | 5 |
| 7. 我定期尋求來自更高存有之內在力量和指導（guidance）。 | 1 | 2 | 3 | 4 | 5 |
| 8. 藉由協助他人，我得以向自己的最高存有示愛（showing my love for）。 | 1 | 2 | 3 | 4 | 5 |
| 9. 我盡力以自己了解之方式，向最高存有提供最多服務（serve my higher power as best I know how）。 | 1 | 2 | 3 | 4 | 5 |
| 10. 我覺得與最高存有之間有一種個人性的連結。 | 1 | 2 | 3 | 4 | 5 |
| 11. 我會受到神聖儀式之感動。 | 1 | 2 | 3 | 4 | 5 |
| 12. 我追求日常生活中的終極真理（ultimate truth）。 | 1 | 2 | 3 | 4 | 5 |

## 第二章

# 靈魂——靈性的旅程

　　關於靈魂與靈性的議題，可以從很多不同的學科觀點（心理／宗教／社會／文化／科學）來加以討論；因此本篇擬提供各相關典範之重點，加以介紹，提供讀者不同之思考與理解。

## Q5、靈魂與靈性：意識／潛意識／超（無）意識

　　請想像心靈就像三個同心圓，每個圈圈之間都是以心靈意識來連結。最外面的一層是我們理性的心靈，也就是日常生活中判斷和分析的來源（是個人主觀之投射）。第二層是潛意識，也就是透過催眠或情緒刺激引發的感性記憶（感受），儲藏了我們此生和前世的種種好壞經歷，但通常未能有效解決者才會存留於基因中，成為個人未竟事務之情結。第三層，也就是最裡面的核心，便是所謂的超（無）意識；是一種無法印證但卻直覺地「知道」，代表著良知／自性／靈性／本性／真如／神／佛等意識之最高境界，表現出來的狀態就是一般人所謂的直覺力或頓悟及洞見——可視為是人類智慧與意念的最高中心。

　　用腦波來解釋時，可以說一般人正常狀態下表現或使用的是最外層的理性意識 Beta-$\beta$，其波長為 12-28Hz——此時的狀態是精神能表現出集中到激動之範圍，也是個人是清醒時的表現方式；這部分的波在睡夢或放鬆時、才會接觸到第二層感受的潛意識—靜坐或催眠的功能即在於此：當事人的腦波會從清醒的貝塔狀態（Beta-$\beta$），持續減低腦波之跳動而達到冥想般的阿法狀態（Alpha-$\alpha$）時，其波長為 8-14 Hz（狀態則可從放鬆／意識模糊到身心輕鬆而注意力集中等類似初級催眠的放鬆），然後才能到達賽塔狀態（Theta-$\theta$ 其腦波波長為 4-7 Hz）的各種境界（「出陰神」——隨

意念離體而遊）時，心靈智慧較易顯露，也可屬於是深度靜坐或高級催眠的表現方式。最後，當我們達到最深度之睡眠時，進入的才是最後的達塔狀態（Delta-$\delta$ 其波長爲 0.1-3 Hz），此時來自大腦的訊息完全來自潛意識的最深層並可藉直覺或第六感釋放出來：一般來說，都要經過多年的修心與靜坐，才能達到的「出陽神」（人的眞實形體可在他處現形）之狀態亦屬於此。（南懷瑾，2014）。

由此可見，腦波會隨著呼吸之頻率而展現不同的意識狀態，$\beta$ 波有助於社會日常生活之維持（聰明有效能）；$\alpha$ 波則可讓人覺得放鬆（平和寧靜）；$\theta$ 波有助於正確抉擇之完成（智慧慈悲）；而 $\delta$ 波則是超能與神通之代名詞——整個人類世代中，也不過出現少數幾人而已。一般所謂的靈性追求，代表的即是上述各種波長比率間的變化——例如有修行經驗者，一旦發現自己心急氣躁（$\beta$ 波激動起來），便可當下覺察而調整呼吸恢復到原先較爲緩慢的 $\alpha$ 波，這樣不但幫助了自己、也同時可消弭很多人際衝突。這也解釋了何以現在全世界的醫學與教育系統都注目到正念薰習課程或方案之推廣；聰明的人也都知道——只要養成靜坐腹式呼吸、不去隨便下判斷之習慣；身體與心理之健康便可增加很多；這就是靈性成長議題之重心——了解接納個人的靈魂議題、努力處理自己的未竟事務、同時正確安靜的呼吸——便是到達了天堂極樂之境！

# Q6、新世紀觀點之靈魂與靈性

代表新世紀觀點的麥可・紐頓（2009）與艾珂・波亭（2016）的《靈魂的旅程》與《我們眞有靈魂》一書中，曾描述過很多相關的議題，以下簡單介紹十二種靈魂經過的階段——本文作者則以個人不同經驗之解讀補充其觀點。

## 一、死亡時的離體經驗

在回溯前世的催眠或突來意外傷害所致的瀕死經驗，均發現自己會以一種奇怪的方式在身體附近漂浮，雖然試圖要和活人交談卻得不到回應而覺得沮喪。另外也往往會感到有股拉力將自己帶離原先的場所，此時的好

奇心與安心感往往勝過恐懼。那些尚在人間的親友則因為震驚與傷痛而無法接收到靈魂的訊息。換言之，情緒上的創傷淹沒了他們的心念，因而阻礙了與靈魂溝通的本有潛能。

艾珂的經驗則認為臨死時，親人或天使（西方觀點）、菩薩（華人信仰）通常在旁給予迎接和安慰，所以應該將其看成為「肉體旅行結束、靈魂該回去休息一下」。而且這種觀點最好對死者也要預先予以教導，因為「大多數人都是在獨處時嚥下最後一口氣的」。

## 二、靈界的世界

由始於古代印度的吠陀經（Vedas）及其後東方經典之描述中可知：歷史上對於意識存在空間的敘述，多半是在有形或實體世界的上方一系列層層上升的空間（可以用佛教系統的三十三層天來理解），楊憲東（2010）則自物理科學專業的立場，認為可用第二／第三／第四度空間來描述動物／人／鬼／神等之存在空間。換言之，雖是在同一空間卻彼此不相往來（除非有因緣業報或修行力）。

就此而論：較高空間之存有者可以了解較下層次之存有，但較下層次之存有對其上一層次則往往只能有模糊之印象（如眼角餘光之所見——很多不同空間之邂逅，指的便是這類之體驗）。同樣的原則，在催眠狀態下的當事人一旦能更深入意識之深層時（與指導者的功力有關），對於靈界各項功能面的描述，或許會更趨於有一致性之結果。

儘管將死之際，我們或許以為自己是孤單的，但其實身體周圍正有某種無形的能量——通常是去世家人，正引導著每個人邁入靈界。（差別的只是文化意念所繫不同，所造成的世界亦有所不同而已——如天堂或極樂世界等）。

同時，艾珂書中也發現——很多對自殺者的研究發現：人之所以自殺真正的意圖往往是斷苦（98%），但因為並未解決其痛苦便走了，通常又會後悔（58%）；因而最好的辦法是死前消業，特別是自殺這類的大業；這種觀點與靈魂是來世間學習或成長的立場，其實是同樣一件事！因此，所有宗教或修行系統也莫不持有類似的觀點：努力生活才能讓靈魂早點畢業！

## 三、回鄉之旅

靈魂可能會以聚集能量的光環型式出現，其形體也能以人類的特徵呈現。此處有個奇特現象──我們人生中的重要關係人，總是會在此時來迎接我們，即使他們已經轉世成另外一個新生命。這在很多例子中都深深地安慰了死者，（因此《西藏生死書》最後部分的老喇嘛才說：當我們降生時周圍的人都很高興，我們卻哇哇大哭；而當我們離去時，周圍的人雖悲傷不已，我們自己卻很高興！）

此外麥可亦猜測：原本以為再也見不到那些過世的人，一旦見到了，在情緒波濤洶湧的影響下，死者也就逐漸放下之前拋不下的餘念了。在《靈魂的旅程》一書中，曾有如下的一些描述：

人：一團團的能量……我曉得他們是人……看到半人形的型態─似乎只有腰部以上。他們的輪廓也是半透明的……可以看穿過去的感覺。（因此大部分的人都只能感覺毛毛的，但卻不能具體看清楚對方；主要因為對方的心靈能量稀薄之故？）

紐：你看得出這些型態的任何特徵嗎？

人：眼睛……黑眼球……發出光芒……

（這可能就是為什麼一般人都覺得命運很難改變的原因，除非造成那個命運的藍圖改變，否則命運當然依舊！）這時靈魂伴侶的那雙人類眼睛，則以各種不同的方式反射出屬於個別靈魂的光芒。例如：賴利、昆瑟、吉恩都是我前世結婚過的先生等，但全來自同一個靈魂體系。

## 四、難民靈魂

難民靈魂（等同中國文化定義中的「孤魂野鬼」）有兩種：一種是無法接受自己死亡事實，而且因為極度的痛苦而抗拒回靈界；另一是人生受過傷害，或是跟變態的罪犯共謀。對第一種靈魂來說，成為難民靈魂是他們自己的選擇；第二種靈魂（問題嚴重度越大者）卻會讓嚮導（西方心靈

學系統中的指導靈或天使）蓄意將他們與其他靈魂分開一段時間，以避免產生困難。

　　第一種也就是我們所說的冤親債主。這些靈魂在死後拒絕回靈界投生，而且帶給相關他人種種不愉快的影響。這類難民靈魂有時亦被稱為「惡鬼」，因為他們會繼續侵擾他人心靈。Mike 認為這是受傷的靈魂，可以用各種方法來引導，比如驅邪（中國道教也有這種作法 ── 恩威並施），以便協助霸占肉體的靈魂於勸導後，得以安然進入靈界。

　　對所有的靈魂來說，業障本身並非意味著行為的好壞，而是人一生中正面和負面行為的結果。業障的目的是讓我們學到教訓，推動我們成長與改進。成長的關鍵則在於領悟自己擁有中途改變命運的能力，以及當所做所為發揮不了作用時，仍有勇於改變現況的能力。一旦克服恐懼而且敢於冒險，業障便會順應新選擇而產生新的結果。這就是為什麼說業障是公正且慈悲的，靈魂在成長的期間，往往被分派到地球接受試煉（持此種西方自主與個人觀點的人，因此比較不會有心理壓力或罪惡感；反而產生一種自我有掌控權的能力感 ── 這種立場與目前社會，年輕人易有自我感覺良好的價值觀有關；也可視為是新世紀靈學的重要立場）。

## 五、靈魂輔導座談會

　　人：感覺自己好像被懸在光芒中……滲透到我的靈魂……解脫前世的束縛……得以轉化，再度恢復完整的我。

　　（PS. 嚮導是一個堅定而關心的靈魂，了解新居民所有的習慣、優缺點、恐懼，只要你願意，他總是準備好與你共同努力。但你若不想，你的成長也可以靜止不變！）

　　（作者紐也發現：大部分的當事人在百分之七十五的輪迴中會選擇同一種性別；高級靈魂在選擇身為男或女時則維持一種比較平衡的狀態）。

　　紐：你還是認為在地球上全面封鎖人們對永恆靈界的記憶是成長的關鍵？

　　人：一般來說，是的，但並不是全面封鎖。我們會在夢境裡獲得一些

浮光掠影……危機時刻中……必要時，人會自內心曉得往哪個方向走。

因此任何時候，當事人若無法進入催眠狀態，或在催眠狀態下得到的只是浮光掠影，這類障礙絕對事出有因。那通常並不表示這些人沒有前世的記憶，只是揭露這一切的時機未到。（有少數當事人會出現難以被催眠之情況，除了個性緊張之外，可能的原因是曾在某個幼年時間點受到很大震撼因而阻絕記憶連結之故）。

## 六、過渡時期

聽說靈界最棒的一點是：這是一個純粹只有意念存在的地方。

同一族群的成員會永遠緊密地聯繫在一起。經常是由心智相仿的靈魂所組成，而且有著持續共同追逐的目標。通常，他們也會選擇以親屬或好朋友的關係來地球投胎。（因此一般人對其親密家人有難以分離之恐懼，其實是不必要的，因為根據靈魂理論，因緣很好的關係會繼續存在下去，只有需要改變之特質才會藉由遇到不同關係來加以調整。所以中國俗語才說：不是冤家不聚頭啊！）

## 七、靈魂嚮導

史前文明的人類學研究顯示，當時人們圖騰式的象微需求，引導出個人的守護神觀念。根據多數有類似嚮導系統存在的美國原住民資料顯示，靈魂會被前世生活的地理環境吸引。接觸自己的靈魂是發現內心更偉大力量的第一步（這也是古往今來不例外都強調靜坐修習之重要，因為唯有呼吸達到與宇宙同頻時，才能清楚知道自己起心動念與因果起滅之種種現象，而能料得先機）。在這階段，我們精神上用來與神溝通的所有線路，都在嚮導的監控中。嚮導自己也有位居更高層的嚮導。因此當你向更高的靈性力量求助時，最好別要求立即獲得改變。尋求指導時，建議各位只求得到人生下一步該怎麼走的協助。

與較高級靈魂的催眠過程中有時會聽到高於第六級的更高級靈魂的指示。這些能量是最深層的紫色。這些優異的靈魂應該滿接近創造者之原型。

## 八、初級靈魂

　　根據當事人的敘述，靈魂達到圓滿成熟時，就會結束來世間的投胎。

　　但對於那些選擇來地球學習人生課程的靈魂來說，表現自身的特質例如求名或求利等，則是存在於人世的一項重要動機。

　　我也從呈現出白色光芒的當事人那裡了解到：初級靈魂常會被帶離族群，以便獨自進行簡單的能量學習課程。所有階段的靈魂在獨處時，都會參與其他重要的活動。他們也被期望能花點時間，集中心智幫助那些在地球上（或其他有形世界）投胎的親人。也就是說，靈魂乘著思想的波動可接觸到特定的人們、建築物或某個特定區域，以便慰藉對方或進行成長。（P.159）（當然，對一般人來說，是恍如夢中之經歷；因此往往難以置信！）

## 九、中級靈魂

　　靈魂一旦超越第二級而進入中程發展階段，族群活動就會減少許多。

　　這些靈魂投胎的次數也會跟著減少。這階段以上的靈魂，顯得更為沉著與鎮定。不論是在理智或是潛意識的狀態下，當事人對於他人的動機都是信任多於懷疑。

　　對靈魂的發展階段而言，第三級和第四級是個重要階段，因為此時的他們被賦予多照顧年輕靈魂的責任。當我們的氣場為黃色時，我們的指導便會分配一個靈魂給我們照顧，然後評估我們投胎時和無投胎時的領導表現。（大部分與當事人回溯前世的靈魂工作者，都曾聽過當事人的投胎時間重疊現象，也就是同一個靈魂同時生活在地球的兩個地方。通常當人想著自己想要的東西，然後就得到實現時，就知道是有人在幫我。這也就是榮格所謂的同時化現象，synchronization。）

　　其實，靈魂既是意念所現，當然可以變成很多東西：石頭，體會密度的本質；為了寧靜變成樹木；為了流動的凝聚力變成水；為了自由和美麗變成蝴蝶；為了力量和浩瀚的空間變成鯨魚。但一般人們否認這些行為是前世的輪迴。通靈者也學到靈魂可以變成沒有形狀、沒有物質和結構，完

全只是一種特別的情感，比如慈悲，使他們的感官更為敏銳。更有些當事人提到自己是自然界的神祕精靈，包括民間傳說中的小妖精、巨人和美人魚；也有人接觸過神話中的珍奇異獸。

## 十、高級靈魂

感性、鑑美力強、甚至擁有神通的人（包括算命的天賦），並不見得就表示這人是高級靈魂。

高級靈魂的特微在於對這社會有耐心，而且應付能力極佳，最明顯的便是他們異於常人的洞察力。這並不表示他們的人生不會有業障的險惡，他們可能從事各種行業但經常是助人的工作，或是以某些方式打擊社會的不公平現象。高級靈魂散發出泰然自若的氣息、對他人和藹可親，而且能夠設身處地為別人著想。他們不會為了自己的利益做事，有時甚至忽視物質上的需求，讓自己住在窮困的環境中。

我的當事人中有少部分 ── 通常是年長的高級靈魂 ── 能夠回溯自己以前在其他世界之怪異、非人的高等生物模樣。我也相信靈魂確實會為了彼此跨越時空而來。（從古至今數不盡的故事戲劇中，均不乏這類之描述。）

多數處於深度催眠的人，看得到超越地球三度空間的永恆交替境界。在這裡，他們視時間的「現在」與過去，現在、和未來是同一個單位。靈界的「秒」似乎代表了地球的「年」。量子力學是物理學的現代分支，探究電磁能階段的所有次原子活動，而生活中的所有事物被認為最終將以非實體的形式存在於一種合而為一的領域中。這個部分通常需要長時間的靜坐與去欲求之修練，始可達成；而到達此種階段的人，簡單的說就是要能練到腹式呼吸中的接近無呼吸狀態之呼吸 ── 龜息／胎息，才能體會「時空同在」並開始可以「用意念轉成物質」彷若神通。

## 十一、選擇人生

我們的業障來自人性在過去所種的因，連同過失與成就，全都以如何對未來最好的眼光來評估。靈魂現在必須整合所有資料，以下列三個問題

所做出來的決定，採取有意義的行動：

- 我準備好投胎了嗎？
- 我想修什麼特別課程，好讓自己在學習和發展上更進一步？
- 爲了獲得達到目標的最好機會，我應該在來世成爲什麼樣的人？
- 我應該去哪裡？

輪迴的目的就是自由意志的操練。

重要的是要了解到喜悅與痛苦並不是上帝的祝福或背叛；有時候，一切只是作用力與反作用力的循環，人，才是自己命運的主宰。

## 十二、靈魂伴侶

靈魂伴侶是派來幫助你和對方達成彼此的目標。這目標在最好的情況下，可以於藉由相互支持或挑戰而達成。

當靈魂伴侶在地球上相遇時，再也沒有比外形上的特微來得更強烈的了。同時由於靈魂保有對聲音和氣味的記憶。靈魂會將所有五種感官的感覺，用來作爲來世辨認彼此的符號（包括印記和胎記）。

### 結語

靈魂在地球之主要使命的某個層面，是即使與我們真正的家切斷了連線，精神上仍要生存下去。基本上靈魂在人類的身體裡面是孤獨的（所以很多人才會有找不到家或長存渴望歸鄉之感）。在短暫的有形生命中，靈魂在地球的孤立感，使得意識上往往更難相信此生以外還存在有任何事物。換言之，我們的靈魂或許離開靈性永恆的家，旅行至遙遠的地方，但我們並不只是觀光客而已──爲了自己和別人而成長至更高意識的過程中，我們身負重任。因此，人生的旅程永遠是一個永恆的旅程。

## Q7、能量與光

前蘇聯的克利安夫婦（Kirlian）的人體氣場攝影和加州大學洛杉磯分校的心靈學研究報告指出，每個活著的人都具有自己的氣場色澤。以人體

的型式來看，我們身體的周圍顯然有離子能量場放射出去，經由體內的「能量中心」或「輪—穴道叢」（chakras），連結成網路系統。另一個說法是，人類的氣場反映出一個人的思想、情緒和身體狀況的綜合。白、黃、藍這三個基本光線顯示出靈魂的發展階段，靈魂的層次亦依次降減。

較高級的靈魂投射出更快速移動的能量形態，其顏色爲藍色，而其最高集中點則爲紫色。如果顏色的密度反映出智慧，那麼發自靈魂之黃色透出來的白光擁有較低的波長，也必然顯示出震動的能量較低的靈魂。

這種觀點與霍金斯（2012）所提出之心靈能量等級可互相印證（見下圖）

| 能量級數 | 升降 | 神性觀點 | 生命觀點 | 等級 | 情感 | 過程 |
|---|---|---|---|---|---|---|
| 700-1000 | ⇧ | 本我自性 | 如是 | 開悟 | 妙不可言 | 純粹意識 |
| 600 | ⇧ | 一切存在 | 完美 | 安詳 | 極樂 | 覺照光明 |
| 540 | ⇧ | 合爲一體 | 完整 | 喜悅 | 寧靜 | 變容顯光 |
| 500 | ⇧ | 慈愛 | 良性 | 愛 | 崇敬 | 天啟 |
| 400 | ⇧ | 智慧 | 有意義 | 理性 | 了解 | 抽象 |
| 350 | ⇧ | 仁慈 | 和諧 | 接納 | 寬恕 | 超越 |
| 310 | ⇧ | 啟發 | 有希望 | 願意 | 樂觀 | 意圖 |
| 250 | ⇧ | 促使能夠 | 滿意 | 中立 | 信任 | 釋放 |
| 200 | ⇕ | 認同 | 可行 | 勇氣 | 肯定 | 賦能 |
| 175 | ⇩ | 冷漠 | 苛求 | 驕傲 | 鄙視 | 誇浮 |
| 150 | ⇩ | 想報復的 | 敵對 | 憤怒 | 仇恨 | 攻擊 |
| 125 | ⇩ | 否認 | 失望 | 欲望 | 渴求 | 奴役 |
| 100 | ⇩ | 懲罰 | 驚恐 | 恐懼 | 焦慮 | 退縮 |
| 75 | ⇩ | 輕蔑 | 悲劇 | 悲傷 | 懊悔 | 消沉 |
| 50 | ⇩ | 譴責 | 無望 | 毫無生氣 | 絕望 | 放棄 |
| 30 | ⇩ | 懷恨 | 邪惡 | 愧疚 | 指責 | 破壞 |
| 20 | ⇩ | 鄙視 | 悲慘 | 羞恥 | 恥辱 | 消滅 |

心靈能量等級地圖：藏在身體裡的大智慧

# Q8、東西方的靈性成長之道

　　由上述資料可知：東西方對靈魂與靈性之論述，有著很多似是而非的觀點；因而極難用一種統一的語言來描述其關係。本文作者在努力連結之下，大致可形成如下圖的一種模式——試說明之！

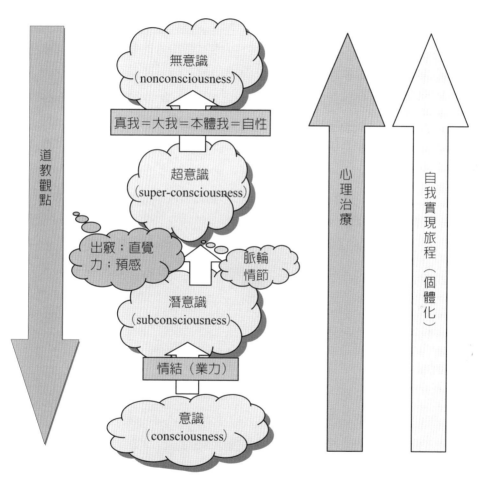

靈魂（soul）與靈性（spirituality）關係圖（何長珠，2017）

## 一、道教與道家之觀點

　　道教的修行重視人神交感之修煉途徑（鄭志明），認爲人是小宇宙、經由齋醮科儀可以體驗到超越的靈性世界，而達到連通人天鬼神之目的。

　　因此道教理論認爲人死之後，主要是形成三魂，其中生魂／屍體在墓地。重點在死後七七四十九天的中陰身階段中，能否藉後人之法事得到超渡；覺魂／死後一百天死者與祖先合爐，入居神主牌，繼續保護有血緣之親的家人；靈魂／人在生時若知修行可轉變當事人的負面之業；死後則要看後代能否帶領往者、繼續修行或得到功德之回向。

　　道家同時認爲人的修煉（通神）之道，主要仰賴「修精」（靜坐辟穀）、「練氣」（氣走任督打通身體小宇宙之運行），上述之身（魄）與心（魂）都是靈魂之材料；然後能夠「得神」─因爲會合魂魄靠「眞意」（指的是：心窩底下一吋方圓之氣團──鼠）；這個位置也就是易經五方（金木水火土）之觀點；認爲「處中」即是「黃婆」（胃土）；因而脾胃強健、身體才能健康。

　　凡此種種描述皆顯示出靜坐之重要。道家靜坐之順序是：清安─入靜─消業─生福─斷念─胎息─拙火─眞意─服氣─返老還童─天人合一。

## 二、心理治療之立場

1. 個案之特徵──呈現出各式各樣的失功能狀態（貪瞋癡）
   例如：完美─憂鬱─易怒─焦慮─精神分裂等個人／夫妻／親子／人際／生涯／健康上之挫折。
2. 因應策略─透過各種正確管道─體驗正能量
   例如：接近大自然（眞）──服務人群（善）─投身藝術（美）。
3. 宣洩／覺知──負情緒／情結／陰影（心理治療模式）
4. 佛學之智慧──了知人生變動無常（現象）與循環（物極必反）及因果（作用力及反作用力）之眞相
   開始看淡原先之慾求─減少自立增加利他─發平等心─隨緣辦事──切（正負）美好（從物質走向精神）。

## 三、靈性成長途徑（何長珠）

### 1. 意識（consciousness）

個人的認知、感受、行為，影響其形成特定的價值觀，並表現在自我概念（安全／不安全）、人生觀（性善／性惡）、死亡觀（恐懼／接受）上，以上這些總和又進一步而成為當事人一生中主要的靈魂（情結）議題（名利色權愛），使人成功失敗、幸福或痛苦。

### 2. 潛意識（sub-consciousness）

是個人內在自己知道或不知道的相關感受，例如因為生活經驗嚮往成為一個「超人」，因而在外表上出現不服輸、不能求人幫助或不能接受批評之現象；而導致親密關係之維持困難（妻離子散等狀況）；這樣的當事人內心應該是相當寂寞和不開心的。但除非深入潛意識深入探討，否則很難明白自己當初如何發展出這樣的性格——也許是集體中國文化強調男兒當自強，或者是家中從祖母到孫女都是女性，使自己不得不強；更或者是累世都做大將軍，沒有溫柔的體驗；種種個人家族和集體文化的經驗之累積，是有可能形塑出一個人之外表特徵的。這種現象在心理學上也可稱之為「情結」，意指個人牢不可變的生命價值取向——最核心的價值觀。

### 3. 超意識（super-consciousness）

靈性成長之定義即為「向光的存在」或「覺」（awareness）：一種無時無刻遍始遍終的「知」。它是相對於靈魂及情結的一種描述——前面已說過：靈魂是當事人在各種經驗累積後所產生的一種有意圖及價值觀的自發心態與行為傾向，因此文學小說中才會被形容成美麗的／醜惡的／卑鄙的／高尚的種種狀態；相對於靈魂，靈性則常被描述為光明／清淨／寧靜的狀態；理論上是去汙／淨化／還原的狀態——也被與多宗教形容為最高存在神佛之表現方式。其實這裡還有兩個層次——當我們所指的是歷盡

千辛萬苦、去垢還眞的狀態時，常含有去負還正的含意，也就是道德表現或漏盡得神通之意涵；但在道教老莊之觀點中，生命的最後型態應該是無善無惡、不增不減的「無意識」狀態──這才是萬物之本然！本文作者參照量子力學觀點之粗淺了解是──無意識是萬物之本體、光明慈悲是萬物之用、有善有惡則是萬物生存競爭之相！爲人一場的意義乃在於：

- 修善斷惡／回到人之本然狀態，安定而隨緣地，過著天人合一／愛與慈悲（道德）的生活。

## Q9、量子科學與靈魂

150 億萬年前，物理的宇宙從虛無中產生出來（大爆炸）（沃爾夫，1999）；至於精神的宇宙，泰普勒則認爲靈魂只是一種非物質的電腦程式──是一種只需幾十億分之一秒的時間就可以快速處理訊息的微小分子機器。

最近對「空無一物的空間」（empty space）所作之研究發現：眞空並非空無一物，而是由大量正、負浮動能量所組成。因此由眞空中可獲得一些不同尋常之現象，如物質、反物質、能量、精神、靈魂等之存在（沃爾夫，2008）。

物理學家也發現：雖然物質用时或秒測量起來好像是固體，但實際上其中大部分是空曠的空間，中間只有「或然雲」（probability clouds）的細小顆粒。就此而論靈魂其實只是一個充滿游離與負能量電子的汪洋大海。

假如我們能把宇宙中現有的能量相加──會得到正負相抵是零的現象，而這使我們想起中國把眞空能量看作是「空」或「氣」的觀點；如果氣也成爲不斷與萬物相互作用之能量，那麼推論「氣就是思想或念頭」也就說得通了（沃爾夫，1999）。問題是這些負能量的虛擬電子，如何與那些已達到正能量的眞正的電子交流呢？答覆這個問題最好的說法，不妨參考佛教觀點的苦惱（Dukkha）之討論，根據佛陀的說法，人生的苦惱建立在不斷輪迴的「苦、集、滅、道」上──這種輪迴既是生理的也是精神

的；因此對此概念了解不深的人很容易假設或推論佛教徒是悲觀者的一種假設；事實剛好相反，真正了悟輪迴觀點者、對萬物反而更容易持有一種超然（unattached）之觀點──因為深知凡事都是會生滅的、因此更可能覺察自己的執著之主觀而有所跳開或釋放！禪宗的菩提達摩可說是深得其中三昧之翹楚，其觀點以一句話表示，便是「要想獲得自由嗎？坐下享受真空吧！」

- 精神上癮（靈魂為什麼會產生業？）

　　由於物理性之相對本質──宇宙既是自大爆炸而生、最終自然也會因大聚合而結束；只不過這個時間就人類而言實在是太長了（$2 \times 10$ 的 $29$ 次方年），長到一般人會安然地只擔心個人一生的生死。而在這一生之中，多數人都遵循生命的法則，即是在有限的一生中，為所謂的生命意義（真善美），去追求種種的靈魂議題（名利色權愛）之滿足。當然，從宇宙生滅是輪迴的本質來說，這是再自然不過的生活方式了──貧求富、苦求樂、失求得、弱求強──好像一切本該如此；但弔詭的是，也正是這種永無止境的欲求，導致了「滅」的結局──可以說只要人類存在一天，地球上這種「生滅滅生」的對抗本質就會不斷繼續下去，其關係就如同沃爾夫書中 210 頁的精神之動力大鍋圖一般，永無止境！

　　上述之資料描繪出人類天生的精神趨向是往創造新的實像（也就是物質）不斷發展的；大家沒想到的是：走到最後會出現的狀況是：精神墮落成物質了──換言之，靈魂居然就開始相信──他／她／它／祂就是本我了！這正是佛陀所指出的苦惱之根源──肉體和思維中的多個過程、假冒為本我或自我；殊不知受苦正是某個特定本我的自我意象之投入所造成！薩滿教的治療方法便在分散這個強大妄像之自我──將之投入於上帝／宇宙／大母／樹神／美洲豹／岩石等種種之存有，從而消滅自我和他人（物）之界線。

　　所以結論是：與整個世界產生連結的第一個表徵就是開始有同情心與利他性；其次，便是得到正知見──知道一切都是因緣業所造成的幻相、實在不必再如此執著主觀來證明自己；接下來，**最好的做法大概就是隨緣消舊業和合共存了罷！**

# 第三章
## 表達性藝術靈性轉化之療效

## Q10、表達性藝術治療名詞釋義

### 1. 表達性藝術治療

美國國立創造性藝術治療師協會的定義（NCCATA, 2004a）認為：表達性藝術治療（Expressive Art Therapy, EAT）是一種使用藝術、音樂、舞蹈、戲劇、詩等媒介來工作的心理治療專業。它鼓勵與心理學、社區藝術、教育等取向的結合，並經由這些藝術歷程的整合與流動，獲得自我內在資源，帶來療癒、啟發及創造力（引自賴念華，2011）。國內部分近10年來表達性藝術治療蓬勃發展，本人所主編的《表達性藝術治療》一書，從13講（2012）而14講（2014）乃至15講（2017）之一直再版；正可反應市場需要之一斑！

### 2. 靈性轉化

陳麗娟（2007）認為透過參與藝術創作之自我探索與頓悟，可望在深化的情緒內涵中，呈現出層層包裹的情緒團背後真正之心理動力、因而覺察個人重要的未竟事務之生命意義。換言之，這種自我覺察、自我了解與自我肯定之內在轉化歷程，乃是靈性成長所不可或缺之素材。何長珠更進一步補充說明，人類的心理或命運困擾，表面上或來自偏差之認知或情緒管理智能不足等因素之影響；內在則與幼年及累世未有效處理的公平議題有關；所謂不平則鳴，每個人帶著承襲自祖先的習性（如好名愛利等），

在一生的旅途中努力追求這靈魂議題的自我實現；因應過程中之挫折自然難免不斷遭逢議題重現。

# Q11、表達性藝術治療之特色

## 一、表達性藝術治療能催化完形存在

　　Knill 的交互模式認為，所有的藝術形式都可以屬於感官和溝通並存的模式（Knill et al., 1995），而幫助當事人了解自己和解決問題的新選擇，則有賴治療師、作品與個案三方之間的互動（遵循「低技巧——高敏感度」之治療原則）。Carlson（1997）也認為藉由創作而生產的作品，能夠引出當事人受潛意識所掩蓋的部分與經驗（曾瑞瑾，2008）。

　　為了增加與當事人的連結和信任，N. Rogers 增加了動作、書寫、聲音、藝術等互動的方式，並稱之為一種「創造性連結的過程」（Malchiodoi, 2005）。綜合可知：創造、創作乃是一種人與生活環境交會碰撞時、轉化實相之過程與結晶；以存在主義的觀點來說，透過藝術的創造固然幫助人更了解自己的感受與認知，同時也可帶來更深層存在狀態之探索與成長（何長珠等，2019）。

## 二、表達性藝術統合身心靈成長（何長珠等，2019）

1. 自我表達：Gladding（1992）主張在諮商治療中加入藝術創作，可以加速當事人自我探討的能力，但方式並不是解說而是催化讓當事人深入自我去發現意識之內涵。

2. 主動參與：強化身體和感官的參與度，例如做、看、捏、扭等方式，容易讓當事人的能量開始流動，幫助紓解、緩和過去累積、持續的壓力，並找到新的關注焦點。

3. 想像：想像是運用藝術和遊戲做為治療中的焦點（Levine, 1999），一般來說表達性藝術治療的使用都可以增加當事人的想像力，並從中激發出解決問題的想法和做法。

4. 心靈和身體的連結（Malchiodi, 2003）：依據美國另類醫學學會的見

解，在所有有助於改變發生的治療媒介中，表達性治療亦為其中有效的
一項。

5. 產生健康、自信的感覺：藉由各類媒介的運作，K. Estrella（2005）提
出表藝的三種功效：降低憂慮和焦慮，獲得喜悅、覺察和創造力，同時
因為在具體的創作中看到成就，因而產生自信、愉快等心理上的健康狀
態。

6. 採用個別或團體的活動形式：以「做與分享」為基礎的表達性藝術治
療，能幫助當事人在人際關係中獲得親密、互信、互動等經驗，並有助
於自我價值感之提升（Jones, 1997）。

7. 特殊症狀個案：Stuckey 與 Nobel（2010）探討表達性藝術的治療活動，
發現能夠幫助憂慮、焦慮、精神分裂、強迫等等類型的當事人，找到一
個可以客觀理解個人問題的媒介工具，並且在表達與宣洩中學到控制之
道。

　　由上可知：表達性藝術治療具有五感並用、內外流通、催化表達與深
入了解等特性，特別在非語言經驗（感受）之開發部分，具有非常特別的
效能，是幫助人達到身心靈連結與統整，很重要之一種感受媒介。

## 三、表達性藝術治療是悲傷輔導的主要復原渠道（何長珠，2019）

　　綜觀以上理論，可發現表達性藝術治療之最大功能在於引導並催化
當事人情緒之表達與宣洩，以處理壓抑至潛意識的失落和悲傷等議題；而
悲傷輔導／諮商，則著重在認知層面的澄清和觀點改變，兩者間有互補之
處。然在國內的文獻搜索中顯示：在整合表達性藝術治療及悲傷輔導之操
作性研究上，著墨有限，仍有相當的研究空間。

　　美國藝術治療協會（American Art Therapy Association, AATA, 2016）
指出藝術治療所奠基的理念是藝術的創造性歷程即具有療癒性，是思想與
情感的非語言溝通形式、能強化生命力。賴念華（2009）亦提到，表達性
藝術治療能讓團體成員將難以訴說的悲傷、失落，以象徵、隱喻的方式呈

現，使成員與自己的悲傷、失落產生距離而獲得安全感。楊淑貞（2010）的研究則發現能產生冥想般的放鬆與專注的效果，可重建內在的安全機制，並透過引導及分享與外在世界建立新的連結。

綜合搜索而得之文獻（何長珠，2019），可發現共通的研究成果是：對於經歷悲傷失落的兒童或成人，進行十到十四次之間的表達性藝術治療活動後，可明顯重整其對自我的正向信心。藉著創作的具體存在，則可使悲傷轉化為對生命的正向想法和作為，以重建日常生活中與他人的互動。因此，表達性藝術治療與悲傷輔導整合的效果應是肯定的。

# Q12、如何以表達性藝術治療來療癒悲傷

## 一、悲傷療癒認知內涵之改變，有助於個人對自我議題之完整了解

認知改變的本質是一種從主觀走向客觀的旅程，而完整的了解因果觀，是促成悲傷失落之認知改變的重要前提。在理解自我當前的狀態和命運皆是源於自己的選擇後，人便開始有了主動權。何長珠（2019）認為，一個人今生今世的言行通常會受到三種意識力量的影響，一是早年經驗（家庭─個人潛意識），二是前世經驗（家族─集體潛意識），三是當下的選擇（個人意志或自由）。其中早年經驗形成阿德勒所謂的虛擬終極神話（Mosak, 1995），前世經驗的家族集體潛意識中的未竟事務則通過遺傳、而成為當事人不自覺的欲求與投射；相對之下只有最後一個當下的選擇是人們真正擁有的自由權。

在尚未明白這個道理（一世／三世因果）時，你我擁有的是「假自由」（即尼采所謂之「錯誤信念」）──無法看清種種言行與過去幼年經驗和前世未竟事務之間的遺傳相關，如何發現自己的那一份自由呢？建議可以從擴大對事情因果的全視角度著手──就如同個案 S 在受到婚姻問題的打擊時，了解到「不管命運如何、自己永遠擁有三分之一的自由」，從而豁然開朗改換人生觀。

## 二、新的時間觀——無常（本質）、輪迴（因果業報）、當下 負責（自我實現）

人們通常不會察覺有過去世的存在，但從催眠及家族排列等的實務觀察中，卻會發現現在世與過去世的感受有所重疊的事實，因此作者認爲在考量公平與否的根本觀念上，需要將一世的概念擴充爲三世（「三」是代表多的意思）。個案 G 因此理解到「自作自受」的道理，並認爲人若能學習接受由一世擴充至三世的因果觀（見《釋迦牟尼佛說三世因果經》），便會有一種「釋然」（可以放下，因爲感覺公平了）之感升起，這樣的體會也使人能夠更願意負起自己的責任。

負起責任的重點在於對自我選擇之後果和選擇負起責任，了解到世間萬事其實是隨時都在變化的，有如蝴蝶效應般牽一髮而動全宇宙，此即佛法所謂的以幻爲眞的生命實像（達賴喇嘛，2012）。而且明白：在這個無常的世界中，只有當下才是決定能否重新翻盤（再生）的唯一機會（Smith, 1988）。

一般人對輪迴普遍的誤會是以爲單指死後投生的概念，其實人生中的每一時刻無一不是輪迴（細胞刹那生滅）的一種表現（鍾清瑜譯，2009）。習慣、偏見、愛好等等亦無一不在輪迴之中，處處影響並決定了人們的未來命運。

## 三、悲傷療癒之核心是要改變未竟事務

### 1. 分享即是療癒的開始

G 起先是相當防衛而不自覺的。對於詢問其實務作品中所蘊含的感受或意義時，經常笑著說：就這樣啊！但隨著實務創作捏塑「陰影」陶土的分享，G 很驚訝的發現自己爲求安全而產生的防衛行爲竟表現得如此眞實，「很多層陶土牆後的自我」。同時也才了解到這樣的態度原來源自從小家庭中的互動方式。這樣的發現也使 G 了解自己的主要議題其實正是對安全感的渴求。

## 2. 降低防衛機轉

Y 提到因為個人特質，難以向他人敞開心胸，再加上職業是精神科醫師，更難有機會開放自己；其自我覺察狀況應屬於「知道、做不到」的程度。

## 3. 覺知個人逃避的矛盾來源

C 在實務課程中發現內在自我的矛盾衝突，從沙遊圖中當事人覺知自己有防衛外在威脅之心理傾向。這其實正是社會中大多數人的心理狀態，只是如果想要成為助人者，必須先超越自己這些，然後才能真正的了解自己與他人！正所謂「The healer, the healed」（治療者須先成為被治療者）（Miller, 1987）吧！

## 4. 接納陰影

S 在課程中經常給人一種親切的印象，某次分享中，S 和同學分享突如其來的婚姻破局，使其在家庭和學業之間飽受挫敗。將心理能量曲線 -2 到 +2 的成長觀點套用在 S 上時，可以發現 S 在起始時是在 -2 的階段，隨著課程中正知見的增廣，S 漸能明白自己應該負責的因果，因而已從 -2 成長到 -1 了；因此可解釋其已越過治療的前三個歷程（表達－宣洩－轉念）、而正走向最後的「統合」（原諒自己和別人）階段邁進！這種立場也可視為是當今最新趨勢的過程心理學之一種觀點（Kate, 2012）。

## 5. 接納悲傷

U 在課程中處理了自己久放不下對於預期摯愛親人往後將死去的恐懼。藉由鐵絲生命線 U 憶起爺爺過世情景與悲傷感受仍烙印在心裡（-1），Carl Benedict（2005）曾說：「心理疾病常是不能放手之悲傷的後果。」經由作者「小和解」正式告別儀式的協助，U 終於能夠化悲傷為成長的動力。對因預期性死亡而焦慮或一般有死亡恐懼的當事人來說，

「小和解」（四道人生——懺悔／感謝／道歉／祝福）眞是最好的解藥！

### 6. 珍惜負向經驗

F 在鐵絲生命線的分享中發現自己對於負向經驗總有著很複雜的心情：懊悔、抗拒、逃避等情緒，成爲一層隔絕他人也同時禁錮自己的障礙。透過解釋，F 了解到能量不會消失，只會轉化爲其他表達形式，並進而形成習性與生命議題的輪迴。但老師的一句話卻使 F 有了轉念的契機，即「惟有經歷過 -2（能量曲線之最低狀態）的人才有能力去幫助 -2 的人」。使 F 刹那之間明白，過去的負面經驗並非是全然有害或該去排拒的（Neimeyer, 1998; Wordon, 2001），反而是可以使自己更成長的資源。

### 7. 照顧內在的自己

L 給大家的印象多是安靜與和善，這或許和從事助人工作有關，但 L 也表示，久而久之讓他感覺相當疲累。上課才使 L 學習將關注的焦點放回自己，照顧並療癒內在的小孩（Lucia, 1991），雖然請假休養的日子讓 L 有茫然和混亂的感覺，但也相信這是一個重生的過程，在投射畫後測中，可以看到 L 將自我畫成了一顆正在破殼的蛋（黃色外圍），蛋中之鋸齒狀裂痕代表著各種成長契機，也預示了新生的到來。

## Q13、認知與感受統合後之新覺察 —— 統整成爲新自我

### 一、真正的改變須從接納開始（何長珠、林原賢，2013）

在認知改變的過程中，可以發現：在尙未將原本的視界加以擴大之前，個人的痛苦與煩惱是難以修通斷除的。

如何擊破這道循環？何長珠的觀點認爲：了解存在之本質 —— 人往往捍衛自己之利益而產生對錯好壞之批判，造成對方也以防衛爲反映（此乃大多數人之經驗），如此循環不休代代相傳互爲輪迴後（成爲個人及集體

潛意識之素材），終於形成為情結／陰影（榮格觀點）或靈魂議題（何長珠觀點）之來源。因此可以說：對事物常保客觀與二元中立（無絕對的對錯／是非）的平等態度，才能從根本上獲得更多的自由和選擇權；而這也說明對所遇心念之覺察與接納，實為個人命運趨福避禍之鑰。

## 二、覺察情緒——寬恕自己、然後才能及於他人

寬恕的生發來自於不落入自我主觀並同時體察到對方之主觀，同時看到雙方各自的執著和過失，乃是因為各取所執與對表面公平原則的計較。公平原則的真正目標，應是「歸零」——既不偏正、亦不偏負。唯有在明瞭自己亦有應負之責而生起慚愧心後，才會出現寬恕或懺悔反應，這就是同理心的起源。

## 三、心理治療歷程曲線——心理能量轉化四階段

回顧過去 20 年文獻後發現，治療關係與處理介入若能與改變階段產生關係，則可增加當事人完成治療之頻率與達成改變之效能（Rochaska, J. O. & Norcross, J. C. ,2001）。

從敘述的角度出發，諮商歷程是一種自我認同轉化的旅程，而以解構與重新建構為其核心（林杏足，2013；林杏足等人，2009；蕭景容，2004）。完形的觀點則認為，當事人透過退縮、感覺，覺察、動員、行動、接觸、滿足等七個階段不斷循環所形成之循環圈模式，可達成改變之目標（Clarkson, 1999/2000）。盧怡任、劉淑慧（2014）更以存在現象學來探究個人受苦轉變之經驗，大致要經歷七個階段：（1）保有原有的習性；（2）遭遇到挫折——但是又是成長的必要條件；（3）產生抗拒——以求助、生病或漠然的方式來因應；（4）點醒——遭遇更大的挫折、產生洞察並轉念；（5）演繹與歸納——循環形成個人的新視野；（6）修正——對原本的習性展開轉變；（7）有機體成長——開放的程度更為增長。由此可知：許多研究者對於改變歷程之觀點，其共同性都在於「要走一個表達、宣洩到轉念之歷程」。

最近的跨理論性改變歷程模式代表是 Prochaska 等人（2011），其對

於改變階段之定義則可分為：（1）前凝思期（尚未覺察自己的問題）；（2）凝思期（改變意念啟動中但尚未達成承諾）；（3）準備期（初步試探性之改變開始）；（4）行動期（當事人能努力改變思考與外顯行為問題／通常要花 1-6 個月的時間）；（5）維持期（當事人繼續維持沒有原先問題之狀況）。

　　能量轉化歷程曲線則是作者根據多年實務經驗之反思後，所提出來的一個情緒復原歷程模式。本模式認為每個人在生命過程中，均可依據能量的正／負／高／低而定義出不同位置的曲線發展之位置，而且此一歷程曲線亦可與心理治療的成長曲線連結而形成如下之模式：（1）表達（+1 - -1）；（2）宣洩（-1 - -2）；（3）轉念（-2 - -1）；（4）統合（-1 - +1）；（5）自我實現（+1 - +2）。不過因為第五階段，通常是當事人離開治療後的持續成長方向，故只以四階段分類。

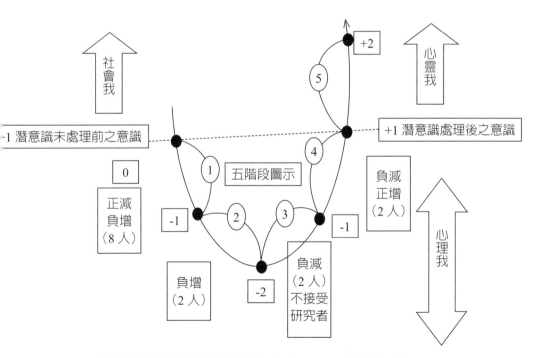

能量歷程曲線階段分類圖（何長珠，2010，課堂講述）

　　由此圖可知──圖中方格之數字代表能量的高低程度，以負二、負一、零、正一、正二表示。圓形中數字則代表心理治療的成長階段，依序為表達；宣洩；轉念；統合（實現）。此整合性圖表標明了個人在進行心理治療時內在成長的歷程。

　　在①的「表達」階段，個人處在漸漸將內在隱藏之祕密、悲傷失落等議題現形的開端。此時內在的心靈開始產生拉扯和抗拒，過去所建立起用來保護自己的生存模式亦開始受到質疑和檢視，在到達負一時，或許甚至會經歷到自我懷疑和抗拒狀態。

　　進入②「宣洩」期後，當事人開始會透過各種媒材之諮商性討論，將深埋在內心中的情緒給釋放出來。釋放的過程可能相當激烈和漫長（通常最少約需 2 至 3 年），同時也有可能讓個案陷入極大低潮，甚至出現不斷重複來回的可能（如 Stroebe 悲傷雙軌論之觀點）。

　　在③「轉念」的階段，經歷了不斷釋放情緒壓力後，清明的理智（靈性）才能開始幫助個案看清過去負向經驗。同時，經歷了上一階段較完整的宣洩後，負向狀態也更容易被覺察和控制，當事人開始從能量的負二狀態中慢慢回復至負一的區間，「放下」或「寬恕」通常在這個階段完成。

　　最後進入④的「統合」階段──意指經歷過一整段治療過程後的自我整合。以心理能量的觀點來看，自負一到正一的過程代表當事人加強了對負責、客觀與同理等利他模式的反應傾向，是一種正能量的狀態。而且，並非所有人在「轉念」─「統合」的過程中都會有相同幅度的成長，因為需依自身問題難度和改變動機低─中─高（L-M-H）之差異而有所分別。更多的人可能僅停留在「轉念」而未發展至「統合」的情況；到底，自我實現在一般人口中的比例也只有大約 15% 吧（Coward, 1996）。

## 四、認知與情緒改變的相互關係──情緒是催化認知改變之母

　　研究者發現最有效的一種教學設計模式是，每次均從理論的介紹闡述開始，然後進入實務媒材的創作，最後再進行志願分享與回饋。惟有在認知刺激之後、借用視／聽／說／觸／感之連結，才能引發相關情緒經驗並從而有所活化（表達與宣洩）原先之癥結。因此在認知改變後加上感受的

改變與分享，實是走向自我覺察的必要步驟。

　　藉由媒材的實務創作，個人深埋在潛意識層面的資料得以浮現，並和原本認知的自我概念發生矛盾和衝突。在此心靈的危機時刻，認知的改變便能發揮效用，使心靈在抗拒改變與自我懷疑時，能有正知見之介入並引導新思考之生發，使當事人因為擴增的覺察，而更明瞭個人過去舊習主觀之不完整；同時宣洩情結之後的感受平衡亦可增強自我覺察力，進而能夠將認知的改變導入、以降低過去習慣的再次發生機率。需要注意的是：唯有身體力行的親身經歷過程，才能保證更多正向改變的發生。

# Q14、表達性藝術治療與悲傷輔導

　　本研究的價值和影響在於能融合悲傷療癒理論及表藝實務並應用於教學模式中，以更加完整的幫助研究參與者能夠有效率地在意識面與潛意識面獲得正向的改變，而不是僅針對身、心、靈其中一方進行治療與改善。這樣的改變往往會深入靈性而持續終生。總的來說有如下幾點：

## 一、人永遠有當下轉念的自由

　　雖然人的靈魂自我受到早期幼年經驗與前世遺傳的影響，但在遭遇失落時無論如何仍擁有當下重新轉念的自由，可以去面對困境而有不同之選擇。

## 二、強化看待事物的客觀立場

　　時刻關照自我的主觀與他者的客觀，方能釐清許多誤會和自我偏誤，同時獲得更多客觀完整（完形）的參照依據，幫助自己解決問題。

## 三、心理能量轉化模式之滲入覺知

　　「治療前／表達（+1 - -1）──治療中／宣洩（-1 - -2）──轉念（-2 - 0）──治療後／統合（0 - +2）」，藉由此種量化的線性歷程，參與者得以逐漸了解到負向經驗才是成長的動力源。同時也更清晰地描繪出心理成長過程中進退往復的實相。

## 四、身心靈合一的治療與成長原則

研究者深信處理心理問題，必須兼顧生理、心理、心靈三方面之介入才能有效。本研究之課程設計中，生理部分為表達性藝術媒材之創作行動，心理部分是悲傷療癒的理論與正知見之澄清，心靈部分則為表達性藝術的象徵之解讀與深層治療（小和解與家族排列）之親身體驗。

# 附錄──《悲傷輔導與表達性藝術治療專題》課程大綱

| 週次 | 理論 | 實務 | 實務與療效之相關 |
|---|---|---|---|
| 1-2 | 定向工作與分組 | 投射畫① | 直覺的畫下當前的自我畫像，做為個人當前狀態的一種紀錄（主觀性測驗）；另外再配合客觀性紙筆測驗，以供研究團隊參考 |
| | | 測驗解說②測驗實施③ | |
| 3-4 | 悲傷影響因素 | 鐵絲生命曲線④ | 透過鐵絲的彎曲，再次面對自己過去所有的正面與負面經驗，同時檢視當前的自己並展望未來 |
| | | 生命故事回顧與敘說 | |
| 5-6 | 傷慟的因應與人際依附類型 | 陶土──陰影⑤ | 將自身心中的陰影或祕密以捏陶的方式呈現，觀照與分享個人內在黑暗面之意義 |
| | 兒童之悲傷輔導──遊戲治療 | 幼年未竟事務之處理⑥──OH卡遊戲 | 人類的困擾很大一部分與兒童時代的未竟事務有關，OH卡的投射性特質可涵融並催化對此議題之探討 |
| 7-8 | 青少年之悲傷輔導 | 沙遊──祕密⑦ | 沙遊可以無意識的投射出當事人的潛在意識，更適合防衛性強之成年人群體之覺察 |

| 週次 | 理論 | 實務 | 實務與療效之相關 |
|---|---|---|---|
| | 災難與心理重建——危機介入與自殺意念介入模式之介紹 | 諮商技巧實務演練⑧debriefing/EMDR | 創傷性經驗須要生理與行動策略之介入——因此EMDR等結構性活動之練習是有效的 |
| 9-10 | 成人之失落輔導——離婚與外遇 | 畫夢／曼陀羅⑨——互相說故事 | 將個人對複雜性悲傷之主觀感受,以繪畫與兩人一組分享的形式表達出來 |
| | 《西藏生死書》／影片欣賞-1 | 輪迴觀與無常之討論⑩ | 探討華人對生死議題之集體潛意識之內容 |
| 11-12 | 老人之悲傷輔導——預期性悲傷 | 戲劇治療／分組演出故事⑪ | 以老人悲傷之主題來預演個人及家庭對死亡之準備 |
| | 複雜性(PROLONGED)悲傷之輔導1(嬰靈、HIV等) | 遺囑分享⑫面具 | 觀想自我臨終前的景像,在面具上畫出自己往生時希望遇到的照顧方式,並在面具背後寫出一份模擬的遺囑 |
| 13-14 | 複雜性悲傷之輔導2(性侵、同性戀等) | 深層溝通——個業之處理⑬／影片欣賞-2 | 林顯宗之深度催眠影片,介紹臺灣目前處理複雜性創傷之一種靈性模式 |
| | 創傷性悲傷輔導1(目睹、自殺、意外死亡等) | 小和解的練習⑭ | 以靈性感應與角色扮演之方式協助處理個人之今生議題(個業) |
| 15-16 | 創傷性悲傷輔導2(各項精神疾患)——剝奪性悲傷(如女性) | 家族排列示範——共業之處理⑮ | 以何長珠教授發展出的華人家族排列方式,示範如何處理家族累世之議題(共業) |
| | | 三種量表之後測與投射畫之前-後測回饋 | 於課程尾聲,再度繪製自我畫像及實施測驗,以比較前後測之間個人的不同 |
| 17-18 | 以PPT—生死書的方式,分享個人／全體之總心得 | 歡慶豐收 | 回饋自我主觀感受上的改變與個人在悲傷輔導各層面上所學到之知見 |

## 第四章

# 生命意義與靈性

## Q15、生命意義之內涵

　　生命意義是人生追求的結果還是原因？在二十一世紀快速變遷的時代潮流下，階段性的目標傾向於更容易被滿足，相對反而混淆了對終極目標之追尋，有更多的可能甚至是失落與失重感。

　　孫效智（2009）指出所有人都有某些心理的障礙，但大部分人則表現在靈性層面上，因此他使用「靈性障礙」來指稱是非黑白的顛倒以及愛與同理的缺乏。法國的存在主義之父 Sartre（1965）亦認為，「存在先於本質」，人們是先意識到存在以後才會去探尋意義，反之 Heidegger 所謂「本質先於存在」是一種尚未實現、有待實現的「可能性」。Frankl（1981）研究甚至發現精神官能症中有百分之二十是起因於生命意義的缺乏，若失去意義，甚至可能結束自己生命（詹棟梁，2004）。

　　「人生三問」是三個各自獨立但卻環環相扣的生命哲學根本課題：人為何而活？應如何生活？又如何能活出生命？Wong（2008）則提出，「生命意義為何？」之人生大問。

　　在為何而活中，西方探討「幸福」，東方探討「至善」；在應如何生活中，則以「道」為本，人生道路之於道德、道理；而如何活出應活出的生命？則是探討知行合一的重要性。

　　從上可知，生命意義似乎是一個個體對生命小我的反思。但若從完整的觀念而言，應該還要包含宇宙大我的概念。Yalom（1980），Fabry（1980）及 Wenolsen（1988）都認為生命意義有兩個層次：第一個層次是世俗生命的意義、此刻的意義或個人的意義，是待實現的使命與目標。第

二個層次是宇宙生命的的終極意義，它是超脫世俗生活的一種自然運作之規律，是一種主觀心性狀態。所以孔子才對子路說：「未知生，焉知死。」。Peker 和 Wong（1988）因此將意義的來源區分為四個層次：第一個層次是專注於自我愉悅與舒適的享樂主義者；第二層次是是投入時間和精力的實現潛能者；第三層次是為致力於建立整體社會或政治結構——為他人服務者；第四層次是為最高等級的價值超越個人並涵蓋宇宙意義及終極價值（引自許雅楓，2014：50）。此四部分亦可被認為是 Maslow 需求層次理論裡的自我實現中之不同層次。

　　Rollo May（1953）認為生命意義是以個體為中心創造出來的自我最高價值，它使人能夠體認到自己的意向，隨之而來的則是責任。Frankl（1959，1963，1967）說，負責即指人有選擇之自由，選擇之後就應對自己的行為負責，然後就有動機去推動自己內在的改變，這也成為人去探尋生命意義的一種約束力。

　　Frankl（1984）認為生命意義建立在三種價值之上，分別是創造與經驗之價值：在相會與經驗中投入真、善、美而形成的意義；最後則是態度之價值：當人一無所有時，僅存的坦然即足以彰顯苦難的意義。何仁富（2017）更統整儒家觀點，提出生命意義呈現的四個維度與十二種境界：人生（役於物／役於己／自由人）、人文（以文勝質／以質勝文／文質彬彬）、人格（天地維度／化性為己／己立立人）、人性（薄情寡義／有情有義／至情至義）。這些觀點若整理為圖形（見圖）則可分為：長度（生—死）、寬度（天—地）與廣度（身—心—靈）。

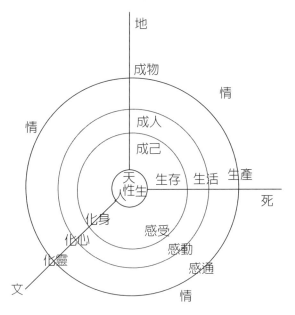

生命意義四維十二境界圖（何仁富，2017）

　　總結來說，何仁富（2017）認為生命教育實施的使命；在生死維度是要體會生死；在心理維度是要統合知情意──使自我真誠、避免分裂（閱讀經典傳統），人我感恩避免沉淪（實踐五倫友好），物我開放避免孤寂（關心天下事）；而生命教育的最高目標，便是身心靈全方位發展後所呈現的「真性情的一種大革命」。若以表格呈現則成為生命意義四維三層十二境：

生命意義四維三層十二境表（何仁富，2017）

| | 人生維度（生命的長度） | | 人文維度（生命的寬度） | | 人格維度（生命的高度） | | 人性維度（生命的亮度） | |
|---|---|---|---|---|---|---|---|---|
| | 活動 | 意義境界 | 活動 | 意義境界 | 活動 | 意義境界 | 活動 | 意義境界 |
| 身 | 生存 | 役於物 | 化身 | 以文勝質 | 成己 | 化性為己 | 感受 | 薄情寡義 |
| 心 | 生活 | 役於己 | 化心 | 以質勝文 | 成人 | 己立立人 | 感動 | 有情有義 |
| 靈 | 生產 | 自由人 | 化靈 | 文質杉杉 | 成物 | 民胞物與 | 感通 | 至情至義 |

余德慧（1998）也提到生命的意義並不一定是在事情發生當下的經驗，而是後來發生的事情開啟當年的意義。當人們回顧過去的時候，才會產生現在的知識，這種知識就是生命史學。經驗的過程中又能否得到想像中的意義？無論如何，所有發生的經驗都是真實存在的，唯有透過這些經驗的深層探索，才有機會成就並彰顯個人生命的意義。

## 小結

統整上述資料可知：西方對生命意義之探索，比較強調的是邏輯思維（為什麼？／是什麼？／要怎麼？）下，「意志自由」的選擇權與「權利與義務相當之概念」的責任；東方中國之傳統概念，則相對缺少對起始點之探求與懷疑、而直接出現「生命即道」之肯定追求，只不過儒家之道是「仁人之道」所謂君子之道，道家之道是「道法自然」為萬物之本，釋家之道則是「正行是道」所謂無常（本體論）與因果（現象論）。

長久以來每個華人便在這彷彿是既定的認識論之軌跡上、實踐自身的「心性與運命的和諧之道」。對比當今的華人社會，可以看出，西方個人自由主義與中國國家、家族主義的旌旗，是隱隱對立著的；從歷史觀點來說，似乎也反映出新世代的文化或與傳統文化間的差距。

這種觀點，在現在年輕世代多半只受到西方科學與物質文明的薰習之下，還有多少人從意志自由的責任中，也能尋到生命之道的追求呢？

# Q16、生命意義相關因素探討

國內外文獻顯示生命意義相關之因素眾多，本文以個人因素、關係因素與宗教信仰等三個主要層面來做探討。

## 一、個人因素

在青少年的生命意義感的研究中指出，青少年的生命意義不會因性別的不同而有差異（陳黃秀蓮，2005）；或者，年輕女性的生命意義感高於年輕男生（連博聖，2014；黃惠鈴，2014）。而男性成人多數在選擇工作

方向遵循的生命意義時，並不需要從家庭議題做出取捨；女性成人卻經常需要在一定年紀時做出事業與家庭之選擇，也因此造就生命意義的重點不同。兩性之間雖有外在因素的考量，但社會集體潛意識的價值觀也是主因之一。

　　健康狀況的部分，根據不同研究顯示，從高齡者（許雅楓，2014）到青年人包括高中生與大學生（童驛媗，2009）都在研究中顯示，自覺健康狀況的不同與生命意義會呈現顯著差異。而年輕人的健康狀況良好者，其生命意義最佳（李盈瑩，2011）。

　　Frankl 在經歷集中營經驗後談到態度價值之於生命意義的重要性。可見人生的態度與價值，往往表現在與不治之症、受苦、究責、死亡等無可避免之負向生命經驗中。而 Greenberg 等人（1986）認為，人們渴望活著是因為發現自己在死亡後什麼都不再存在，這種想法會出現強烈的焦慮。何英奇（1990）指出，遭遇挫折存在的人，往往藉由酗酒、賭博、吸毒、犯罪、性氾濫等來彌補其心靈的空虛。研究中亦發現青年人的日常困擾程度、重大負向生活事件發生件數等，對生命意義感均具顯著預測力（江穎盈，2008）。

## 二、關係因素

　　依存關係存在的一天，個人價值判斷時的自主性也就受到影響（何長珠，1981）。李盈瑩（2011）的研究發現，對現有家庭非常滿意者（安定、衝突少）之生命意義感最佳；家庭經濟狀況部分，以家境小康的人生命意義最佳。良好家庭氣氛及不同家庭教養方式亦對生命意義有顯著差異（連博聖，2014）。另一篇研究亦提到良好家庭功能（支持型及衝突解決性）者，有較好的傷慟因應策略與功能適應。其他年齡層針對此因素的研究則顯示：高齡者的經濟狀況對生命意義有影響（葉美吟，2007）。

## 三、宗教信仰

　　Pargament（2002）發現宗教信仰與身心健康之間有一種正向關係，而 Steger 與 Frazier（2005）則進一步探討生命意義感在兩者間關係，發現

生命意義爲宗教信仰與生活滿意度、自尊與樂觀的中介變項。研究表明，宗教信仰的強度會正向影響生命意義。有宗教信仰比無宗教信仰之學生具有較高生命意義感（陳黃秀連，2005）。

# Q17、生命意義與依附關係之相關

## 一、依附關係之相關文獻

### （一）Bowlby依附理論之起源

依附理論自 Bowlby（1969, 1973, 1980）提出以來，學界對其的興趣與探討至今都未消退，（王慶福，2010）。

依附理論認爲，基於演化過程，當人處於壓力情境下時，會主動靠近重要他人（主要照顧者）來尋求庇護以求安全度過。Blehar 等人（1978）都認爲依附關係可以清楚反映出一個人的安全感與社交我之相關。

### （二）「陌生情境」實驗

Ainsworth（1978）根據觀察 Bowlby 理論而設計出著名的「陌生情境」實驗，藉分離／重聚中的不同反應，以研究一歲的幼童與父母間依附行爲，並發展出三種依附的類型。

第一種：安全依附型（Secure attachment）：安全依附有助社會及情緒的發展，幼兒藉此才能適應與母親分離，致力於探索環境，而發展出自我概念。

第二種：焦慮矛盾型（Anxious-ambivalent）：此類型的小孩即使當母親就在身旁時，依然會焦慮：離開又變得很矛盾，明明想跟母親保持親近卻又憤怒和想要抵抗。此類型母親之特性爲：照顧能力差和出現不一致的行爲。

第三種：逃避型（Anxious-avoidant）：此類型的小孩會迴避和忽視母親或他人的存在，表現出退縮、孤立、對學習沒興趣、缺乏動機。也不易交朋友。

## （三）Bartholomew和Horowitz的成人依附關係

在 Hazan 與 Shaver 之後（1987），分類的依據從較為明確的依附類型走向更加寬鬆。Bartholomew 和 Horowitz（1991）提出了四種依附風格類型，將依附向度分為正／負向的自我／他人模式，因此而產生四種不同的依附形式，用以說明內在運作模式如何影響日後的人際關係：（1）當個人覺得自己是值得他人喜愛並且值得他人來支持時，對自己會有正向的意象；相反時，則對自己有負向的意象。（2）另一種是內在的他人模式——他人接觸時，若認為他人是值得信賴及對自己有善意反應時，則對他人有正向的意象；相反時，若他人是不能讓人信賴及對他人拒絕時，則對他人有負向的意象。此四個依附類型分別命名為：安全依附、焦慮依附、逃避依附以及排除依附。以下分別敘述四種依附類型：

### 1. 安全依附 —— 你好、我好的人際溝通類型

對自己與對別人都有較正向的看法，認為自己是有價值的、可愛的，同時能預期他人是值得信任的、接納的，並能良好回應的。此類型的人在遇到逆境不易自我挫敗，能對他人建立支持性的關係，並能在與人維持親密的同時又不失自我感。

### 2. 逃避依附型 —— 你不好，我不好的人際溝通類型

這類型的當事人一方面覺得自己是無價值感的，而對自己有不好的負向自我意象；另一方面也容易認為別人是不可信賴的、拒絕的及不能提供協助的。當事人可能會藉著逃避和別人親近，以保護自己免受預期中來自他人的拒絕。這種類型者對他人的自我揭露會覺得不舒服，逃避親密的社會接觸，並可能補償性地投入非社會性質的工作或職業選擇，傾向於用工作來逃避與社會的互動。

### 3. 焦慮依附型 ── 你好、我不好的人際溝通類型

　　此類型的當事人對自己的看法是沒有價值的的負向自我意象，而對別人則爲正向評價。與人交往時，會有過度投入與藉由尋求他人接納來肯定自己，傾向於反省和道歉等反應。在一般的人際關係中，會自我約束並且比較拘謹，希望得到讚賞；另一方面在人際關係中則可能過度涉入而忽視別人的感受。

　　由上述總結，這幾種類型是每個人都有的、只是分數高低之分配情況不同而已，因此會出現同一個人但不同反應的現象。例如，完美主義者平時是「我好，你不好」，若遇強勢者當下即便成「你好，我不好」。這表示其焦慮分數亦可能較高。另外，焦慮依附的當事人基本上比較容易處理，因爲其潛意識是認同成長、學習與教導之價值的。

### 4. 排除依附類型 ── 我好、你不好的人際溝通類型

　　對自己是有價值的、可愛的正向自我意象，但卻認爲別人是不可信賴和拒絕的，因而傾向維持一個獨立自主與不易受傷害的狀況。在一般人際方面會覺得自己一個人比較自由，不想和別人有太多互動。這種人談戀愛時不易受傷，因爲會認爲自己最重要。其家庭的成長經驗常得到較多的被照顧與接納，通常是過分自我肯定的教養方式下產生的結果。現今有許多獨子獨女因爲家中有父母親過度照顧之事實，就比較會有排除依附的情況發生：特別在多女少男之家庭中爲然。

## （四）成人依附的內在運作模式

　　Collins 與 Read（1994）研究不同依附型態的成人在歸因、解釋歷程以及情緒、行爲間的差異，並提供了一般性的架構（見下圖）。不同依附型態個體在認知、情緒及行爲模式上呈現顯著差異，亦即，當個體在人際關係與親密關係中，會從過去應驗中提取依附經驗，和當時的情緒反應產生交互作用，最後產生當下的反應，形成個體在關係中所感知到之內在運作模式（internal working model）。

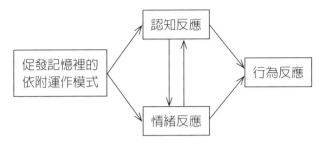

成人依附之內在運作模式（Collins, 1996；812）

　　Mikulincer 與 Shaver（2007）欲整合依附系統理論，提出控制系統模式。當個體在面臨威脅時，安全依附者會尋求趨近與支持的行為，並可與依附對象有正向互動關係。在得到回應的互動歷程中，促使他們有信心去尋求趨近，並且在壓力的情況下能夠決定是否使用安全基礎的自我意象。而不安全依附者則反之，在受到威脅的情況下，會提取出負向的想法與記憶，像是分離、受傷、拒絕與失落等感覺；這些與其依附對象痛苦的互動經驗，使他們擔心且相信其尋求趨近的目標將失敗，這種失敗的感覺將使其無法仰賴個人的能量產生自我信賴。（Mikulincer & Shaver, 2007；引自胡湘萍，2010；26 頁）

　　多數的依附研究都顯示，個體的安全感、人際關係、幸福感都和依附對象建立的關係品質有關。當個體無法與依附對象發展可靠和可信賴的安全關係時，會影響社會情感的發展，導致情緒障礙、焦慮和憂鬱症狀產生，甚至可能出現反社會人格或其他人格障礙問題（Mikulincer & Shaver, 2007）。

　　Ein-Dor 等人（2010）對回顧亦顯示，不安全依附者的確過得不如安全依附者，他們受歡迎程度較低、對事情也悲觀、更容易生病，在關係中也常常遭遇不如意或挫折經驗。而安全依附者能夠與他人有良好的溝通和互動，在處理人際關係與情感議題上也較為沉著，身心狀況似乎也更為穩定。

　　Dykas 與 Cassidy（2011）回顧依附研究，提出成人內在運作模式的理論說明：安全依附者與不安全依附者「以不同的方式」看待世界。安全依

附者對事情採取較爲開放的觀點，能同時看到事情的一體兩面；也採取正向的基模來解釋與依附相關的社會事件。然而不安全依附者則可能先對事情有負面的解讀假設，當事件是負面的、無法被面對時，他們傾向逃避、防衛或停止接收訊息；如果處理該事件不會造成心理上的傷害，則根據過去的負向基模，採取負面的方式來解釋該事件（程威銓，2012）。因此從這種不同的面對世界的方式，可以發現不安全依附者對事情的歸因與理解，都會受到扭曲的認知基模所影響。

依附對象的三個功能爲：「親近功能」：以得到情感上的回應；「避風港功能」：在遭遇威脅時尋求提供支持和安慰的場所；「安全基地功能」：能夠讓個體理解自己向外探索時是可以安心、自信而無後顧之憂的（Cassidy & Shaver, 2008）。

## 二、生命意義與依附之相關

Martin Buber 認爲生命眞正的意義必須在與他人的關係中找到（Stewart, 2011）每個人都渴望且需要生命意義，但我們只能從「關係」中創造意義（Moon, 2009/2011; Yalom, 1980/2003）。就以華人將升大學的中學生爲例，經常可以發現父母才是決定當事人未來的主體。這或許是因爲在華人文化中，維持整體關係的和諧常是一生的課題。許烺光（1971）認爲，華人關注的是個人在人際關係中的位置，原生家庭之團體（父母、手足、近親）是個人的「重要他人」，與個人有著強烈情感依附（正負糾纏）關係（引自陸洛，2003）、因而自然產生爲自己而活就是爲家庭考量之混淆集體潛意識。

若以 Ericson 的心理社會發展理論來看，在青少年期的發展任務與危機是「自我統整認同與角色混淆」，成年早期階段的發展危機與任務則是「友愛親密與孤僻疏離」。若發展不順，生活無目的無方向，則有可能轉爲孤僻疏離寂寞孤獨。黃暐純（2012）的研究顯示，青少年的人際互動狀況與其生命意義感有顯著影響，當人際關係越融洽，其生命意義就越正向，並且同儕關係之好壞亦對整體生命意義感具有顯著預測力。

Bodner 等人（2013）之研究更直接將依附類型與生命意義（MIL、

PML）進行相關研究，以年輕成人（20-30）、中年成人（31-49）、初老成人（50-65）三個年齡層爲變項。安全依附比起不安全依附的個體顯示有較高的存在意義；逃避型依附則表現比其他依附類型有更高的生命意義追尋分數，然而安全依附的初老女性、在生命意義上則有較高的分數。此與本研究之研究結果部分相符，相同的是，依附類型的不同的確在生命意義或是生命意義的內在向度上有顯著的差異，且安全依附之生命意義（或內在向度）高於其他的依附類型。

　　主要結果如下：

1. 初老成人於存在意義的分數較高，然而年輕成人在生命追尋意義的分數較高。

2. 整體而言，安全依附比起不安全依附者顯示有較高的存在意義與較少的生命意義追尋；逃避型依附則表現比其他依附類型更高的生命意義追尋分數。

3. 年齡的影響顯示在年輕成人的逃避依附上，此年齡層在生命意義上的追尋較少；而性別的差異則顯示在存在意義上（男性較高）。

4. 焦慮依附的男性與女性皆顯示在存在意義分數上有下降現象，然而安全依附的初老女性、在生命意義上則有較高的分數。

　　綜合上述發現，依附風格、年齡和性別之間的關係，與存在意義和生命意義之追尋是有顯著相關的。

# Q18、生命意義與依附類型的測量

## 一、生命意義量表（見附錄一）

　　近期 Steger 等人（2006）則依 Frankl 理論編制「生命意義量表」（The Meaning in Life Questionnaire, MLQ），兩個分量表分別是意義追尋（Search for Meaning, MLQ-S）與存在意義（Presence of Meaning, MLQ-P），將生命意義定義爲一種創造的感受，感受到關愛的重要性，以及個人生命與存在的本質（引自吳姵瑩，2012，29頁）。

　　而國內的生命意義量表亦主要參考上述英文研究發展而來。

宋秋蓉（1992）的「生命意義量表」根據 PIL 編制修訂，分成五個分量表：對生命的熱忱、生活目標、自主感、逃避與對未來之期待。Wong（1998）的「個人意義型態量表」（Personal Meaning Profile, PMP）則依據 Frankl 的理論，主要測量生命意義的強度與寬度，分為七個層面：成就、關係、親密感、宗教、自我超越、自我接受、公平對待。而吳秀碧等人（2003）採用團體焦點法進行結構式訪談，收集大學生生命意義觀的資料，歸納出「生命意義觀量表」，並分為四個分量表：生存層面、生活層面、存在層面與死亡層面。

本書所使用之「全人生命意義量表」係由何長珠研究團隊（吳文淑，2010；姜秀惠，2010；梁實鈞，2010；楊事娥，2010；賴品好，2010；戴玉婷，2010；簡月珠，2010）根據 Rogers、Ericson、Frankl、Rollo May 及 Yalom 五位學者的理論，及東方思考的佛道信仰與其他文獻構面等理論基礎所編制，並經過專家效度與統計效度之檢驗而確立。

## 二、依附類型量表（見附錄二）

與個體和父母間關係包括 AAI、IPPA 等量表。其中，成人依附訪談 -AAI（Adult attachment Interview; George et al., 1985）針對當事人自述幼時對主要照顧者（特別是原生核心家庭）的經驗，係由訪談者來評估了解受訪者目前的依附關係（王慶福，2007），但也僅限於早期依附經驗。至於父母與同儕依附量表 -IPPA（Inventory of Parent and Peer Attachment; Greenberg & Armsden, 1987），則將依附分為三個依附因素——信任、溝通、疏離，主要測量青少年與父母間的關係，著重於情感與認知，並只討論安全依附而未探討其他向度。

而與愛情及人際關係有關的包括 RQ、RSQ、AAQ、ECR 等。親密關係體驗量表簡式 ECR（Experiences in Close Relationships; Bernnan et al., 1998）根據常用的成人依附量表編制，經主軸分析後發現自我意象與他人意象，更適合以逃避以及焦慮兩變項來表示。成人依附測驗 AAQ（Adult Attachment Questionaire; Simpson, 1990）；Mikulincer 等人（1990），則將依附分為三種依附型態：安全、逃避、矛盾，與兩種向

度：逃避、矛盾。關係問卷 RQ（Relationship Questionnaire; Bartholomew & Horowitz, 1991），始將依附確定為四種型態：安全（secure）、焦慮（preoccupied）、害怕（fearful）、排除（dismissing）。以上測驗主要在測量個體於愛情中所知覺的依附關係之安全感程度，但都著重在探討特定的依附風格。

　　而本書使用常見之人際依附風格量表（王慶福等人，1997）則是評量個人的依附風格，主要應用在人際關係中。係參考 Griffin 與 Bartholomew（1994）的關係量表自陳式問卷（Relationship Scales Questionnaire, RSQ）四種人際依附風格之理論架構所發展出來，針對受試者本身狀況（自我概念、社會能力、人際關係等）以及與他人的關係（友誼、親密關係）而做的評量工具。

　　量表分為兩部分，第一部分為成人依附風格的測量共 24 題，經因素分析驗證包含排除依附、害怕依附、焦慮依附、安全依附四個分量表，各有六題，每一題項以六點量尺來評定（1-6），分別代表非常不符合、相當不符合、不太符合、還算符合、相當符合以及非常符合等向度。以受試者得分最高的量表為該受試者主要之人際依附風格類型；第二部分為一題人際依附風格類型自評排序，當第一部分依附風格出現同分時，可以用來考慮協助風格分類。

# 附錄一、全人生命意義量表（何長珠等，100.03）

|  | 非常不同意 |  |  | 非常同意 |  |
|---|---|---|---|---|---|
| 1. 我常心懷感恩過每一天。 | 1 | 2 | 3 | 4 | 5 |
| 2. 我覺得苦難能讓我更了解生命的意義與價值。 | 1 | 2 | 3 | 4 | 5 |
| 3. 我覺得有意義的人生，比幸福的人生更重要。 | 1 | 2 | 3 | 4 | 5 |
| 4. 如果今天我就要死了，我會覺得不虛此生。 | 1 | 2 | 3 | 4 | 5 |
| 5. 在生活中追求心靈成長是理想的人生。 | 1 | 2 | 3 | 4 | 5 |
| 6. 生命的意義取決於個人自我實現的程度。 | 1 | 2 | 3 | 4 | 5 |
| 7. 我相信凡事有因必有果。 | 1 | 2 | 3 | 4 | 5 |
| 8. 我相信人的本性是良善的。 | 1 | 2 | 3 | 4 | 5 |
| 9. 我認為宗教信仰，有助於心靈之成長。 | 1 | 2 | 3 | 4 | 5 |
| 10. 我認為人生無常所以要積極向上。 | 1 | 2 | 3 | 4 | 5 |
| 11. 我認為自己能夠正向看待死亡。 | 1 | 2 | 3 | 4 | 5 |
| 12. 我認為從事有益於心靈平靜之活動，有助於快樂及幸福感之獲得。 | 1 | 2 | 3 | 4 | 5 |
| 13. 我認為自己是個有價值的人。 | 1 | 2 | 3 | 4 | 5 |
| 14. 我不明白自己為什麼要活著。 | 1 | 2 | 3 | 4 | 5 |
| 15. 在達成個人目標上，我能設定清楚的計畫和步驟。 | 1 | 2 | 3 | 4 | 5 |
| 16. 我很清楚我人生的目標。 | 1 | 2 | 3 | 4 | 5 |
| 17. 生命最終極的意義，就是生而無悔、死而無憾。 | 1 | 2 | 3 | 4 | 5 |
| 18. 我容易有負面情緒。 | 1 | 2 | 3 | 4 | 5 |
| 19. 我習慣以逃避來解決問題。 | 1 | 2 | 3 | 4 | 5 |
| 20. 只要我肯努力就可以發揮我的潛能。 | 1 | 2 | 3 | 4 | 5 |
| 21. 我肯定社會中默默行善的小人物。 | 1 | 2 | 3 | 4 | 5 |
| 22. 我常隨緣行善，幫助別人。 | 1 | 2 | 3 | 4 | 5 |
| 23. 我能接納他人的缺點或限制。 | 1 | 2 | 3 | 4 | 5 |
| 24. 我是個負責的人。 | 1 | 2 | 3 | 4 | 5 |
| 25. 我相信人生大部分是公平的。 | 1 | 2 | 3 | 4 | 5 |

| | | | | | |
|---|---|---|---|---|---|
| 26. 我肯定每個人的存在，都有其獨特的意義與價值。 | 1 | 2 | 3 | 4 | 5 |
| 27. 我知道如何接納自己。 | 1 | 2 | 3 | 4 | 5 |
| 28. 我認為每個人都可以從錯誤中學習成長。 | 1 | 2 | 3 | 4 | 5 |
| 29. 我願意擔任志工參與社會服務，幫助弱勢。 | 1 | 2 | 3 | 4 | 5 |
| 30. 我相信做壞事的人，一定不會有好下場。 | 1 | 2 | 3 | 4 | 5 |
| 31. 我有清楚的家庭觀念與負責任。 | 1 | 2 | 3 | 4 | 5 |
| 32. 會用較高之道德標準要求自己。 | 1 | 2 | 3 | 4 | 5 |
| 33. 我會把困難當成是挑戰的機會。 | 1 | 2 | 3 | 4 | 5 |
| 34. 我覺得自己算是個幸運的人。 | 1 | 2 | 3 | 4 | 5 |
| 35. 我能夠讓自己的生活過得多采多姿。 | 1 | 2 | 3 | 4 | 5 |
| 36. 回顧過往，我深深地感受到自己的生命有意義。 | 1 | 2 | 3 | 4 | 5 |
| 37. 不論命運好壞，我認為人都還有選擇的自由。 | 1 | 2 | 3 | 4 | 5 |
| 38. 我不會用自殺來解決問題。 | 1 | 2 | 3 | 4 | 5 |
| 39. 在大自然中，我更能體會宇宙萬物合一之感。 | 1 | 2 | 3 | 4 | 5 |

請注意：14-18-19題為反向題，記分方式為5-4-3-2-1。　　總分：＿＿＿＿＿＿

# 附錄二、人際依附風格量表

## 壹、題目

作答說明：以下題目的回答，請針對每一題項所敘述的事情，以你自己在一般人際關係中的實際情形，加以圈選。

1 代表和你的實際情形非常不符合
2 代表和你的實際情形相當不符合
3 代表和你的實際情形不太符合
4 代表和你的實際情形還算符合
5 代表和你的實際情形相當符合
6 代表和你的實際情形非常符合

| | 非常不符 | 相當不符 | 不太符合 | 還算符合 | 相當符合 | 非常符合 |
|---|---|---|---|---|---|---|
| 1. 和別人親近會讓我覺得不舒服 | 1 | 2 | 3 | 4 | 5 | 6 |
| 2. 我發現自己很容易和別人親近 | 1 | 2 | 3 | 4 | 5 | 6 |
| 3. 既使沒有任何親近的情感關係我仍過得很自在 | 1 | 2 | 3 | 4 | 5 | 6 |
| 4. 我想要情感上的親密關係，但卻很難完全信賴別人 | 1 | 2 | 3 | 4 | 5 | 6 |
| 5. 對我來說，獨立和自給自足的感覺非常重要 | 1 | 2 | 3 | 4 | 5 | 6 |
| 6. 我擔心如果和別人太親近會容易受到傷害 | 1 | 2 | 3 | 4 | 5 | 6 |
| 7. 我會擔心別人並不那麼想跟我在一起 | 1 | 2 | 3 | 4 | 5 | 6 |
| 8. 我不喜歡依賴別人 | 1 | 2 | 3 | 4 | 5 | 6 |
| 9. 我會擔心別人不如我看重他們那樣的看重我 | 1 | 2 | 3 | 4 | 5 | 6 |
| 10. 我不會擔心自己孤單一人 | 1 | 2 | 3 | 4 | 5 | 6 |
| 11. 當別人太親近我時，會讓我感覺不自在 | 1 | 2 | 3 | 4 | 5 | 6 |
| 12. 我會擔心別人並不是真正的喜歡我 | 1 | 2 | 3 | 4 | 5 | 6 |
| 13. 我很少擔心別人不接納我 | 1 | 2 | 3 | 4 | 5 | 6 |
| 14. 我寧可和別人保持距離以避免失望 | 1 | 2 | 3 | 4 | 5 | 6 |
| 15. 當別人想要和我更親近時，我會感到不安焦慮 | 1 | 2 | 3 | 4 | 5 | 6 |
| 16. 我對自己不滿意 | 1 | 2 | 3 | 4 | 5 | 6 |
| 17. 通常我寧可自己一個人，比較自由 | 1 | 2 | 3 | 4 | 5 | 6 |
| 18. 我發現自己一直在尋求別人的接納，並藉以肯定自己 | 1 | 2 | 3 | 4 | 5 | 6 |
| 19. 我了解自己的優點與缺點，並且喜歡自己 | 1 | 2 | 3 | 4 | 5 | 6 |
| 20. 我時常太過於在乎別人對我的看法 | 1 | 2 | 3 | 4 | 5 | 6 |
| 21. 我可以很自在的讓別人依賴我 | 1 | 2 | 3 | 4 | 5 | 6 |
| 22. 一個人的生活就可以過得很好了 | 1 | 2 | 3 | 4 | 5 | 6 |
| 23. 即使別人不欣賞我，我仍然能肯定自己的價值 | 1 | 2 | 3 | 4 | 5 | 6 |
| 24. 當我需要朋友的時候，總會找得到人的 | 1 | 2 | 3 | 4 | 5 | 6 |

## 貳、計分

　　將壹的各題得分填入下列空格中：（意即第 13 題和 16 題為反向題）

　　（反向記分時可以用減的再加 7　這樣 1 變成 6；2—5　3—4　4—3

5—2　6—1）


題號　1.　4.　6.　11.　14.　15.

得分　＿＋＿＋＿＋＿＋＿＋＿＝＿＿＿（逃避依附量尺得分）C

題號　2.　16.　19.　21.　23.　24.

得分　＿－＿＋＿＋＿＋＿＋＿＋7＝＿＿（安全依附量尺得分）A

題號　3.　5.　8.　10.　17.　22.

得分　＿＋＿＋＿＋＿＋＿＋＿＝＿＿＿（排除依附量尺得分）D

題號　7.　9.　12.　13.　18.　20.

得分　＿＋＿＋＿－＿＋＿＋＿＋7＝＿＿（焦慮依附量尺得分）B

## 參、解釋

　　A. 安全依附：一般人得分大約在 19 至 28 分之間。得分越高者能接納自己而有安全感，能自在的和別人相互親近。

　　B. 焦慮依附：一般人得分大約在 19 至 29 分之間。得分越高者擔心別人不喜歡自己，很在乎別人對自己的看法。

　　C. 逃避依附：一般人得分大約在 15 至 25 分之間。得分越高者會逃避和別人的親近，以免除不自在的感覺或避免受傷害。

　　D. 排除依附：一般人得分大約在 19 至 29 分之間。得分越高者傾向於比較喜歡一個人自由自在或自給自足的生活。

## 肆、請仔細閱讀下列文字，然後再作答：

　　如果把人大致分為下述 A、B、C、D 四種類型如下：

　　A 型：對自己和別人都有較正向的看法，一方面覺得自己是有價值

的、值得被愛的，另一方面也認為別人是善意的，可信賴的。這類型的人較能接納自己而有安全感，能自在的和別人相互親近，同時也能保有個人自主性。

B型：對自己的看法較負向，傾向認為自己是比較沒價值的、不可愛的；而對別人則為較正向的評價。會不斷的尋求他人的接納和肯定，擔心別人不喜歡自己，很在乎別人對自己的看法。

C型：一方面對自己的看法較負向，傾向於認為自己是沒價值的、不值得被愛的；而另一方面又認為別人是不可信賴和拒絕的。雖然內心需要別人的接納，卻會害怕和別人親近，逃避社會活動，以避免被拒絕或受傷害。

D型：對自己有較正向的看法，覺得自己是有價值的、值得別人的關愛，但卻認為別人是不可信賴和拒絕的，雖同樣會避免和別人親近，卻仍維持自我價值感。比較喜歡一個人自由自在，過自己的生活。

## 伍、請排出你和這四種類型的相似程度之順序。

（請在□中分別依相似程度之順序填上 1, 2, 3, 4 這四個數字，每個數字只能填一次，1 代表最相似，2 代表第二相似，3 代表第三相似，4 則代表第四相似或最不相似。）

| | A型 | B型 | C型 | D型 |
|---|---|---|---|---|
| 我和這四類型的相似程度排序 | □ | □ | □ | □ |

如欲將人分類時，以壹、24 題量表得分最高的量尺為其主要依附風格
貳、可作為輔助題，當壹、有量尺同分情形時，以貳、作為分類之輔助
不過原則上以四個量尺的分數作為統計分析的對象，不必將人加以分類
才不會過於簡化了評量研究得到的量化資訊（所以除非有特殊目的只要施測壹、即可）
至於國外有學者單獨施測貳、的做法，國內須待進一步研究。

以上原始量表摘自王慶福、林幸台、張德榮（民 86）：人際依附風格、性別角色取向與人際親密能力之評量。測驗年刊，44(2), 63-78。

# 第五章

## 靈魂與靈性──宗教與科學觀

## ▋前言

　　靈魂的定義其英文字爲 soul 或 spirit。教育部（1994）重編國語辭典修訂本定義是「人死後的鬼魂」。中國古代並無靈魂之名辭，其類似於中國人所說的魂魄，又可分「魂」和「魄」兩部分，其中「魂」應可定義爲「生物死後存於某處而不會瓦解或消失的一種精神體」，根據中國民間說法：魂是輪迴的主體；而「魄」則可定義爲「生物生時，附魂而存在的一種能量體，死後魂會存在但魄會消失」。

一、靈性（spirituality）：Speck 的靈性定義：「個人對生命最終價值所堅持的信念或信仰」。

二、宗教：名詞上原有「古人遺教，今人宗之」之意，而英文 Religion 則從拉丁文 Religio 演化而來。古希臘時代之教父奧古斯丁（Augustine）說：「把人帶到上帝裡聯繫在一起，叫人與上帝恢複和好關係就是宗教」。中國學者許大同則說：「凡宗教內必有對神的信仰，這是宗；外必有教義教條的宣化，這是教；合起來就是宗教。」近代神學家田立克（Paul Tillich）認爲「宗教乃是一種對生命的終極關懷」。張繼選（不詳年月）認爲：「宗教是包括了宗教觀念、宗教經驗、宗教行爲和宗教體制四個要素的一種社會文化系統」。

　　以下將說明靈魂與靈性在不同宗教的差別。

# Q19、靈魂修行與東西宗教觀（蔡維民，2003）

## 一、佛教輪迴觀之發展

　　印順法師將印度佛教分為三期：第一期是「無常中心時代」，時間是佛陀去世後的第一世紀到第五世紀；第二期是「性空中心時代」，時間是佛陀去世後的第六世紀到第九世紀；第三期是「真常中心時代」，時間是佛陀去世後的第十世紀到第十六世紀。（參見華雨集，第四冊，77頁）。又將大乘佛教分為「性空唯名」、「虛妄唯識」和「真常唯心」三系。

　　郭朝順（1998）提到輪迴觀念始於印度梵書（Brahmana）時期，但至奧義書（Upanishad）時期方始完備。百段梵書中嘗說：「為善者當受善生，為惡者當受惡生，依淨行而淨，依汙行而汙。」可見因果觀念、彼時已生。輪迴思想與善惡道德結合在一起，是輪迴思想的基本特徵。從輪迴思想興起之後，「輪迴」便逐漸被接受而成為印度之生活與文化思想的一種普遍共識。

　　奧義書的輪迴思想有兩個不同階段，一是與吠陀時代認為人死後靈魂會生於另一世界的想法結合而成的「五火二道」。另一個說法，則是指靈魂在此世的生命結束之後，繼續存在。其主張為：死亡前，身體聚集自身內的知覺與機能，而死後，其先前的知識、經驗亦將伴隨而投生。

　　是以從輪迴的觀點來看，生與死是不斷循環的歷程，但印度人認為處於輪迴的生命都是不完美的，因此我們不必先對輪迴觀所預設的「靈魂不滅」感到高興，正因為靈魂是永恆不滅的，所以在不完美的世界中，以同樣不完美的生命型態，接受永恆的輪迴，正表示眾生所遭逢的痛苦也可能是無限的。

　　為何眾生的生命是不完美的？因為生命與輪迴的動力，即來自眾生的意欲與意欲所展現的行為，這些意欲與行為所造成的一切影響，不論是可見或不可見，都叫做業（karma）。眾生的意欲大多是自私的，因此而造成了眾生之諸多苦難，又稱為無明（avidya）。印度人普遍相信，去除我

執慾念之綁束的梵（天）我（人）合一境界，才是人生與宗教上的終極目標。

印順法師（1991）在《唯識學探源》一書中提到部派思想的分化與趨勢，認爲原始佛教的中心思想即是緣起的三法印──（1）諸行無常（2）諸法無我（3）涅槃寂靜。這三系，其思想發展的程序，從三藏教：小乘的無常中心論，達到共大乘教的性空中心論，再進到不共大乘教的真常中心論，其基本修行的發展順序不變，只是名稱有異而已。

## 二、後期佛教發展

分爲──瑜伽派的無常論，中觀派的性空論，堅慧派的真常論。以下稍加介紹：

### 1. 無常中心時代對修心之說法

黃國達（2003）於四念處的修行方法文中指出「四念處」又稱爲「四念住」，是早期佛教的修行方法。其要義爲如實的實相觀，即「觀身如身、觀受如受、觀心如心、觀法如法」，但是在後期佛教則被窄化爲「觀身不淨、觀受是苦、觀心無常、觀法無我」。

四念處的主要精神在如實觀照，是緊貼近於具體的身、受、心、法的當下，不做任何解釋的純然體驗，唯有這樣，才可以於當下看見真相，也才能放下內心的執取，有效地解除苦惱和不安。能夠鍥而不捨地修習，就可以漸漸消除妄想執著，並從種種自利為原則的煩憂、苦惱中脫身而出，成為一個自在而覺醒的人：智慧明朗，心地柔和，寧靜而浸潤在喜悅之中；這種修行立場與方法，其實也就是當今二十一世紀方興未艾的正念療法（Mindfulness）之主旨。

印順在印度佛教思想史（2010）中提到四果及其修行法，提到依緣起（或四諦）而修行的四階段就是四聖果。四果是：一、須陀洹果（預入法流或預聖者的流類，到達這一階位，即可截斷生死的根源）；二、斯陀含果（是「一來」的意思，再多也只有人間、天上的一次生死了）；三、阿

那含果（是「不來」果。這是說：如死後達到上生果位就在天上入涅槃不生不死之境界，不會再來人間了）；四、阿羅漢果（有應受尊敬供養，能殺賊，可不投生等意。是究竟解脫聖者的尊稱）。

唯識派與中觀派並列，為大乘佛教兩大理論基礎之一。相對於中觀派，唯識派又被稱為有宗、法相宗，印順法師稱其為虛妄唯識系。創始於彌勒，稱瑜伽行派，至無著、世親時代才加入唯識的觀點，正式建立唯識學派。此派根本經典為《解深密經》和《瑜伽師地論》。

## 2. 虛妄唯識時代對靈魂之說法

在眾多學說中，靈魂與肉體之矛盾性最受關注，修行者普遍需要思考靈魂與軀體之關係是處於如何的狀態？綜觀印度之哲學史，其主導思想為：梵我合一論。他們將靈魂之真實看成是依附於軀體，苦行之目的是將小我回歸於梵天之大我。新興的沙門思潮則極力擺脫梵天神我論並轉向自我生命之啟悟。瑜伽行派之學說最早應追溯到印度經哲顛闍梨。他的哲學注重本性參悟，使人認識精神為一獨立存在體──超越有限之軀體約束甚至意識。本派學說以《瑜伽經》為主，有四部分組成：（1）探討靜坐冥想後身心之變化及達到瑜伽之方法。（2）討論定境時之心理困擾與所引起之種種痛苦與對治痛苦之方法。（3）討論瑜伽最終獲得之超常力量：靈與感。（4）如何在瑜伽中超越現實，進入另一世界。

## 3. 虛妄唯識時代對修心之說法

傳發法師（2000）認為在佛教成立前，能有較完整之宗教實踐及對自我生命超越的修證方式條理化的，恐怕捨瑜伽學派無它。由此，瑜伽之修證方法一度成為其他各學派共有之模式與途徑。

《薄伽梵歌》將瑜伽分為：知識、行為、信仰三者，尤其注重心之專注、精神之統一、呼吸之控制。發展至後期之瑜伽已有較完整之修練方法，稱為瑜伽八支行法：（1）禁制（持五種戒，內容與五戒相似）。（2）勸制，即勸戒、遵行，包括內淨身體、知足、苦行、讀誦。（3）坐法，

如蓮花坐、吉祥坐、扙坐等。（4）調息，吸氣、呼氣和止息之調止。（5）制感，制止心或認識活動，使主觀意識與所觀對象分離，將認識對象控制於心之下。（6）執持，心專注不使馳散，可觀外界之月亮等。（7）禪定，使主客融合。（8）三昧，此爲瑜伽實踐之最後目標（包括有尋、有伺、觀喜、自存四種三昧）。

可以說：瑜伽行派之八支行法與佛教之八正道有直接關係。我們知道八正道是佛教行者最基本之修證方法，因此有學者認爲「八正道本身就是最早所知的完整瑜伽體系。」這點與佛教禪觀注重身、口、意三業之清淨與定慧雙修原則是相一致的。

瑜伽師在冥想時明白了外物與心的關係，只要主觀意識停止分別不受客境所牽心靈即能解脫痛苦；隨著觀想之深入在定境中更能隨心所欲，變現境界（心生萬物），從而體驗自我生命之眞實與自在。

### 4 真常唯心時代對靈魂之說法

胡曉光（1997）認爲中國佛學的優勢在於講心。印度佛學的中觀學對理體講得十分透澈，唯識學講心則十分明瞭。中國佛學吸取了這兩家的優點，並且把中國固有的體用合一觀引進體系中，使心性之學更趨圓融。所謂心地法門，就是以心爲本體，以心爲宇宙。窮盡心性本源，就是證得法身，也就是由內道（性）與外道（相）合一，達到大一統境界。故此可知：中國佛學以心為主，因此心性論也就成為中國佛學的優勢之所在。

中國佛學有四大宗：天臺宗、華嚴宗、禪宗與淨土宗。它們有一個共同點，即都是以不二圓融中道爲理則，在終極實質上，它們的思想是一致的。華嚴宗講的性起，沒有離開本體的眞如法性；天臺宗講性具，也是對眞如本體法性的妙德作闡釋；禪宗講的性覺，就是對眞如本體法性心之顯明；淨土宗的實相念佛，也是性體即眞如的如實觀。

中國化的佛學就是眞常唯心論。在內在統一性上，中國佛學是以體用範疇解釋一切相對待之問題，從而得出中道觀智。華嚴宗的唯心生萬法，天臺宗的一念三千，禪宗的心含萬物，淨土宗的唯心淨土，都是用不同方

式來表達共同的思想。華嚴宗的事事無礙法界，天臺宗的三諦圓融，禪宗的本來無一物，淨土宗的常寂光淨土，也即是佛教緣起性空法印的具體闡釋。

可以說：中國佛學性同相（象）異之立場，體現了一致百慮、殊途同歸之道理。

# Q20、靈魂在基督教看法之發展與現況

聖經來看，人分爲靈（spirit）/魂（soul）/身體三部分，由《聖經‧帖撒羅尼迦前書》五章二十三節說到的：「願賜平安的神，親自使你們全然成聖。又願你們的靈，與魂，與身子，得蒙保守，在我主耶穌基督降臨的時候，完全無可指摘。」可知人有靈/魂/身體三面的講究。

人與動物不同之處，在於人有靈/魂/體，而動物只有魂跟體。簡單來說，身體跟生理與物質界有關，「魂」跟精神及心理學等有關，而「靈」是跟超自然及跟神有關的層面。

《聖經》裡面記載著，人死後，身體會腐朽，而人（靈魂）會被帶到陰間（路加 16：22-26），等候將來身體復活與審判。各人會依生前行爲受審判。基督教來自於耶穌基督之觀點，強調信者得到永生。然而對這永遠的生命，耶穌基督卻教導門徒「給予」之道理，因爲在給予之中，才會得到上帝的看顧。耶穌曾教訓門徒，若是要救自己生命的，將喪失生命；但若爲祂喪失生命的，將得到上帝所賜與永遠的生命。就創造次序而言，屬血氣的高於屬靈；但就基督信仰而言，屬靈的生命勝過屬血氣的生命。在耶穌受施洗約翰的洗禮之時，上帝的靈降臨到祂身上。由於神是靈，所以門徒約翰便說明敬拜上帝的，必須由心靈和誠實敬拜。耶穌由於是從上帝而來，因此祂的門徒便將耶穌的話視爲是生命和靈。在行動上耶穌吹氣於門徒就是表示賜聖靈給門徒；而〈創世紀〉之中，上帝吹氣於泥土的動作，則代表生命的賜予。在《聖經》中也有描述邪靈，至於對抗邪靈的方法就是依靠聖靈。

至於靈魂的來源，主要有三種說法。第一種來源強調靈魂是上帝所

創造的，每一個新的身體都有上帝爲其創造全新的靈魂，這是中世紀最廣泛被接受的意見，其後多馬斯‧阿奎那（Thomas Aquines）也堅持這種意見，改革宗傳統和喀爾文派等也都支持這種看法。第二種看法強調個人的靈魂原是承自父母，支持這種看法的，包括一些教父，羅馬天主教的一些派別也接受這種看法。至於第三種看法，則認爲靈魂來源是復活，這種看法並非源自基督教傳統，而是受新柏拉圖主義之影響。

由於基督的死與復活，使的祂的門徒不再懼怕肉體的死亡。信仰基督的人，相信至終基督再臨的時候，所有信徒的身體都會改變，成爲和耶穌基督榮耀的身體相似之存在。同樣保羅也說明復活的身體，是一種靈性的生命（呂一中，1999）。

美國心理醫師魏斯（2005）因爲對心理困擾之多位病人催眠後、竟然自己進入前世而寫出《前世今生》一書。其在書中提到基督宗教在早期之《舊約》與《新約聖經》均明白提到輪迴，但到西元 355 年被君士坦丁大帝與其母親以輪迴觀念將導致人民容易叛變爲理由而刪除。也指出在靠近羅馬的義大利鄉間，仍多信奉有輪迴義理之基督宗教；反映出基督教本身受政教影響「我」觀，所產生的流變。

# Q21、靈魂在天主教看法之發展與現況

陳終道牧師（1924-2010）認爲一般人認爲基督教與天主教無大不同的思想和看法是錯誤的。人們只注意到馬丁路德的改教運動產生了基督教，完全忘記自從耶穌降世一直到使徒時代，基督教便已經存在。天主教是使徒以後基督教日趨腐化的產物。事實上，在第四世紀羅馬皇帝君士坦丁統治之前，基督教裡絕對沒有教皇這一種位分，也不能崇拜偶像，何況崇拜聖母。一直到第七世紀初，各教會才同意教皇作爲教會中看得見的元首。所以我們縱使按最保守的講法，在第四世紀初葉以前也根本就沒有天主教，因為天主教最大的特點是有教皇，基督教則是早在基督時代便開始存在的了。

人類經常有精神愉快或精神痛苦的感覺，可知人除肉身外，還有一

個精神體，即一般所謂「靈魂」；這也就是人與禽獸不同的地方。精神是一個單純體，不是由若干分子所組成，因此不能分解永遠常存；所以人死後，才有生命的延續和來生的說法。

天主教主張人的靈性，是因為人有靈魂的屬性；靈魂是由天主按祂的肖像所創造。它是不死不滅結合肉身的精神體，故值得尊重，因為事關永生。（引自歸正學義網）

## 小結：宗教間的重要差別

1. 教皇——天主教以教皇為人間的代理人，基督教則以為人不能治理人，只能服侍人和捨命救人以贖罪（馬太福音 2：25-28）。

2. 崇拜聖母瑪利亞——天主教舉高瑪利亞的位置實際上等於貶低耶穌是上帝中保的立場；但按《聖經》記載，瑪利亞除了幫助耶穌以人的身分降生外，基本上和其他使徒並無不同（提摩太前書二章五節）。

3. 敬拜偶像——天主教徒最少要供奉聖母像和耶穌受苦像，但十誡的第二誡便說：不可祭拜任何天上／地下之百物；因為耶和華是忌邪之神。

4.《聖經》與遺傳——天主教認為《聖經》的規定尚未完全包括整個救恩真理；〈啟示錄 22 章 18-19 節〉則說：這預言不可添加或修改，否則必被生命樹和聖城除名。

5. 大小罪與煉獄——天主教認為大罪是死罪如褻瀆聖神、殺人、淫盜等；小罪則指可赦免之罪如說謊、不合等；後者可藉告解等寬解。基督教則認為罪無大小。

其他如神父可赦罪、領聖體和望彌撒、功德／唸經赦罪、聖體遊行乃至聖徒神化等觀點，也都被基督徒認為是曲解聖義的種種例子。

最後，來討論一下佛教與基督／天主教的異同：

**1. 釋迦牟尼和耶穌有以下幾點相似：**

（1）誕生的傳說：釋迦牟尼的母親摩耶夫人夢見白象從左側進入身

體，並有僧侶預言兒子將會是君王或偉大的佛陀（覺悟者），後來從右側產下釋迦牟尼。聖母瑪利亞夢見天使，預言兒子會是地上的君王，童貞懷孕，後產下基督。聖母抱著耶穌的雕像有如佛母抱著釋迦牟尼的雕像。

（2）棕櫚向瑪利亞彎曲，正如無憂樹向耶輸陀羅彎曲一樣。

（3）關於耶穌初生時先知背面有強光的描述，幾乎和釋迦牟尼初生時一樣。

（4）猶大背叛耶穌，正如提婆達多背叛釋迦牟尼。

（5）耶穌和釋迦牟尼都曾在水上行走。兩人都曾行使過醫治病人的神蹟。

（6）文獻殘卷 Archelaos of Carrha（前 278 年）亦提到釋迦牟尼母親童貞懷孕，然後產下釋迦牟尼的傳說。

## 2. 象徵與儀式

一般人認為念珠是印度各宗教常用，後來透過伊斯蘭教傳到歐洲，但亦有人認為東方基督教一早已有用念珠祈禱，念珠有三十三顆，象徵耶穌基督的歲數。現在天主教在唸《玫瑰經》時亦有用玫瑰念珠的習慣。合什行禮是印度各教常用的手勢，既用以打招呼，也在祈禱時用。這是猶太教沒有的，但在中世紀的藝術裡卻有天主教徒合什祈禱的畫面。**佛教學者查理斯・艾利奧特（Charles Eliot）認為從天主教和佛教種種相似的禮儀習俗、獨身生活、禱告唸經和他們共用的符號如鐘、念珠看來，很難相信兩者是各自獨立發展出來的。**

## 3. 助人觀點價值觀上之異同

就佛教的價值論，尤其是就人間佛教的大乘菩薩的人格理想而言，佛教與科學有其深密的關係。

首先，就「五明」和「四攝」而言。五明：菩薩必須學習「五明」，即「聲明、工巧明、醫方明、因明、內明（內心解脫之學問）」。人間的

大乘菩薩不僅是隨時能夠入空，熄滅煩惱，也同時具備種種自然科學的知性活動和精神科學的詮釋活動（方便道、俗諦）的方便教化能力，才能夠樂利眾生。又，就「四攝」而言。菩薩以四種方法攝受眾生，以度脫之，這是所謂的「布施攝、愛語攝、利行攝、同事攝」。由此可見菩薩道以具備世間知識為攝受眾生的重要部分，就人間來說主要是自然科學的真理和精神科學的詮釋活動。

# Q22、二十一世紀之量子科學呼應宗教靈性觀點

最近，謝宜暉（2016）譯（Joe Dispenzam 原著）的《未來預演─啟動你的量子改變》一書中，以量子力學的觀點，對意念、行為及習性之運作方式，提供一種科學可解釋的立場。此處特摘要 60 頁中之精華以輔助讀者對前述宗教觀點之了解。

1. 物質世界最基本的元件就是波（能量）和粒子（物質）。所有的有形世界都是能量場的頻率模式，所有之物質都是無（能量）比有（粒子）還多，意念一發生，場（次原子波）便發生變化。所以才說：命由心造。

2. 唯有當意念與情緒慣性同頻協調時，心念所預演的未來才會發出強大的訊息波到量子，讓改變逐步顯化成真，因此對某事越是深信（感受與理念同步）、越有美夢成真之可能。

3. 規律地執行維護腦部健康的生活習慣（如飲食上少速食可樂；睡眠與運動增加；對未竟事務能以正念和靜坐來因應），確實可以改變頭腦和人生。

4. 從原子到量子從物質到能量，物質世界由能量組成，能量則是意念之表現；因此要改變，需先從能擺脫看得見的實像開始，從新建立新的真我，正念無評價地靜坐習慣之建立，則為改變之始。

5. 所謂的「同時性」，其實便是兩個有所關連的粒子，互相有意念溝通時，所產生的互相影響狀態，中國話所謂的：「若要人不知，除非己莫為」，是類似的詮釋。

6. 代禱的效用同時及於過去現在和未來，2000 年以色列醫生 L. Leibovici

實驗代禱對兩千多名敗血病住院患者健康指數之影響，結果驚異的發現其效果甚至可回溯到之前已出院的病患。顯示：量子定律之假設無時間分別，是過去現在未來可同在的。

7. 人在 35 歲左右，思考及感受之自我潛意識定型 95% 造成身體的主觀感受會控制一切！（未竟事務已成為身體記憶之感受，只能讓回憶重現），延續舊生存狀態會讓人實際上已落入宿命論！此時唯有從事靈性（懺悔／感恩／祝福）之追求，方能改變既定的人生方程式。

8. Joe Dispenza 因此說：我們的存在（身心靈）狀態其實就是一種心境投射，但太多人卻以當時之心理感受來判斷一切經驗之好壞，這種實相其實是極為表面和主觀的假相，無怪佛法一直稱此為幻相。

9. 因此可說：量子場所回應的並非是我們所想要的，而是我們實際上當時所存在的方式。

10. 顛覆牛頓的因果觀（外在控制內在），改果為因（改變想法和感受，如感謝挫折／對傷害送回祝福），則能反負為正，創造新的能量場。

11. 新造人生：盡量把自己活出一種自己想要的生活方式中——越具體肯定、越容易提早實現！因為一切都是「境由心造」！

## ▋ 結論

　　宗教本身就具有相當強大的「心理諮商與治療」的性格。若從歷史文化的角度來討論，大體上可以將全部心理治療分成兩大類：「宗教—巫術」和「經驗—科學」。今天探討宗教信仰與心理諮商的關係在傳統上其實並不是問題，因為長久以來宗教團體一直都具有心理諮商／治療及鼓吹靈性成長的重要功能。真正需要討論的問題是諮商員要把宗教放到工作的哪個程序步驟之中，以及在諮商中如何嚴格適當地維持一定的「諮商—被諮商」關係倫理之分際。蔡維民之研究（2006），從與宗教心理諮商相關的流派（包括案主中心學派、存在主義與意義治療、超個人心理學），心理諮商的基本概念（「閉顯」、「詮釋」與「導引」），以及宗教信仰

對於心理諮商的優勢（神職人員本身的象徵力量、西方神職工作者的主動性、既有的個人關係、方便性及信仰團體的價值性、宗教思想層面的觀點等）來探討兩者的關係，同時並提出某些實際建議。

　　換言之，宗教在本質上必須呼應當事人解決困難之需求；這種需求固可以是具體物理現象的天災人禍疾病、也可以是心理現象的恐懼／焦慮／渴望之呼求！在歷史的幾千年長河中，一方面人類因生存競爭而輾轉於優勝劣敗之生存網絡中；另一方面情感掌控的心智層面亦不斷的想要掙脫完整一個生命意義的詮釋──兩者之交織與對話，才造就出種種的宗教信仰模式──不論其神是在天上至高無上，只能尊崇追尋的對象；還是神在內心深處，至善至美超越可得之自性圓滿之境；這種對超越個人的身性存在之立場，其實也正是人類文明史中最光華璀璨的一個位置，恐怕是永遠都不會有合一性之答案的，這就是生物演化的唯一必要條件：正─反─合的不斷輪迴！

## 第六章

# 細胞、信念與科學

## █ 前言

　　人類的細胞被看待成爲一門科學，主要起源於十九世紀達爾文的進化論，但當時由於宗教仍把靈魂與情緒認爲是其主掌之範疇，因而細胞之病變也只以理性科學方式來解說、相對縮減其範疇，B. H. Lipton 於 2018 年再版其轟動之大作《信念力量》時，才在全書之後用附錄的形式，誠實點出細胞的靈性特質。

　　在 10 年間閱讀與無數的研究揭示出一個事實，Lipton 指出細胞液中之化學成分之細胞膜而非細胞核本身，眞正主宰遺傳中之主要現象（表觀遺傳學／ behavioral epigenetics）。例如，人類帶有 19,000 個基因藍圖的細胞才得以對 10 萬種以上的蛋白分子完成編碼等（Ecker, 2012）。這些：即細胞或基因等單位，其主角與配角間之功能是相互糾纏的；換言之，一個細胞運作之眞相（透過中樞神經系統的腎上腺運作），其實常常凌駕身體透過局部的組織運作。

　　換句話說也就是印度甘地說的：「信念成爲思想，思想成爲話語，話語成爲行動，行動成爲習慣，習慣成爲價值觀，價值觀成爲命運。」或 UCLA 的表觀遺傳科學家 Steve Cole 告訴《太平洋雜誌》：細胞是將經驗化爲生理機能之機器。

# Q23、大腦的生物學

## 一、大腦組織與神聖經驗之關係

Lipton 更發現控制潛意識學習力之來源主要是端子粒，而其頂部位置之端粒則決定人類的主要心智（正負兩方向之活力），通常是七歲前便發育養成之習性。

在功能性核磁共振掃描中會發現經常靜心者，其腦部影像顯現比較能保持在平靜與無壓力狀態的祥和慈悲中，但其前額葉皮質則非常活躍。針對此點，達賴喇嘛認為：「啟蒙（寬宏大量與慈悲的來源／通常被認為是神聖人性之表徵）是一種能自破壞性情緒、限制性信念，以及習性行為中解脫出來的狀態。」

再者，賓州大學靈性與心智中心（Center for Spirituality and the Mind）的研究者，研究錫克教徒、蘇非教派信徒、瑜伽修行者與高深的禪修者，針對靈修與宗教修行所引起的神經化學變化進行追蹤探索，研究結果亦得出下列結論（紐柏格、瓦德門，2010）。

1. 對於神，大腦每一部位所建構出來的知覺都不相同。
2. 每個人的大腦都以獨有的方式，將對神的知覺加以整合並對神賦與不同的意義與價值。
3. 靜坐，即使不帶有任何宗教信仰色彩，也可以提升大腦的神經機能，改善生理與情緒的健康。
4. 對神和其他靈性價值密集而長期地觀想，似乎可以永久性的改變大腦中控制情緒之部分，提升有意識的本我（self），並形塑我們對世界的感官知覺。
5. 靜心觀想之修行可強化特定的神經迴路，產生寧靜、利他社群意識與慈悲心。

本部分之結論為：靈修可用來增強認知、溝通與創造力，假以時日甚至可以改變神經對現實本身的知覺，只不過這個現實還不是目前科學能夠客觀證實的。另外，諾貝爾生醫獎得主法蘭西斯・克拉克（Francis

Clark）與艾瑞克・肯道爾（Eric Kandel）亦發現（2010）：靜觀修行可以刺激腦內海馬迴位置之紋狀體內活動。根據肯氏的理論，在大腦製造滿足與安全感的機制中，紋狀體扮演重要角色。大腦掃描顯示，靜觀修行使紋狀體釋放的多巴胺增加，這有助於說明何以修行者感到放鬆、幸福與平靜。紋狀體並將此一訊息送往大腦許多部位，包括負責整合外在世界知覺的丘腦。對這種情形，大腦會視之爲是一種內在的眞實狀態，但另外一種屏狀核細胞則只對眞正眞實的內在體驗有關，克拉克認爲，屏狀核乃是大腦產生意識的鑰匙。

　　有趣的是，屏狀核與大部分皮質緊密相連，丘腦卻是唯一例外。透過其他神經迴路，兩者或許多少有所整合，但是從神經失調所蒐集得來的證據卻顯示，兩者是極端不同的現實圖像。我們發現，高階修行者的丘腦中有不尋常的對稱活動，靈修可以產生獨立（惟識所造）的另類眞實領域，或有可能有助於把大腦中兩個分離的眞實領域統一起來。進一步假設，丘腦的對稱可能會使大腦對靈性的概念（如神來了／神的愛正在傳播），感覺起來是客觀的眞實。

　　東方的修行者認爲，成就大腦協同作用之道是經由靜心（坐）的練習。薩滿稱之爲「明晰的洞見」。而在瑜伽或佛道靜坐之系統，則被稱爲「三摩地」、代表靜心的最高狀態：天人合一。北美印地安人曾有一個這樣的故事：年輕人走到他祖父面前問：「有兩頭狼在我面前，一頭想要殺戮與破壞，另一頭想要創造平和並帶來美麗，哪一頭會贏呢？」祖父回答道：「你常餵養的那頭！」可見：會成爲哪一種人，其實是當事人自己不斷選擇與實踐之結果！

## 二、大腦是不斷在進化的

　　你常運作的是哪一種大腦？你的生命是否是一場生存的掙扎？你是否從一段艱辛的愛情關係中學到了什麼？你是否總是用頭腦分析任何事情？如果你正經驗到以上任何一種腦主導的情況，那就是有部分大腦和其他的部分行動並不一致的現象與特徵。在那片刻，位於背景的腦區受到另一部分支配，並只表現出它局限性的特徵。事實上，要體驗大腦的協同作用，

常常覺察並維持所有心智活動彼此間的平衡是至關重要的──就此而論：心性平和者意味著其左右腦的運作是平衡的。

## 1. 粒線體

將前額葉皮質的能力錯綜複雜地連結在一起的角色是粒線體（micochondria）─細胞內的發電廠，也是薩滿所談到的「母性生命力」。粒線體以碳水化合物為燃料，轉變成支持生命的能量，並產生水與二氧化碳兩個副產物，這過程稱為「氧化代謝」。但粒線體的能量或生命力是存放在化學「電池」裡的，這一獨特的分子叫做腺核甘三磷酸（ATP）。富含能量的 ATP 能被運送到細胞各處，並在特定酵素的存在條件下，按照需要釋放能量。米蘭大學的教授恩佐・尼索利（Enzo Nisoli）發現，細胞核 DNA 的主要功能是提供必要訊息，製造不同的蛋白質來控制代謝作用、修復以及維持身體的結構完整──一位成人體內擁有超過千萬億個粒線體，約占體重百分之十組成。

## 2. 自由基與細胞死亡

尼克・藍恩（Nick Lane，2005）所著的《力量、性別、自殺》一書中談及：「比較特別的是沒有細胞核的細胞仍然能進行凋亡。而更驚人的發現是──粒線體決定哪個細胞該活或死」。而當粒線體的功能受損且發出讓正常細胞死亡訊息時的催化劑，則是自由基。

## 3. 神經網絡與頭腦習性之發展

為了生存，胎兒必須發展出對潛在威脅狀況的本能感覺。如洪水般的壓力荷爾蒙跨過胎盤屏障，會把母親當時的感受與心情毫無保留的告訴胎兒。因此如果媽媽考慮終止懷孕，胎兒就會本能的感覺到生命的危險。換句話說，在產前胎兒發育的時期，邊緣腦中有大部分比例的神經通路已發展完成──這會影響我們觀看與感受這個世界的方式，也決定了我們的個性。

在生命的早年，小孩的腦就像是一個設定在持續錄音狀態的數位錄音機。如果用腦波儀來測量，從剛出生到兩歲的小孩頻率是在 $\delta$ 波的範圍之內，這也正是睡眠中的成人腦波。而從兩歲到六歲的小孩腦波頻率則在 $\theta$ 波的範圍內，也就是成人在想像、遐想狀態或做夢時的腦波。只有進入青少年期，小孩的腦波才會成為功能齊全的成人狀態，在 $\alpha$ 波或 $\beta$ 波等較高的頻率範圍運作。

換句話說，七歲以下的小孩，基本上是活在催眠恍惚或夢境似的狀態下。然後，在七到十六歲之間，恰恰相反的事情發生了。這時人會走出錄音模式，而開始以刪除或抹去的模式播放。在青春期那些年中，人們的大腦會消除約百分之八十的神經元間的交互連結，這個過程被稱為突觸修剪（synaptic pruning）。

在青春期尾聲後的成人已開始接受傳統束縛，而產生「事情總會如此這般的」定見，被一種「不管周遭世界如何改變，一切都將保持不變」的信念所盤據。這時我們的世界觀已確立在大腦的神經網絡裡。而當這些神經網絡以電流化學的方式溝通時，人們會以情緒來經驗或稱呼它們。本能性的情緒就好比古老的病毒程式，接管了大腦的主機並影響人類日常生活之判斷，它們真正是靈性經驗的剋星。因為這些情緒與四個因素：恐懼、進食、爭鬥與交配有關，是每個人最原始且本能的情緒。

## 三、為啟蒙自己需準備「好大腦」

### （一）斷食

斷食在此指每隔一定時間，完全禁食一段時間，但允許喝水。研究顯示，有許多透過熱量降低而啟動以促進健康與增進大腦機能的相同遺傳途徑，經由斷食也可產生類似成效。斷食導致排毒作用增強、降低發炎，以及增加大腦保護性抗氧化物的生成。斷食亦使得大腦從利用葡萄糖當燃料的途徑，轉換到消耗酮類的代謝途徑。$\beta$-HBA 可增強大腦的機能，而椰子油則是自然界中最豐富的 $\beta$-HBA 之重要前驅物。國內有很多高品質的有機初榨椰子油，「初榨」很重要，這代表該油品並未在萃取過程中加

熱,防止油品因加熱損壞而變差。

「啟動你的大腦計畫」包含每四週一次完全禁絕食物一整天(二十四小時)。在斷食期間,需要喝足量的水來保持身體有充足的水分。請注意,斷食要諮詢過醫師後才能進行。

雖然任何一天都可以進行斷食,但薩滿系統建議你在滿月後的第十一天進行,這天在阿育吠陀的典籍中是斷食吉日。

## (二)薩滿修習

- 夢瑜伽與清明夢:每天晚上作這個練習。
- 凝視天空:在每天日出時作這個練習。
- 平撫你的 HPA 軸(下丘腦—垂體—腎上腺軸,是神經內分泌系統很重要的一部分,參與控制、應付許多身體或外來的緊急狀況。可調節許多身體功能,包括消化、內分泌、免疫等):每週二次,在晚上睡覺前作這個練習(精油/音樂/咒語/按摩)。
- 重新選擇你的遺傳命運(每個人的生命神話):每週作這個靜心一次。了解我們就是自己的故事:在週間作這個練習一次,並且以英雄的姿態,展開你新的人生故事與個人的神話。
- 薩滿浴:每週一次,在晚上睡覺前入浴享受。

  配方:半杯食用小蘇打粉、半杯海鹽、十滴鼠尾草精油。將上述成分倒進裝滿溫水的浴缸,把身體泡在裡面二十分鐘→沖洗乾淨→直接上床睡覺。

# Q24、壓力與後設認知

## 一、壓力如何使大腦受到傷害

脈輪是形狀像漏斗般的漩渦能量,較大的那一端大約延伸到皮膚之外幾英吋,而窄的那端則連接到脊髓與內分泌腺之中,它會製造荷爾蒙並將它們釋放到血流裡。脈輪又與神經叢吻合而形成神經交叉的網路。最令人感到驚訝的一點是:海馬迴是腎上腺活動的終極掌管者。調整設定腎上

腺中皮質醇分泌的設定點，則是在生命的非常早期就被編排好的。因此小時候的創傷，會增加海馬迴對皮質醇的敏感性，成年期後海馬迴的功能開始衰退，更抑制了人們以新的方式回應狀況的能力。因此當人們覺得被自己的有害情緒困住時，內心深處必須明白要去療癒的——是一個幼年所奠定、持續終生的創傷（生命神話）之感受。

## （一）神經是可塑的禮物

「如果沒辦法專心一致，大腦就無法產生連結，而記憶也不能儲存」。這是科學作家莎朗・貝格莉（Sharon Begley）在 2007 年的重要觀點；也解釋了爲何人在專心時會感覺時間好像一晃而過；而在學習有興趣的東西時也會很容易學會。

## （二）克服有害的情緒

神經可塑性的科學顯示，我們能爲大腦內迴路重新接線，並在日常的經驗中建立新的且更爲積極正向的關聯。爲了要將自己從邊緣腦的即時情緒反應中解放出來，人必須完成兩件事。第一，必須增進大腦的生理功能，這可以由特定飲食的製作與生活方式的修改來達成。其次，一旦你的大腦被優化，你就可以完全利用它強大的功能來發展出通路，而此一通路使得你可以用豐富的、令人愉悅的，以及積極的態度來面對一度被視爲負面消極的人、事、物。我們現在明白人類大腦藉著神經新生的程序，能一直持續進行著自身的幹細胞自療。在我們生命的每一刻，大腦內某些極其重要的區域，時時都在重新補充幹細胞。

## （三）BDNF的活化

開啟腦源神經營養因子（BDNF）製造的基因可藉著各種因子來活化，包含自願的體能鍛鍊（被強迫運動的動物無法顯現出改變）、降低熱量、增加腦力刺激、服用薑黃素以及 Omega-3 脂肪酸如：DHA（二十二碳六烯酸）等，都有類似之效果。

人類大腦有超過三分之二的淨重是脂肪，其中有四分之一是 DHA。

DHA 是包圍大腦細胞的細胞膜主要的基礎材料，也就是突觸。這意謂著 DHA 涉及由一個神經元傳達訊息至下一個神經元的過程，而這對有效率的大腦功能來說十分重要。

　　DHA 也是自然界中最重要的發炎調節因子之一。發炎與大多數的腦疾病有關，包括阿茲海默症、帕金森氏症、注意力缺乏過動症（ADHD）以及多發性硬化症等。COX-2（環氧合酶）會開啟發炎反應中破壞性化學介質的分泌，而 DHA 則會降低 COX-2 的活性。

　　大多數的人類營養研究者現在認為，DHA 是一種必需脂肪酸，必須由飲食或維他命中攝取到這種維持健康的關鍵營養素。提升 BDNF 濃度的方式也可以是天然可得的，就是增加身體運動量以及降低熱量攝取。

## （四）口服抗氧化劑

　　Nrf2 化學研究帶領我們發現各種可以活化與放大特定基因的天然化合物，當中包含由薑黃獲取的薑黃素、綠茶萃取物、白藜蘆醇（resveratrol）、蘿蔔硫素（sulphoraphane，由青花菜中取得）以及 Omega-3 脂肪酸 DHA。藉著活化 Nrf2 路徑，這些天然物質促進了身體對麩胱甘肽（Glutathione）的生成，而它是人體生理中最重要的大腦抗氧化劑。

## （五）提高能量生成的尖端療法

　　粒線體參與能量的製造，所以提升粒線體來維持生命能量生成的科學就被稱為生物能療法（Bioenergetic therapeutics）。包括蛋白質、DNA 與脂肪在內。但沒有一種組織可以免於受自由基損傷的風險，其中脂肪特別需要受到關注，因為它不僅占人體大腦淨重百分七十的組成成分，也是最容易受到自由基損傷的物質。脂肪實際上是一種細緻的化學物質，而且當它被自由基破壞時基本上會酸臭掉。在大腦內，這被解讀為功能上的損害，會限制神經元彼此聯繫的能力。人體內有許多細胞能夠製造麩胱甘肽，但大部分是在肝臟內製造並運送到身體各處，甚至能跨過腦血管障壁進入腦中。

## （六）微細能量是物質－精神的轉化介質

　　和環境交換訊息有許多方式，食用植物或喝泉水、新鮮空氣，或是沐浴在陽光中，都是營養基因體學（nutrigenomics）這個新領域的工作。過去一萬年來人類的基因沒有太大變化，但飲食卻有顯著改變。因此，不同的飲食造成不同的基因表現模式，而這導致不同的蛋白質被製造出來以及能量代謝方式的改變。

# 二、後設認知與靈性科學

　　《量子觸療 2.0》（Quantaum Touch 2.0）是由 Garden 等三位所共同寫作（2015/2016），並由林時維翻譯的一本量子觸療著作。簡單說明便是一種「結合慢呼吸（由正常的胸式呼吸走向腹式呼吸）並輔之以正向愛能量發送（對有問題部位）的一種念力療法」。藉由物理學上所發現的「不同頻率震動時，細胞神經間會產生互相調整類似爲類化之反應」也即是一般人所謂的「自我療癒」。這種覺察呼吸與意念（疼痛及轉念）之連結（合一心能量——來回反覆之有心意念覺照法），次數可達 10 次一個單位（默唸 1－2－3－4），亦可重複增減爲 2－3－4 個單位之練習法，便是所謂的「量子觸療 2.0」。更進一步，則可修改爲對自己或他人（團體）之治療方式（遙控）。

　　我們自環境處理的首要訊息，都和進食、餵食以及自我保護有關。但處理這些訊息只需要非常微量的大腦能力。老一輩的道家智者便認爲，修行能使自己上傳新的生物指令到微細能量的光體上（這就是所謂的「銀線」），以此療癒自己之體能並過著長壽的生活。

　　這些新的指令更新人們調整光體的品質並協助自己從疾病中療癒。這些指令也正爲未來的生物演化預作準備，跳脫慣常線性的時／空、而能遨遊於永恆及無限之潛意識中。

　　薩滿治療師同時也是臨床心理博士的阿貝托（2012）認爲：一整年之中，有無數的癌細胞會出現在我們體內許多次，而幾乎總是自然的被我們的免疫系統清除。如果癌細胞在這些場合之中湊巧被診斷出來，我們就會

成為癌症病人。這並非阻止大家去作健康檢查，而是應該記得──身體天生就有巨大的自我療癒能力。

阿貝托也經常告訴光體療癒學校的學生，療癒（healing）和治療（cure）之間是有差別的。治療是醫學的目的，且由往往由治療疾病所組成；療癒則是宇宙修行系統（包括薩滿）的使命。療癒定位在疾病的成因，關鍵通常是讓人們與他／她的喜悅與健康分離的創傷與有害情緒，而這些印記被存放在光體（何長珠稱之為「靈魂印記」）內。信奉原始力量的「薩滿」（原意是巫師──古代的巫師其實即是醫師）們相信是光體造就了身體、大腦和神經系統。光體形成與組織身體的方式，就和磁鐵的磁場在一塊玻璃板上組織鐵屑之任務其實是一樣的。

當我們清理了環繞與形成所有生命的發光本體上由創傷所遺留下來的足跡時（靈魂得到淨化），療癒才會發生（回到原本光明自信的靈性狀態）。

# Q25、信念的生理基礎

## 一、「每一細胞」都是有機的生命體（B. Lipton, 2009）

人其實是約莫五十兆個細胞公民共同經營的一個社群，幾乎所有組構成你身體的細胞都像阿米巴一樣，是個別生物，為了共生而發展出一套合作策略。簡單地說，我們只是「一群阿米巴的集體意識」。積極性思考雖說對行為和基因有深遠的影響，但只有當思考與潛意識程式一致時才能發揮作用。

來自培養皿的啟示顯示：每個細胞都是具有智能，可以獨立生存的生物。

雖然人是十兆細胞組成的，但身體中沒有一個功能是我們在單一細胞身上還沒有看到的。反過來說，每一種真核生物（含核的細胞）都具備等同於我們神經系統、消化系統、呼吸系統、排泄系統、內分泌系統、肌肉與骨骼系統、循環系統、包膜（皮膚）、生殖系統等各系統所執行的功能。可見：即使是單一細胞也具備從外在環境經驗與學習的能力，它們能

夠製造細胞記憶，並將這些記憶傳遞給後代。

拉馬克表示，進化乃奠基於生物與環境之間產生「啟發性」與「合作性」的互動，以便在一個不斷變遷的世界裡生存與進化，他這種假設與現代細胞生物學家對免疫系統如何適應環境的理解是一致的。

很多人將自己的健康問題歸咎於身體有缺陷的生化機制，殊不知它是心理、生理、情緒和心靈等因素共同造成的。當細胞處於一個健康的環境時，它們便能茁壯成長；當環境不那麼理想時，細胞便衰敗；而當環境重新調整時，這些「生病」的細胞又可再度恢復了生機。

細胞是由四種大分子所組的：多醣體、脂肪、核酸、蛋白質。其中蛋白質是維繫生命最重要的成分。研究發現，後天機制缺失是多種疾病的一個因素，包括癌症、心血管疾病、糖尿病。事實上，只有百分之五的癌症和心血管疾病患者之病因與遺傳有關。

## 二、細胞膜與生命現象

細胞膜看起來好像只是個簡單、半通透，把細胞質的內容物包在一起的三層外膜，你可以把它想像為扎了洞的保鮮膜。但是在簡單的結構下，卻隱藏著它複雜的功能。地球上最原始的生物「原核生物」，其結構僅僅是一片細胞膜包裹著一滴濃稠的細胞質。其唯一堪稱為原核生物之腦的細胞結構，就是它的細胞膜。這些蛋白「膜」只讓有利於細胞質運作的必要分子通過。

我們可以根據功能，將之歸納為兩類：受體蛋白和作用蛋白。受體蛋白是細胞的感覺器官，相當於我們的眼、耳、鼻、味蕾等。有些受體從細胞膜表面向內延伸，監測細胞的內環境，有些則從細胞的外層表面延伸出去，監測外界的信號。受體有它靜態和動態的形狀，並在電荷改變時，在兩種構形之間變來變去。

受體「天線」也能讀取振動的能場，如光、音和無線電頻率。進而使它改變形狀。受體蛋白與作用蛋白結合在一起，就是一種刺激反應機制——將環境信號轉化為細胞行為。當蛋白質的電荷改變時，它的形狀亦隨之改變，這個變化會製造一條開放的通道，穿越蛋白質的核心。

鈉鉀腺三磷酸（sodium-potassim ATPase）是通道的一種，每個細胞都有數千個這樣的通道嵌在細胞膜裡。它們的作用總合起來，每天會消耗掉人類身體近一半的能量。它每旋轉一次，就會將三個帶正電荷的鈉原子送出細胞質，同時讓環境裡兩個帶正電荷的鉀原子進入細胞質。

細胞膜「智性地」與環境互動以產生行為，所以它才是細胞真正的腦。

一旦摧毀了細胞的膜，細胞就會死亡，正如腦若被切除，人會死亡一樣。細胞需要一個兼具受體蛋白（覺知）和作用蛋白（行動）的細胞膜，才能展現其「智性」行為。這些蛋白複合體是細胞智能（感知）的基本單位。感知的定義是：「透過身體的感覺，覺知到環境裡的元素。」。

細胞之所以變得越來越聰明，是因為它們越來越能有效率地利用細胞膜的外層表面，以及不斷擴張細胞膜的表面積。例如，在單細胞裡，執行呼吸功能的是粒腺體，而一個多細胞生物的呼吸則是由相當於粒腺體的數十億個專責細胞所形成的肺執行。

雖然單細胞是由細胞膜負責覺察環境，並對環境啟動恰當反應，但是在人體內，那些功能已經被一個專責的細胞群接管，那就是我們所稱的神經系統。

就此而論，細胞核其實是一個記憶體，一個設有 DNA 程式的硬碟，載錄著蛋白質的製造密碼，可以稱它為「雙螺旋記憶碟」。

神奇細胞膜帶給我們的啟示：生命其實掌握在自己手中，並非受精時基因骰子命定的。了解細胞膜操控生命的機制，人們就可以主宰自己的命運，不必只受基因擺布。

## 三、新物理學：堅定地立足於虛無飄渺之上

在量子世界裡，物質事實上是能量構成的，而且沒有任何東西是絕對的。在原子的層次，物質的存在甚至是不穩定的，它僅僅是一種傾向（tendency）的狀態。愛因斯坦因此揭示，我們並非活在一個充滿個別物體的宇宙裡，宇宙其實是一個不可切割、動機性的整體，其中的能量與物質是密不可分地糾葛在一起。二十一世紀的物理學家已將這些儀器加以改

造，用來讀取人類身體的組織和器官釋放出來的能譜。例如電腦斷層掃描、核磁共振、正子斷層造影等這類儀器，可以用非侵入性的方式偵測疾病。

量子的生理革命即將來臨——醫療機構即便不情不願，也終將在銳不可當的趨勢下，被迫走入量子革命。

## 四、信念與生物學

新的宇宙力學讓我們看到物質的身體何以能被非物質的心智影響。善用心智的力量，比需要的藥物更有效，因為能量比化學物質更容易影響物質。

要控管個人的身體和生命，需要的不只是「積極性思考」。當然這對那些習慣於積極性思考的人來說可能不明確，似乎分離的兩個心理層面，即意識與潛意識，其實是相互依存的——意識心智具有創造性，可以讓腦子浮現出「積極的想法」。反之，潛意識心智則是本能和學習經驗所建立的刺激反應錄放帶之儲存庫。

潛意識純粹是慣性的，會對生活中的信號重複做出相同的行為反應。

單就神經的處理能力而言，潛意識心智（信念）比意識心智（動機）強大約幾百萬倍。反之，意識心智不僅「讀取」細胞協調信號這個身「智」（mind）的流動，而且也能支配神經系統去釋放調節信號來製造情緒。伯特曾在《走出宮殿的女科學家：從情緒分子到宇宙的身心網絡》（Molecules of Emotion）一書中，揭露她對神經細胞膜上的訊息處理受體的研究，如何發現同樣的「神經」受體其實出現在體內大多數甚至所有細胞上。她簡潔俐落的實驗證實了「心智」並不集中在腦部，而是透過信號分子散布於全身。同樣重要的是，她的研究凸顯情緒並非只是環境訊息的反饋。透過自我意識，心智也可以利用腦來生成「情緒分子」以駕馭系統。固定的路徑就是「習慣」。

專門負責思考、計畫和決策的腦部區塊，叫做前額葉皮質（prefrontal cortex）。這部分的前腦顯然是「自我意識」心智的活動中心。自我意識心智是自省的，是新演化出來的「感應器官」，負責觀察自己的行為與情

緒。它也可以取得人類長期記憶庫裡儲存的大部分資料。這是至爲重要的特性：因爲這樣，我們得以在有意識地計畫未來時，參考過去的人生經歷。

想想這個訊息的意義，可以體會只要我們在強大的潛意識心智上下工夫，有能力去有意識地評估我們對環境刺激的反應，並隨時改掉習性反應之重要性。

「信念效應」（belief effect）會影響每個人的感知，無論正不正確都會影響我們的行為和身體。

## 五、生長與防護

長期抑制生長機制會嚴重折損人的生命力。另外很重要的一點是，要活得很有生命力，光排除生活中的壓力因子是不夠的。要活得生氣勃勃，不只必須除去壓力因子，還必須積極尋求歡愉、充實、充滿愛的人生，這樣才能刺激生長過程。

身體其實具備兩個分立的防護系統，兩者均攸關生命的維繫。第一個系統負責啟動對抗外來威脅的防護行動，叫 HPA 軸，指的是下視丘、腦下腺和腎上腺三點連起來的軸腺。沒有威脅的時候，HPA 軸處於不活動的狀態，生長得以蓬勃發展（副交感工作之狀態）。但是當腦部的下視丘感知到環境威脅時，便會啟動 HPA 軸，將信號傳送到腦下腺，也就是「主腺」（Master Gland），由它負責調配社群裡的五十兆個細胞，來因應迫在眉睫的威脅。（交感神經工作狀態）

憂鬱症患者腦部的海馬迴（hippocampus）竟然沒有細胞分裂的現象，當病人開始感覺到 SSRI 藥劑轉換心情的功效時，這裡的細胞才重新展開細胞分裂的工作。可見「除了恐懼本身，我們沒有什麼好怕的。」要創造一個充實、更滿足的人生，首先要做的，就是「記得」放下我們的恐懼。

## 六、善盡親職：父母是孩子的基因工程師

胎兒與嬰兒的神經系統具有強大的知覺與學習能力，以及神經學家所稱的「內隱記憶」。David Chamberlain 在他《新生兒的心智》（The

Mind of Your Baby）一書中寫道：「事實上，過去我們對嬰兒的了解，有許多是錯誤的。他們並非簡單的生命體，小小的生命，卻有著多到難以想像的思慮。」彼得‧納桑尼茲（Peter W. Nathanielsz）醫生在《子宮裡的生活：健康與疾病的起源》一書中寫著：「子宮裡（出生前暫居的家）的生活品質，影響著我們日後是否容易罹患冠狀動脈疾病、中風、肥胖症，以及其他許多病症。」他並說：「有越來越多的證據顯示，子宮裡的狀況影響著我們終身的健康，攸關著一生的身心表現；它跟基因一樣重要，甚至比基因還重要。」換言之，嬰孩需要一個有利的環境來驅動基因發展健康的腦。如人類學家艾蜜莉‧舒茲（Emily A.Schultz）及羅柏‧拉芬達（Robert H. Lavenda）所說：「我們在父母身上觀察到的基本行為、信念和態度，成為我們潛意識裡根深柢固的神經傳導路徑。一旦設定在潛意識裡，它們便終身操控著我們的生命，除非我們有辦法重新設定。」

## Q26、靈性（信念—意念）與科學（B. Lipton, 2009）

　　細胞是在它的腦（膜腦）回應環境信號時，才會啟動行為。人們體內每一個功能性的蛋白質都是一個環境信號的互補「映像」。如果一個蛋白質沒有配對的互補信號，就無法運作。照理說，人們就是按照環境的形象打造的，而這個環境就是宇宙；對很多人來說，也就是神。

　　每個細胞獨有的識別受體坐落在細胞膜的外層表面上，充滿「天線」，下載配對的環境信號。這些識別受體會讀取一個「本體」信號，而這個本體信號並不僅僅存在於細胞內部，而是來自外在環境。

　　人的身體好比一部電視機，而自己則是螢幕上的影像。但你的影像並非來自電視機內部，是環境中播放的訊號，經由天線接收而來。

　　因此，Siegel 在研究大腦意念與智能關係四十年之後，終於統整幾十份刊物而提出遺傳、發展、心理、同理心（利他性）與人際互助等觀點。在整合後之相互關係，試說明如下：

　　心的定義：當我們說到心的時候，你心裡面想到的答案是 heart 還是 mind？事實上，心的第一個定義是訊息處理器，也就是說接收和回應刺

激的反應器官。如果你認爲心是一個訊息處理器的話，代表的是接收自己
與他（祂／牠）人交互作用所出現的各種現象。第二，如果你認爲心是一
種質量的描述，那麼它代表的是名詞與動詞。譬如說：是一個名詞所以代
表的是生理器官的心臟、血管、動脈、靜脈等生理名詞。如果從心理現象
來說，以及這兩者交織而成的一個「我中之我們─他們─你們」則代表視
覺所出現和未曾出現的更廣大現象。

　　傳統上來說，心的主要影響單位是生理和心理現象，可是更多的事
實是兩者之間的交互作用，因此即使以躁鬱症爲例，它有可能是純生理遺
傳的，也有可能是幼年不良親子教育的結果，由此可見討論與心有關的議
題，實際上有多重可影響的可見與不可見的因素存在並作用於其中。因此
本節討論的心，主要定義在心理學的層次來判斷它在時間觀點上、空間位
置上與特殊情境中所出現的可觀察到的資料。大致上可以分爲（1）心的
系統、（2）心的效能、（3）心的主觀現實、（4）心的位置、（5）心的
目的、（6）上述因素之間的交互整合，才是心的廣泛性定義。

　　接下來，所謂的心（能量訊息流動系統）所指的不僅是一種彈性和
訊息交換的狀態，而且也代表一種主觀印象的質數（再也無法去化約的東
西），所以當我們在思考時（覺察和覺察的主觀經驗）。我們可以把心
想像是開放、複雜、合乎邏輯的生命之一環。再進一步說，人腦、人際關
係、心都是指同一件事，也就是說可以三合一來解釋：何人、何物、何
處、何能、何以等基本觀念的排列組合。所以心的系統，如果用一句話來
表示就是：複雜的、併現的非必然的因果關係。其運作含括整個神經系統
且超越體表（身體的表面），如果從量子力學的觀點來說，現實是由一連
串機率所組成的，未必有必然之因果。因此彈性、開放性、自動性均可歸
屬到心的思考關係範圍。經過上述的討論，我們可以說，所謂量子力學其
實就是等於能量訊息流動的自動組織，這樣合起來的關係，就一定包括人
事物時地等內涵。總括來說，心的概念架構總之就是一種「可能是對也可
能是錯的機率狀態」。

# Q27、實務篇：意念－地獄－業－光（師生對話，2009）

## 一、頑空與真空妙有

為什麼死亡一定是溫暖的？真正的「空」不就已經沒有價值判斷了嗎？

一個人從一個境界到另外一個境界的時候，往往要走過一個歷程。因為他自己的經歷，現在在這一個過程中的時候（手足之喪的悲哀），可能心會嚮往超越那個二元對立的狀態，所以覺得一切都要是空才好！可是因為一切都是空的本身須走一個過程。第一個階段就是先要否定入世生活的二元對立狀態。可是在這樣的一個開始狀態，可能因為外在世界所受到的創傷，還沒有消化完成；實際上是處於一種沒能量的狀態，所以才會出現表面上強調一切皆空之價值觀！這用佛家的話講叫做「寂空」，就是自認為一切皆空。但其實真正的空是「真空妙有」，應該不是空也不是有，而是互相依存的可能；就好像你我講話的當下周圍世界似乎是空的，因為只有空氣，可是打一個噴嚏它就忽然不空了；因此一般人對空之理解其實是不完整的，但我們每個人的生活其實都是努力在空中生有，因為「真正的有其實是空」、「真正的空又是有的起源」。

所以我才說這是你現在在走的一個狀態。它不一定代表你走不到另外一個狀態去。你和家人為了應付現在遇到的死亡恐懼，所以你們可能會暫時出現一種過渡現象，就是把天堂想得很美好，才能接受死亡的事實，可是那可能也只是當下需求的一個投射。

更實際的說：地獄是在人間，天堂也是在人間。因為這個講法本身是一個隱喻。也就是說：其實是我們的意念決定我們是在天上還是在地獄，所以我們除了修煉自己的意念外，並沒有別的方法。因為當一個人能轉換意念的時候，即使在地獄中也不覺得是地獄。過去三十多年來唸《地藏經》的過程中，我一直都在慢慢的參，參文字故事之下的意涵，成為我現在所參到的一點新經驗，回頭看你們的狀態，才懂你們的感覺。以前當我

跟你們在同一個狀態的時候。那時候的狀態就是「苦就是苦，苦不可能變成不苦」，其實是入世的狀態，也是社會上大多數人的狀態，就是一定會有那樣的感覺，而且沒有辦法眞正理解我現在講的話是什麼意思。

可是如果你能在知見上先調整爲一種新的正知見之立場。「正知見的意思其實表面好像是一個結果的狀態，可是實際上它仍只是一個歷程，一個動詞」。我們每一個人都帶著自己以爲的正知見，並一再修正自己的正知見，唯一的方法就是努力的學習和思辨，在學習和思辨裡面，逐漸更新觀點，也更新感受。

## 二、二元觀與合一觀

「地獄都是我們自己製造出來的。」是我跟自己說：這是地獄！它才成爲地獄。我跟自己說它太過分，這件事情才變得太過分。所以人是自己的主人從這點來說沒有錯。但是我想沒有一個做主人的人，希望自己是愚蠢的主人，每一個人都希望自己是最好的主人。而「最好的主人就是要常常修正你的思考」。這裡面沒有二元對立的問題，假設有，也要學習往好的地方想。如果你的目的是要得一個好的結果，但又你不是眞的相信這件事是好的，這個時候就是二元對立。

做為一個入世者的習性，我們一生都在戰鬥的其實就是一個二元觀而已。沒有一個人不想要有錢，不想要成爲人中龍鳳。可是這些都只二元觀裡的「假實相」，而不是實相。所謂的假實相指的是以假爲眞，例如要有錢、要優秀，它的基礎很可能是來自對幼年貧困經驗的補償或社會價值觀的影響；即使得到再多也未必能讓內心感覺平安與幸福！因爲當我們相信這個觀點爲眞的時候，如果來的不如預測，這樣我們就會覺得自己好慘！我好可憐！人的意念就是無孔不入的影響著自己！因此大多數人通常都要遇到一百件這樣的經歷，或到了四十歲失業、六十歲遇到癌症，總之一定要遇到很大的挫折，才能夠被迫重新思考原來相信的事情到底有什麼意義，才有機會從那裡面超越出來。

所以課程中，如果各位只能選一樣東西的話，我希望各位學到的是意念。所謂的：「萬般帶不走，只有念隨身」（佛經說只有業隨身，業還

是念的結果）。沒有那個念，就不會有那個業。念很重要。你念裡面若希望遇到溫暖的靈魂狀態，它可能是對的，因為你可能因此在死前充滿著盼望，但是呢，危險出在哪裡你知道嗎？到生命最後一秒鐘，你會害怕，因為前面都是你要你自己相信的，你擁有的，還不是那個事情的事實（相信與實之間還是有距離的），這是最難的部分。如果相信你的念決定一切，就開始有好念，不是嗎？那為什麼你有好念、還沒有好結果呢？因為你原來的這個本質「我」的狀態還未改變的緣故！如果負面的部分沒有處理完成，你只是假裝給它貼上 OK 繃，我現在不需要有那個痛苦了，只要望向光明，就可以走向光明。大部分的人尤其是新世紀系統的人類，都會主張這個想法。他們非常相信：想一萬次就會變成真的。

可是我的想法不太一樣。人最麻煩就是自己內在的「知」，和內在真正的「覺」。你可以對自己一直說一直說，可是你內心無法真正的相信。為什麼人不會真正相信？因為除非把你的負面業消到接近乾淨、清白的程度，使自己成為已經乾淨的容器，否則你是不可能有光明的。光明就是正能量。

所以我是鼓勵各位，不要怕面對自己負面的東西。也不要太討厭別人負面的東西，重點都是在「借假修真」。你所遇到不好的事情，每一個人選擇不一樣，重要的是你所遇到的不好的事情，是不是結果都能幫你變得更好。第二，要謙虛要懺悔。我們坐在這裡好像大家都坦蕩蕩；好像沒有做過什麼壞事。可是我們看不見的，自己不知道的；還有不小心犯下來的黑暗，則是一定有的，那才叫人嘛。因為如此，我們要懺悔，懺悔自己還是有負面業的可能。為什麼要懺悔呢？其實只是要讓你回到存在的本然狀態而已。人的本然狀態就是生命初開始的狀態，一定是光，因為光才會生熱，熱才會生動、動才會生形。所有的生物都是如此演化，並不是只有「人」這樣。

## 三、外氣、邪氣與自發功（101年課堂對話）

老師：緣分是人與人之間不同關係的來源，如果一個人教過許多學生，卻只對某人有好感，表示你們之間並不是只有師生的關係而已。所以

我常跟各位說不要認爲世上只有家人最重要，那是比較不完整的知見，其實每一個人在這個世界上，都會遇到一個愛你或一個你愛的人，可是他們不一定就在你的家裡。所以真正要做的就是放開心胸對待周圍的人，去找到你自己真正深刻的緣分，這大概才是關係的實相。

學生（師父）：從上課到現在以來，老師就是不斷的提醒我們，人類種種問題之來源，表面上好像是沒有原因的（如好人無好報）或純屬意外（如車禍或意外死亡）；其實真正的原因是今生這個家庭之外，每個人都還有其家族系統（父方父、父方母、母方父、母方母，共有四個系統）、只要任何一個系統發生過較大的負面事件（如兩個妻子之間的鬥爭、雙姓祖先或入贅、分產不公、亂倫、殺生行業、墮胎、殺人等）；其不愉快甚至痛苦、憤怒、恐懼、衝突等情緒都會通過遺傳的過程，存留在後代的基因之中，而成爲當事人今生之靈魂議題。這些觀點我都可以同意！不過想冒昧的請教老師，爲什麼說一個人如果越精進修行的時候，鬼魂或眾生就會越容易來找你呢？

老師：這就是爲什麼我要教各位學自發功的原因，因爲一般所說的無形或眾生，跟我們一樣，其存在都只是一種氣或波的狀態，只是因爲他們已經沒有形體了，所以能量場的波動更爲微弱，以致常被稱之爲「陰氣」。其實各位只要能把自己的氣（內在的心理健康）與外在（生理健康）兩種氣都修好，就自然容易保護到和照顧到自己或別人，陰氣即使來，如果不是討債還債、應該也只是慕名拜訪求幫助而已，沒什麼好害怕的。

之所以鼓勵大家唸《地藏經》，就是因爲它具有兩個特質，一個是該經非常強調孝順之道、如婆羅門女救親等章節，而中國文化素來是推崇孝道的，所謂「百善孝爲先」是大家都熟悉的說法；另外一個就是對公平原則與因果律之強調；所謂的「善有善報，惡有惡報，若是不報，時候未到」，正充分說明萬事萬物作用力與反作用力之間的關係。而這兩種觀點都屬於正義之氣，也即是自古以來中國文化中所推崇的浩然之氣。所以即使平常遇到一些所謂的邪氣來干擾，其真正狀況都多半是自己累世有關的冤親或債主的求助之道。而在逐漸轉化自己，從自私自利自保走到能無私地隨緣助人，則是一個逐漸的、必然的靈性成長過程。所以我才從個人體

會中理解到「唸經真的是一種轉業良方」。

　　至於說到消業，我覺得一定要練氣，不論是八卦、外丹或易筋經功，都一定是用形練氣，可是只有自發功是以氣練形，因為氣在身上某處走不過去時，就會自然的扭來扭去，這就是用氣練形。所以到目前為止我個人最認可的動功修持就是自發功，但是因為有人在過程中會犯上一般人所說的「走火入魔」，所以我建議大家在很安全的狀況下開始練習。

　　各位都記得嗎？你們這半學期以來既唸了《地藏經》又練了易經筋，到現在才教大家自發功。為什麼呢？這個功法只要你能夠開始起功，就每天給自己半小時，在很安全的地方，很放鬆的站著，就會自然起功。因為站立時、腳會接地氣（土），頭可以接天氣（風），實際上人類的存在在宇宙中是非常渺小的，物理學家分析到最小單位之後，發現宇宙其實是由很多很多肉眼看不見的四方格（grid）所組成，所以我們這樣站定以後，呼吸的方式是觀想頭頂的中央（通稱梵穴之位置）有一根天線直通屋頂──天空──銀河的（距離可慢慢拉長）；然後腳底中央（湧泉穴之位置）則有一個地線通往地下直到地心，也就是觀想自己這個人是定位在宇宙之中的一個點，並與宇宙所有看得見和看不見的存在共存！以此種觀想調理呼吸三次，然後開始身體略微的前後晃動，手指尖稍微外翹以便引氣！大概就是這樣固定演練下去後，就會自然而然的觸動內氣，而使身體更自發地運動起來。

## 四、靜坐修行的次第──前行法與大虛空

　　老師：獅子王的談話所出現的重要資料，就是：各位知不知道什麼是微塵？沙還可以分解成千分之一，微塵的實際意思是我們的存在可以一再分解，到最後雖然火化後的人體看起來已經是很小粒的灰塵了，可是並不是沒有。所以你還是可以丟到海裡面去，灑到花裡面去，可是那都是灰塵的狀態。人死時還是一個很粗燥的物質狀態，所以一定要分解，分解前一定要先磨，磨成細灰以後就可以到海裡面去，或者到土裡面去。可是這樣還是有形體，不可能會飛，不可能成為光。也許各位都還沒進行過什麼修行，可是各位仍其實也都有光的能力，靠什麼呢？靠意念。所以今天早

上幾個小時的上課其實就是在調各位的意念，讓你的意念從比較黑暗的思考轉向比較光明或正向的思考，或者說更完整究竟的思考，這樣的狀況之下，其實每一個人只要能呼吸，其實都具有意念存在的事實。

因此，我覺得今天課的主題就是「死前的最後一念」，那一念指的是死活業力的交班狀態，死前的最後一念並不是你唸了一萬遍的基督，或者說阿彌陀佛，就可以得到的光明寧靜，沒那麼容易！死前的最後一念到底該是什麼呢？一般人叫它做正念，正念對我們現在活著的人而言有兩種狀態，一種是正向的，不管你憶念的是任何神或菩薩，只要一心向善都算正念，所以阿彌陀佛、阿彌陀佛……到最後死前能眞看到阿彌陀佛，一般來說，就可以算是正念的果報。

可是我所認爲的正念可能跟這還有點不一樣，我覺得眞正的正念還要超越只是正向的念頭，所以眞正的狀態應該是要進入無盡的虛空，也就是「無念」。因爲無盡的虛空才能符合另一個事實，就是「眞空妙有」，眞正的空才可以生起任何東西，不是嗎？

假設一個人身上執著在意的東西越多，是不是就越生不出東西來？所以我們在修行的第一個階段其重點應放在去掉自己的我執，然後第二個階段則是要建立一個凡事總是往正向走的習性，可是這兩個東西對眞正的修行來說都還算「前行法」——意指是修行前該做到的方法，但它還不是完整的，要完整唯一只能靠靜坐的修練來完成。無論是哪一種靜坐，標準都一樣：只有人的呼吸能夠慢到一個程度，安靜到一個程度，功夫都成熟的時候，才能進入所謂的大虛空狀態，「大虛空就是無念」。

「眞空妙」這句話即使在物理學上的解釋也是存在的，因爲整個星球、宇宙，剛剛某同學說她閉眼後會感到亮光，可是那只是很表面的第一階段。當你再走下去時，你會看見不亮的，因爲不亮裡面還有亮的是你看不見的。我們對看不見的東西叫黑暗，實際你若用夠好的天文望遠鏡來看，在黑暗星空中，還有一千億左右的行星存在於我們周圍呢。所以靜坐系統到最後才會走到全然是光的狀態，不過前提是你要讓自己的存在能夠分解到接近無（呼吸）的狀態，才能成爲光。

但是同時我們每個人身上也都有光，爲什麼呢？意念就是光速，你看

你的念頭一轉就可以到了北京，念頭的力量很大。可是各位沒有修行的時候，我們的念頭是什麼？是想像，我們是用想像去北京。可是如果大家願意相信我多年經驗的觀點，當修行能達到越來越容易入靜入定時，你身體裡面的星芒體光，就是「銀線」會出現，那銀線出現後，你才能夠真正的離體出遊，那時看到的北京，就是你神識真正看到的北京，這和你心中靠記憶記得北京有個天壇，所以你描述北京有個天壇，是完全不一樣的經驗狀態。

　　所以最後的結論是人類的存在有二種方式，有物質比例占大多數情況下之存有的狀態，這是通常大部分人的狀態；也就是所謂的二元世界。但也有精神狀態比例很高的存有，那就是所有道家、佛家還有耶穌、穆罕默德等修到最後的大修行人之狀態，他們就有真實體驗而且都共同承認這種存在是真實可能達到的；方式就是轉化靈魂議題之我執為靈性存有之無執。

## 第七章

# 投射性媒材之靈性解說

## Q28、元辰宮道教式催眠

## ▎前言

在增加對自我了解的各種媒材中，催眠無疑是一種常用模式。有人用它來放鬆身心、有人藉此了解前世、有人很想知道自己到底會不會遇到理想的婚姻對象，目標真可說是五花八門、不一而足；但共同原則其實都是在探詢和了解自己的潛意識；因此即使給予同樣的指令，出來的結果也因各人有所不同，是很自然的事。

本章先介紹的催眠方式，主要是了解一般當事人的基本關注問題，如基本人生觀、自我概念、人際關係、生活方式、男女婚配、家中溫暖度、經濟狀況、此生重要任務等等。以下會以文字的方式來帶領讀者走一遍過程，以便有所體會；然後再分別舉一些例子加以討論，增加大家對這種模式的理解！

### 一、元辰宮催眠的準備

進行催眠之前，首先要對受催眠者有所了解，確定對方的身心健康屬於正常之標準，催眠前亦無任何不良經驗（發燒、咳嗽等病人不宜參加，或才出過車禍身心不穩者）以免引發突發狀況，產生無法控制之意外情況（以上的要求，當然也包括施催眠者在內）！預備進行集體催眠時，催眠者更需要有足夠的心理諮商或治療系統之訓練（有相關證照最好）與經驗；有持續一段長時間靜坐之事實，能具備有低沉安穩之聲音語調，亦屬

催眠成功之必要條件）；人數也以小團體（10-25 人）為理想；至於空間則以一人一坪為最低原則。

　　其次是場地之講求：經過清理的乾淨地板／地毯與枕頭／眼罩／小毛毯均須事先確認，窗戶／光線／燈光都需要是可以調整的狀況，同時整體環境的安靜也很重要（咳嗽不宜）、上下課的鐘聲與奔跑聲等，亦需事先加以考量：施催眠者要用到的音響設備或麥克風等需先確認沒有問題（臨場還是要再確認一次）；最後，務必確認全體參與者之手機，已絕對關機（可交互檢核）。

## 二、催眠進行之步驟

　　催眠之進行不論程度深淺，均須經過調整─放鬆─指導語催化、深入、預備結束、正式清醒等幾個過程。以下分別說明：

- 調整：全體就位躺下後，需有幾分鐘時間來關機／調整個人位置與姿勢／試驗眼罩／準備開始／關掉大燈等動作，要不要放音樂均可。
- 放鬆：施催眠者開始講話，讓成員的身體逐步放鬆至可以接受指令去觀想內在感受之程度。
- 指導語催化：首先……請閉上眼睛……感覺……有道光……從頭頂中央……進入頭部……讓眼睛覺得放鬆……鼻子放鬆……嘴角放鬆……脖子放鬆……肩膀放鬆……心臟放鬆……肺部放鬆……胃部放鬆……一直……走到腳底……全身都覺得……非常的放鬆……在放鬆中……並進行……慢慢地呼吸……
- 深入：現在開始進入今天的催眠旅：假設現在是早上，你剛醒來預備要出門，請問：
  - （1）你要去哪？
  - （2）去你要去的地方之前要經過一道橋，現在你上了這座橋，請問這是怎樣的一座橋？
  - （3）橋下有水嗎？
  - （4）水深還是淺？水清還是濁？

（5）橋快走完了，你會看到前面有棟房子，請描述一下。

（6）好！你已經到了這棟屋子之前，請問有花園嗎？描述一下有哪些植物？

（7）走過花園就會進入客廳，這是布置成怎樣的客廳呢？現在幾點？有在等誰嗎？

（8）好！你做得很好。現在要去下一個房間：書房，請描述一下你看到什麼書？

（9）現在是廚房，是怎樣的廚房呢？有在燒東西嗎？描述一下？

（10）接著是臥室，走進去看看，是單人還是雙人床？有枕頭嗎？睡上去感覺一下？

（11）最後，要看一下「藏寶箱」，請你走到那把它拿出來打開，裡面躺著你這次催眠的主要目的，閉上眼睛深呼吸一下，準備好後才打開它。

（12）找到答案了嗎？請描述一下。

（13）好！恭喜你！終於找到答案了！現在請跟自己的元辰宮說再見，我們要回到現實世界了！

• 預備結束

恭喜你，完成了一趟奇妙的旅行，如果意猶未盡下次再繼續，現在我們準備好要清醒過來，回到現實世界了！

我一開始唸數字，你就開始清醒過來 5～～4～～好快要醒過來了，3～！～2～～！幾乎醒了………1！（聲音越來越大聲）睜開眼睛──很舒服、很清醒──搖搖腳掌──搖搖身體──把手搓熱護住雙眼──好！完全清醒！可以坐起來了。

• 正式清醒

全體坐成圓圈，畫下剛剛有感覺的經驗、然後志願分享與討論！

# 三、解說

以下提供一些解說的例子，供大家參考：

## 1. 要去哪？

如果說是去工作／上班／公司，代表當事人有工作／任務取向之個性；如果說是去找朋友則可能是關係取向的心理類型。

## 2. 橋代表當事人對到目前為止的人生歷程之感受

如果是堅實寬廣的水泥橋，代表當事人的人生大致是穩定平順的；如果是搖搖晃晃的危橋，則可能代表有點辛苦的人生。

## 3. 橋下的狀態

如果只有水，代表當事人在人際關係中是個平實的人；如果有水有石頭還有魚，則可代表其人際關係內容豐富，生活上也較有情調和變化。

## 4. 水的樣貌

水深又濁，代表人心複雜難以看透或掌握；水深又清，代表覺得人心複雜但自己可以看透或掌握；水淺又濁，代表人心不複雜但自己仍覺得難以看透或掌握；水淺又清，代表人心不複雜且自己覺得很容易看透或掌握狀況。

## 5. 房子

如果看到的房子是像都市一樣的公寓大廈，自己的房子只是其中之一，代表當事人的人生觀平凡且實在的；如果是別墅型的，代表其具有較高物質追求之取向；如果是一個小巧可愛或遺世獨立型，亦各具有不同的人生價值之取向。

## 6. 花園與植物

如果花園很大物種豐富，代表當事人擁有多采多姿的人生嗜好；完全沒有植物或花草，也可反映其理性生活之風格──這裡更重要的是看植物

之類型；全部玫瑰（女性／愛情）和只有幾種樹木（保護／防衛需求？）也都可以分別探知其潛意識之重點。

## 7. 客廳

客廳通常代表當事人的主要生活等級；例如放一個大電視和擺一套完整音響，給人的理解就會全然不同。同時當事人特別提出來的重點也很重要，例如某位心理師看到的就是放在屋子中央，有本像圖書館用的百科全書，裡面載有世界上所有問題的答案，當事人求知若渴的心態就不言而喻了。有的人則是在玄關才有沙發可坐，客廳則有一個大火爐，不知是否代表自覺個人的熱量不足？

## 8. 書房

代表當事人用知識來理解世界之企圖，例如某位博士看到的就是一串串掛在牆上的露營袋，每個袋子裡睡著的人都是專研某門知識之專家；又有一位當事人從小讀書不順，備受處罰，所以他書房裡最多的就是獎狀，可愛的是名字部分都是空白的！很多人不愛讀書，但是最後解決其個人最想知道問題答案之百寶箱，卻常常被放在這些故事裡！

## 9. 廚房

廚房代表的當事人目前能量之狀態，也可延伸為照顧別人或被別人照顧之意圖。有的人採歐式風明亮寬敞，還有咖啡壺，顯然很懂享受；有人則是傳統式大灶，還有兩個爐子在熱騰騰地煮著食物，顯然兩個人對家（溫暖）的需求大有不同！

## 10. 臥室

也是元辰宮的重點之一，因為很多女性在意的仍是未來生活的另一半。在這部分最簡單的線索就是看床上設備（棉被和枕頭）是給一個人用的還是兩個人用的？有人在此處看到的是雙人床單人睡、有人則是超大床

雙人睡、還有人是小床一家人睡；真是人各有命吧！

### 11. 藏寶箱

很多人對藏寶箱深有感覺，有位同學是榮格粉絲，他找到的藏寶箱內放的是榮格的《紅書》：一本榮格自我搜尋其潛意識的書；另外有位同學還是諮商心理的新手，好不容易打開的寶箱中出現的竟然是個寫著錦囊妙計的紅色錦緞包，不幸的是仍然打不開！也有人從藏寶箱的一面魔鏡中，理解到自己現在最需要的，真的就是更看清楚自己是誰！

## 四、催眠引導的不同形式

目前在市面上流行的催眠，主要有兩種格式，即所謂的音樂引導與語言引導。前者是大多數人所熟悉的放鬆式引導，主要靠音樂輕柔的頻率，誘導當事人腦波頻率由正常波放慢進入 $\alpha$ 波；從而在交感神經被副交感神經取代的狀況下，逐漸打開意識防衛的大門、萃取與自己有關的潛意識重要感受之蛛絲馬跡！

而語言引導式之催眠，則依工作之目的（如前面所介紹的元辰宮、林顯宗的深層溝通及陳勝英的前世今生催眠），加入較深沉低穩之音調與有系統的指引句，引導參與者進入特定目標（發現前世重要訊息、了解情感上的恩怨與今生之靈魂任務等）之掌握或指令之修改。只要不介入過分的主觀投射（如看到自己不是公主就是神佛再世的屢次偉大幻想），都可對當事人追求自我了解的人生任務與靈性修持，有所助益！

當一個人的意識邊界越來越模糊，可是又並不是生病造成的，沒有辦法控制的模糊，而是呼吸經過很長期的靜坐練習逐漸達到越來越慢的一個程度時，也就是接近 $\theta$ 波（Theta）的現象，基本上是接近 4-7 赫司（Hz）的程度。舉例來說當下這個空間的空氣你覺得有在流動嗎？表面上看起來好像沒有，其實是有的，只是它流動的很輕微，所以當我們的呼吸經過修行達到 $\theta$ 波狀態時，就會出現一個現象，就是你並不是只有一個自己的自我出現在這裡，你的意識是可以逐漸往外與無限連接的。

　　在接近這種無意識的狀態下，人和樹木、人和昆蟲植物之間的意念是可以溝通的。所以不知道各位有沒有這樣的經驗，就是你看到老鼠通常一定會想打牠，看到蛇也一定會打牠，但是在一個不知道怎麼搞的剎那，你看到了但是沒有打下去，在打的時候你停下來了。這時候你會發現，那個動物好像也有覺察的能力，在那個時候你可以進一步的做一個練習，就是用意念做一個很清晰的溝通，然後來看那件事情會不會改變？這跟現在網路上一個最新的影片，當電腦累積人類很多的人類智慧，它只差一點點就可以變成人類時，是同樣的狀況。就是物質化累積到一個程度後它就可以叫做人，有人問：那是生命與無生命之間的對話嗎？表面上是這樣講，問題是對方並不是沒有生命，而是你未必能降低你的生命層次與它做心靈的對談。

　　在催眠的初體驗中，大部分的人所體驗到的是粗呼吸 $\beta$ 波（Beta）的狀態，當呼吸經由身體各部位之放鬆而更放慢到 $\alpha$ 波（Alpha）時；呼吸方式已從胸部呼吸擴充到腹部呼吸，因而心情亦越見平靜。此時隨著催眠導引語，代表潛意識之感受也就逐漸浮現出來，像是遺忘許久的家鄉炊煙或夜間的鳥叫聲等，而通常這都代表著對當事人重要的某些議題之出現，像是在那樣的夜晚離開出生成長的家從此未再回去過等等；換句話說，所謂的未竟事務其實一直以一種與感受有關的線索方式存在；藉由放鬆和催眠，每個人自己知道或甚至不知道的事物得以浮出冰山表面，提供當事人再一次機會：去處理面對或選擇再度遺忘！

　　因此催眠的工作主要分兩大部分：第一部分之目標在純然的放鬆，以得到腦部思慮的休息，這也是大部分催眠課程所教導之範圍；但治療性的催眠務必要比這個層次再多走深一層；也就是先走到放鬆狀態、確定已達到後再進行更深入的放鬆（可藉由觀察眼皮是否跳動及是否能跟隨指令動作來判斷，因此不太適合集體施作），在深層放鬆中才行使與治療所需執行之指令：例如恐蛇症可要求其回到之前情境但蛇越變越小；性侵害造成之冷感可先回到當時情境之再預演；對抗權威而導致的失眠症……等等議題。當然，牽涉到治療性質之催眠，不論當事人或治療師，都需要更謹慎的專業標準是重要前提。

# Q29、實例分享：當事人的感受 ── 同一種催眠結果卻各有不同

## 一、好奇但抗拒者的初體驗

　　學生一：其實這次的催眠，我一直不確定是否真的有進入催眠狀態，因為我雖然非常專心地在跟隨著聲音的引導，但是多少還是有閃神一下，像是會感覺到地板的震動，或是感覺到身體躺得很僵之類的，所以我不知道我到底算不算有被催眠，只是到要起來的時候，我真的覺得有一部分的自己還留在元辰宮裡。

　　• 老師回饋：若是起來後總覺得有點視野迷茫，但那又不是眼睛看不清楚，只覺得好像一部分自我還沒回來，就可確定你是有走到催眠中放鬆和體驗感受的狀態了。

　　學生二：這次催眠的經歷讓我感觸很深，可能是因為這是第一次被催眠，也可能是因為我真的非常想了解自己到底是什麼樣子吧！催眠對我這種以理性至上為生活態度的人一直都是不太相信的，而且我的拗脾氣我總是不服輸，過去也一直不服氣於我會被催眠的假設，但是這次我真心想要被催眠，希望能利用這次的經歷更了解自我，連我都沒想到會在這次經歷陷得那麼深，甚至有點出不來。

　　• 老師回饋：可見心之為用有多大了，請善用之！

## 二、放鬆睡覺的好方法

　　學生三：一開始很認真的一邊聽一邊照著做，感覺自己慢慢進入另外一個情境當中，是無法預想的那種感覺，我覺得自己很放鬆，但是有一點冷冷的，最後何老師在講話的時候，我突然驚覺到我自己竟然是睡著了，而且剛剛還睡得很熟很熟，有可能是因為太放鬆了加上有點疲倦才會這樣。

學生四：希望下次能夠進入到那個意想不到的情境中，雖然我沒有什麼想要知道的事情，目前也沒有什麼煩惱，但就是太過於安逸了，有時候其實會害怕未來，害怕下一秒發生我無法接受的事情，但其實我很樂觀；不過有機會的話還是希望自己進入到情境當中，想要更了解未來的一切，雖然我已經有把握，但內心偶爾還是會有不安定感；這個催眠課程感覺很厲害，可以瞬間讓我進入放鬆的狀態。

> • 老師回饋：試試看分析是什麼東西讓你不知不覺地放鬆；下次就可以幫助自己了！

## 三、元辰宮之提問

學生五：我想要透過催眠問的問題是，我未來的工作性質是如何？前面聽 CD 時，我覺得飄飄的，好像飛在天空上一樣，後來老師引導時，我覺得走在石頭橋上，橋下不是水，是乾枯的窟窿，裡面有幾千幾百萬個痛苦的人，有飢餓、有憤怒、有滿滿的痛苦，他們發出吼叫和哀號，我覺得心裡非常悲傷，走過之後我看到了我的元辰宮，那是在樹林裡，外表是一座純白色教堂，走進去的空間非常大，地板、牆壁，以及旋轉到二樓的樓梯全是玻璃材質，沒有其他東西，透明而潔淨，很乾淨透徹，廚房在一樓邊邊，不知道為什麼，我想要煮很多很多東西給那些橋下痛苦的人吃。隨後走上旋轉樓梯，我的書房和臥室都在二樓，書房和臥室都有一面落地的玻璃窗，我拿起的書上面寫著「救贖」，臥室裡面只有一張純白色的大床，我坐了一下就走到書房找保險箱，房子裡的東西都很乾淨很新，就唯獨保險箱感覺放了好久好久，生鏽又布滿灰塵，我打開了以後看到兩個字「醫生」，後來就醒了過來。

我不懂為什麼是醫生，以我現在的狀況根本不可能，就算想當現實狀況也不允許，我也不知道為什麼我拿起的那本書會是救贖，更不懂的是我明明沒有宗教信仰，就算有接觸也是家裡的道教居多，為麼會跑出一個陌生的教堂？其實我能了解大概是助人的職業為導向，那跟我現在學的殯葬打工有關嗎還是？想懇請老師稍微幫我指引一下，感謝您。

> • 老師回饋：俗話說：「下醫治病，中醫防病，上醫治心病。」你是救人之才！趕快開始接觸修行吧！

# Q30、從投射畫看愛情關係中之控制議題

　　從催眠來看當事人投射議題的做法，是很有趣的一種表達性藝術治療模式，以「人─兔─鑰匙─橋」之投射畫加入催眠系統中，並結合自我及人際關係依附之分析，便是一例。

　　做法是準備一張 A4 白紙和一盒 12 色的彩色筆。在放鬆催眠之狀態中，可要求當事人想像如何安排這四樣東西在一張紙上，等清醒後再畫到紙上、並予以解說；也可以是在放鬆催眠結束後才做。在做這個投射活動之前可先進行依附量表之測驗（見下文）與計分；畫完後把依附分數對照來做解說，會有更多自我了解上的收穫。

　　依附量表最早是出自 Bowlby 對幼兒（八個月到兩歲半大）與母親分離焦慮之研究（1982），後來逐漸發展而形成一派心理動力學，研究人際關係類型之工具（Ainsworth, 1991；見黃淑滿等；2008）；幾十年來一直方興未艾，本文作者也發現它可以用來和很多方面之媒材連結，產生更豐富完整的含意！例如鐵絲生命線中一帆風順的人可能屬於「安全─排除」型之依附，而家庭動力畫中的當事人如果把自己畫在整個家人互動的圈圈之外，而且又第一個先畫自己時，則有可能是「排除型依附」等等。凡此種種，本書其他相關章節（第四章）也會繼續加以描述與解說。

　　此處將只以「人─兔─鑰匙─橋」的例子，來介紹其可能投射的依附狀態。下面的幾個例子來自與大學生上表達性藝術治療課時，有一週是探討個人對愛情之態度。因為愛情關係中，最重要的關鍵因素是當事人自己的依附類型：

　　如果（1）兩個人都是排除分數最高時，因為其潛意識假設均為「我好、你不好」，因此狀況可能是「相愛容易、相處難」；也比較可能閃電雷劈、過了就完了！

　　那如果（2）一個人是焦慮分數最高（通常要高超過 3 分，最好是高過其他分數 5 分才能算典型），則有可能屬於「你好、我不好」的拖拖拉拉型焦慮，對方假設是排除型──再見就是再見了；但對焦慮型而言，最不會的就是再見──因為心裡總是不放過自己的一再反省：我不夠漂亮嗎？是學歷太低嗎？他家嫌我不是處女嗎？無盡的自我批判，長期持續下去，真是會成為憂鬱症的第一號候選人！

　　因此可以說：對依附類型之了解，實在是幫助個人心理成長的第一步呢！以下提供依附類型之簡介，以利參考四位學生之示範：

（1）安全型（你好─我好）；表現方式為安全分數高於其他分數（通常要高超過 3 分，最好是高過其他分數 5 分才能算典型）。

（2）焦慮型（你好─我不好）：又稱成功型；因為對自己總是有更高目標在前方，其表現方式為焦慮分數高於其他分數（通常要高過 3 分，最好是高過其他分數 5 分才能算典型）。

（3）逃避型（你不好─我不好）：通常來自幼年屬於疏忽親子管教之方式如隔代教養等；其評估方式與前面兩種相似；但也有很多變型，例如逃避與焦慮分數若很接近，則可猜測當事人常在情緒不穩的狀態之中，表現雖然平靜或冷淡，但生命的感覺可能是痛苦或無意義的！

（4）排除型（你不好─我好）表面上這種人是活的最快樂開心的，因為她／他已經習慣不考慮也不了解別人的立場；但如果分數排列是「排除─安全」或「安全─排除」則另有討論。前者可能來自保護溺愛的家庭經驗，因此從外表來看，就是有點天真自大或過分自我肯定的傾向；後者則可能來自較民主的家庭成長經驗，能在維護個人主張之同時也考慮到別人之立場；換句話說就是比較有社交技巧，能委婉地堅持己見！

　　總而言之，關係議題自古以來，就掌握了人類喜怒哀樂的情緒開關；而在親密（情人─夫妻─親子）或長期（老闆─同事─手足）的關係中，更扮演著看得見或看不見的關鍵角色。其實任何重要的關係，從社會心理學的觀點看來，不外「互補或相似」兩種組合，前者未必容易相處，例如

一個理性一個感性，但可平衡應付生活中的大型挑戰（買房／破產／結婚或離婚等）；後者在日常生活中較易共頻率因而增加愉快幸福之感，但缺點則是可能擁有共同的盲點（例如宋朝女詩人李清照夫婦的牛衣對泣等）。**當然最理想的組合是：小事相近大事互補啦！但這也要靠緣分或福分吧，不如把自己成長得更彈性些才是王道呢！**

以下提供一些同學的精彩畫作：

### A. 自我獨立型：控制權在自己身上

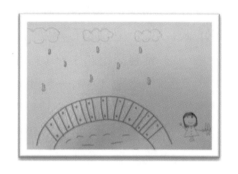

學生 A：我先畫雲、太陽、橋、自己、兔子，最後畫上鑰匙，因為不知道鑰匙要給誰，所以決定讓他化為雨絲片，兔子是一個娃娃，所以比我還要小。我曾經交往過的對象年紀比我小，我總覺得他想法不成熟，也許是因為我把他看成了布娃娃，沒有自己思想、只能聽從我的控制。我很討厭被人操控，也不喜歡操控人家，所以在這段愛情中，他試圖控制我，我也試圖要控制他，最後我逃開了，選擇與他分手。我一聽到老師說太陽代表父親時，我就想到我以前曾說過，我絕對不找跟爸爸相似的人當伴侶，但我又有些擇偶條件與爸爸相似，不喜歡自己這樣矛盾，但有一些條件卻讓我傾心。

如果我把所有鑰匙所代表的煩惱寫出來，以下分述：（1）未來想走的路；（2）想要陪伴父親；（3）放不下一個人時的自由；（4）怕對方與自己想走的路不同；（5）最怕對方與爸爸一樣；（6）不想放棄與朋友相處的時間；（7）目前認為課業最重要；（8）不想在愛情裡失去自己原來的樣子。我一直好奇自己是不是不適合交男朋友，因為我煩惱的事都以自己為多數，看起來我是不會為了對方做改變吧。今後對自己的議題要注意的事是：看清楚自己煩惱的事情，讓自己盡量不要想那麼多。

- 老師回饋：雲代表著煩惱或幻想，鑰匙變成做決定時煩惱的事情，太陽代表父親、權力，但因為太陽不算大，所以它的影響不是太大，橋代表著對未來的建構，粉紅色很鮮豔，所以可能有較大的溝通問題。重點是：人很難離開自己的主要經驗的！這位同學的問題可能來自親密關係的掌控議題。

### B. 自由且無所謂型

學生 B：別人開始把畫貼上白板時，我正盯著白紙發呆，要畫的東西有四種，不過要畫成故事好麻煩，直接畫成四個個體就好；先畫一個火柴人，再畫一顆兔子頭，接著是橋，最後是鑰匙，一分鐘搞定，看著別人的作品，突然覺得自己的潦草又隨興，好吧，給人畫個臉再給兔子一個身

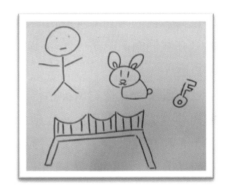

體，最後再給橋一點裝飾，再畫下去就太麻煩啦，就這樣吧。老師回應我說這是「不結婚也可以」的代表，很簡單卻很中肯的結論，與我目前的想法相符，我最注重的特質是「彼此有各自的空間」，雖然我討厭一直膩在一起，但也希望有人能「個性合得來」、「接納我的缺點」，說不定我在愛情中是被動的？期待有人能主動接近我？

根據這兩次的測驗（集體繪畫、愛情拍賣單），我更加確認自己的個性是多麼的麻煩，也為我的朋友們默哀三秒，感謝他們一開始能夠與我相處，不過我在與朋友相處時會比較放得開，所以只要能撐過交友初期，之後應該就沒事了。我的畫與注重的特質都指向「不結婚也行」的結論，那我該注意什麼？

- 老師回饋：結婚的意義其實是親密關係中的互相遷就！對大家都不容易！目前應屬於自由不自在期，表面自由其實對自己不夠了解。可以把四個物件（人、兔子、橋、鑰匙）依次寫出重要性，來了解自己內在的真正需求。但因均無相關，所以也可能是排除型依附？

### C. 單相思美夢型

　　學生 C：我畫畫技巧眞的有點差，動物的身體竟然能夠如此地不協調！原來大大的兔子是我心儀的對象，在他身上掛著一把鑰匙，我自己也化身爲一隻小兔子，陪在他的身邊，我心嚮往著充斥著古代風景氣氛的世界，我們來到一片綠色的草地，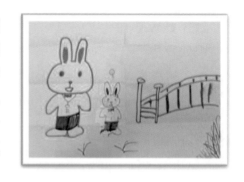轟立在我們面前的是一座木橋，然而卻不知道通往何處，究竟是天堂還是地獄呢？

　　老師說，我把對象神話化了！我竟不惜把自己從人類化身爲動物，而且對象還如此巨大甚至是壯碩，而象徵控制權的鑰匙，完全掛在對方的脖子上，而在課堂中，老師並沒有提到橋的象徵，課後詢問才明白，原來那代表著我們之間的距離，而我畫了一半的橋，代表著我們還不知道未來的方向，其實我覺得老師說的前面是對的，我可以爲對方做很多事，他可以是我的天我的地，只是，我們並沒有眞在一起，他不屬於我。

　　這次的投射畫眞的有感覺畫出了我自己，我眞的可以完全把喜歡的人當作我的神，他想幹嘛我可以一直默默陪著，不論我的角色是什麼。我爲自己的價值觀所勾選的選項分別爲：彼此個性合得來、對方能接納我的缺點，還有彼此能互相信任。如果我們相處融洽，他不介意我的缺點，我眞的會很喜歡他，而我自然而然就會非常信任他，但是我自己知道這樣會有一個缺點；信任太深，傷害越深，而我也對自己懷抱太多自信，可以說是專情吧，但是最後也代表著自己好像不容易放下一個人。

> • 老師回饋：今後應注意的是，如果把對方看作神，相對而言也許自己沒了一點尊嚴。試著要求把鑰匙取下，或是打造兩把鑰匙，一人一把掛在胸前，熨燙在彼此的胸膛，爲彼此加溫！

### D. 自在獨立型

學生 D：我抱著兔子，鑰匙是脖子上的項鍊，橋在後方，又大又遠。而我的愛情價值觀前五名是：(1) 對方容易溝通；(2) 彼此個性合得來；(3) 對方很了解我；(4) 彼此有相同興趣；(5) 彼此有各自的空間。

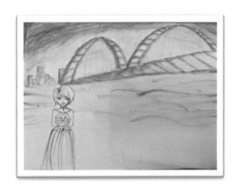

我的鑰匙在我脖子上，表示我比自己想像的還要有控制慾；我非常善待（寵愛／控制）我的對象，但對方或許不這麼認為，因為圖中我是緊緊抱著兔子，而且兔子比我小。聽完老師的講解，再回想我選的價值觀第一名（對方容易溝通），過去跟另一半吵架時是需要冷靜期的，在我的冷靜期對方想和我溝通的話，我基本上是拒絕溝通的。但冷靜後我很好溝通的，不過對對方來說，我的冷靜期絕對超難搞！上面選的 5 點，只有第一項是我確定自己目前沒做到的，不過就像我上一份心得寫到的，我自己做了什麼，跟別人認知到的不一定一樣，所以就算我真的覺得自己很了解對方，或給對方很多空間，或許對對方來說還是不夠，他們沒感受到，這時就是溝通的時機了，不是嗎？

- 老師回饋：愛自己又愛控制對方型，但又自覺易於溝通的狀態，可能仍屬於想像？

## 小結

由上述四份資料看來二十一世紀的女大學生似乎頗多自由自在的自我肯定型；當然可能的原因之一，是願意分享的同學比較可能是自我狀態良好型而且年齡尚輕，多半是剛成年狀態，如果真正進入依附狀態，恐怕真實壓力就大有不同了吧！

## ▋前言

現代的人多半知道人身好比是一部非常精妙的機器，身心靈是永遠互相影響著的，不但飲食、運動與呼吸會影響大至於疾病小至於一時一刻之感受；反過來當事人對每件突發事件之感受與反應，亦莫不受到內在認知價值觀與解釋系統所傳導的感受之影響。因此本章所介紹的便是目前市面上所流行使用的幾種增進身心靈平衡或互動之技巧，以供練習與體會！

以下將簡介五個不同系統的相關資料作為參考！

## Q31、奧修系統之動態舞蹈

奧修系統是來自印度主張歡喜修行的一派，但其強調身體放鬆能帶動能量流動的觀點（昆達里尼），則可視為是普世修行系統中動功之出色代表（其他如蘇非之旋轉舞等亦屬於此類）者。試簡單介紹如下：

‧昆達里尼（Kundalini）：靈量（身體能量之活化）

依據印度修行的觀點，靈量（Kundalini／昆達里尼：梵文本義為「捲曲」俗稱「拙火」），是人體靈性的重要部分。只有在「適當條件」下，潛能才從海底輪會被喚醒和提升，並通過其上的五個輪穴到達大腦頂部，最後穿越頭蓋骨，此時才能接通宇宙的能量，達至「全知─自覺」的「瑜伽」境界（即中國人所說「天人合一」的境界，即 $\theta$ 波）；同時也才能進入靜坐的最高境界，能覺知「當下此刻」一切現象的生滅，領略無可名狀的靈性喜悅，從而獲得內在的平安與身心康泰，並能從此不退菩提永保慈

悲心。

人體的精微能量系統有三個部分：物質性的身體外，我們還有一個看不見的、靈性的微細身體（subtle body）。這個靈性的身體是由靈量（昆達里尼／海底輪的拙火）、三條經脈（中脈與左右二脈，存於脊椎內）和七個輪穴（Chakras）所組成。其中靈量（Kundalini）是宇宙世界萬物之母力量的反映。在適當的條件下（長期的入定狀態），靈量才會升起，將我們連接到宇宙的整體能量去。這時我們便可說那人已得到了「道」，知道了自己的本來面目。

# Q32、咒語（Mantras）—— 音聲振動的奧祕

咒語，又稱眞言，意思是眞實不虛妄的話；被認爲含有諸佛菩薩不可思議的加持力。其基本假設爲藉由特定之音符，將可啟動宇宙中相關神佛之震動頻率（光與熱），從而連結並得到保護或祝福（此種觀點等同於佛教系統所說的「感應道交」）。一般人所熟悉的如基督教的「主耶穌」、天主教的「瑪利亞」、佛教的「阿彌陀佛」以及民俗信仰的「媽祖」等信仰之稱呼都具有類似功能，主要因爲科學發現：任何四音節的反覆唱頌，便都能產生諧波，有助於人神溝通之連結。而且在進行時，也常伴隨著特定的手勢（如合掌或打手印）、呼吸和唱腔，來增加其用。

量子力學之研究亦指出，宇宙意識是以 $\theta$ 波來進行溝通之頻率；眞言也是一種音波頻率，當唱頌者與發願者二者的頻率相等時，就會因共鳴而相應起共振，從而產生不可思議的效力（如隔空治病等）。

有人認爲，持誦咒語以促進氣、脈、明點的和合爲其根本第一要義。用咒語聲音的頻率振蕩自己的氣，**咒音先振蕩氣流**（如 3 在密宗太極中代表心臟，默念 003 一分鐘，便可減緩心臟跳動速率，而使受肝影響的眼睛痠澀之感立刻改善），再引氣通脈，使脈結一一舒解，產生明點（腦中海馬迴中心之腦下垂體處產生激活化），自己智、身、光完全打成一片後（指「同頻」狀態——需呼吸慢至 $\alpha$ 波以下方能體驗），便可融入宇宙而得到相應，再從左右二脈引入中脈，由氣來通三脈七輪。

　　總之，咒語的力量是不可思議的，但唯有長期清靜專一的持誦，才能產生不可思議的力量。

# Q33、西藏心瑜伽（麥可・羅區格西著，2004）

　　西藏心瑜伽的定義爲可分成三種階段。第一種是：「所有心緒傾向的懸止皆稱爲瑜伽」。第二種則是：如果心的心緒傾向都懸止，那所有的思想過程都會停止。第三種爲：當個體意識和至上意識融（本體—萬物之起因）合爲一時，才是眞正的瑜伽。一般人現在所謂的「瑜伽」，最先是由印度的那洛巴大師（Naropa, 1016-1110）傳授給西藏人。後來這些瑜伽練習形成「六修持」（Six Practes）的一部分，亦稱爲「自他交換」（tong-len），意思即是「施與受」。以下分別介紹之！

## 一、瑜伽練習之一：圓滿的十

　　長達兩分鐘。閉眼，雙手放置膝蓋，掌心向上，背脊挺直肩膀保持水平，放鬆額頭與嘴角。吸口氣，然後緩慢而深長地將空氣自鼻孔呼出，接續這個動作，做一「呼氣／吸氣的一個循環」，將心專注在呼吸上，直到數息十次爲止；「圓滿的十」被當作是從事瑜伽練習之前的必要條件。

## 二、瑜伽練習之二：拜日式

　　「拜日式」將數個瑜伽動作姿勢結合在一起。（1）在一開始的階段，站在瑜伽墊上，體驗到脊椎內中脈流動的力量。（2）腰部向前彎曲的動作，頭部要保持挺直，且從臀部（而非下背部）彎曲。（3）緊接著，伏地挺身，將頭部和胸部朝天空的方向向上抬，同時背脊後彎，試著挺起胸部，彎曲心臟後方的背脊。（4）而後，將臀部向上抬，形成上下姿勢顛倒的「V」字型。雙腿分開，雙腿膝蓋微微彎曲。

## 三、瑜伽練習之三：仁慈

　　長達四分鐘。（1）在做完一個瑜伽練習的最後一個呼吸之後，坐在

瑜伽墊上做一個呼氣，將手掌分別置於身體兩側，向下壓幫助自己坐直，吸氣，然後輕聲地說：我送給你「仁慈」（放下傷害感），靜靜地坐著，同時做五個循環的呼氣和吸氣，送出你的氣息和光芒。（2）將身體向前彎曲，貼近腿部的姿勢，是打開下背部內脈的結的一個最佳的方式，等於把位於心臟的結解開了一半。（3）但真正能對心臟發揮作用的，是將雙手的手指扣緊放在背部之這個姿勢，它自動開啟胸腔，而試著拉攏背部的肩胛骨，則加強它的功效，（4）將十指緊扣的雙手高舉過頭，然後向身體的左右兩側彎曲，同樣地試著彎曲心臟後方的背脊，重要的是，去感覺心臟後方的脊柱。（5）最後有個身體向後彎曲的動作，同樣地要留意彎曲的是心臟的正後方、僵硬不靈活的背脊。

## 四、瑜伽練習之四：準備死亡

　　長達四分鐘。「攤屍式」，（1）躺在瑜伽墊上，手臂和雙腿舒適地攤在兩側，雙手掌心向上，放鬆手指，伸直頸部，頭部盡量遠離身體其他部位，然後放鬆身體，閉上雙眼，慢慢地呼吸，並感覺全身的重量向下沉入地板，專注在這個過程中約兩分鐘的時間。（2）接著做「搖動暨伸展式」，慢慢地移動雙手和雙腳，伸展並搖動它們，在地板上，左右轉動頭部，以左手抓住右手的手指，並輕輕地、逐一地拉扯每個手指的關節，換手，持續相同動作，以拇指分別揉捏左右兩手的手掌和手指，絞擰雙手，彷彿你在洗手一般，現在，身體慢慢地轉向側邊，雙手撐起，採取坐姿，靜坐片刻，回想送出的禮物，並為自己努力讓對方感到幸福而感到快樂。

# 附錄：練習瑜伽前的七點注意事項

1. 先做健康檢查
2. 穿著棉製衣服，或延展性良好的服裝進行
3. 練習前三小時不要進食，結束後等待三十分鐘再進食
4. 每天同一時間，持之以恆的練習，約練習三十分鐘左右
5. 每個人的身體狀況不同，不必操之過急或過分勉強

6. 做瑜伽時心情要放鬆，並保持心情愉快，平靜而穩定地呼氣

7. 尋找合格的瑜伽老師，若出現狀況，請教瑜伽老師

# Q34、練功前的肌肉放鬆與心靈意念傳遞

・肌肉放鬆

1. 參與的成員，請形成面對面的兩排。

2. 兩邊的成員，全身貼在地面上，採如烏龜的姿勢，往前爬行，直到接觸牆壁。再以貼地仰式之方式，滑行返回原先位置。

・其次練習心靈意念之傳遞

3. 參與的成員，以兩人為一組。

4. 面對面的坐下，腳掌與腳掌相頂。

5. 固定位子後，閉上雙眼。

6. 每組以兩位成員，分別扮演 A&B 角色。

7. 用腳掌傳送訊息給對方。（默言給予對方支持或表達內在想說的祝福）

8. A → B；B → A

9. 透過腳掌，體會對方成員的狀態。

10. 直到與對方成員的心跳與呼吸頻率一致，才可停止。

# Q35、身體動作：靜心與意念平衡

1. 以個人為單位，左、右手大拇指交叉，放置於腹部之上，使左、右手的能量能相互交換。（1 分鐘）

2. 坐在地板上，雙腳腳掌相觸碰，然後躺在地板上。（1 分鐘）

3. 體會背面的左半邊身體與右半邊身體，能量是否相通。（3 分鐘）

4. 感受左半邊身體有無浮起來，或是右半邊身體平貼在地面。（EX：躺在地板上，會發現右膝比較容易接觸地板；左手、左膝反而比較不容易壓到地板等現象）。

5. 雙手仍然放置在腹部，保持安靜─進行腹式呼吸。（3 分鐘）

6. 在內心對左半邊身體說：對不起，我太忙了，謝謝你，真的，我愛你，

我真的很愛你（以及任何你想說的話。）

7. 此時會發現，左半邊身體會慢慢的平衡起來。

8. 在心中內言，默默說：這樣真好。

9. 讓氣在身體內，平均的走到身體的左半邊與右半邊。（若是工作性太強的人，氣最後會偏走到左腳掌；若是工作性不夠的人，氣最後會偏走到右腳掌）

10. 若氣還無法從左邊骨盆流動過右邊，可以再輸送愛的祝福。（最後的目標是：可以感受到左、右邊的上臂，以及左、右邊的膝蓋，都是非常的放鬆）

11. 慢慢地體會一下，自己從幾歲起，就沒有公平的善待左、右邊身體了，現在跟他道歉：我沒有公平的對待你，對不起，請你原諒，也請你接受我的祝福。

12. 在安靜的呼吸中，輕輕把右邊能量慢慢往左邊移動，讓兩邊的身體更舒服。

13. 如果以上步驟正確，左半邊身體，將會感受到熱能慢慢在流動的感覺。

14. 身體有開始流動的感覺後，可以把雙腳伸展放開，雙手輕輕搖動，體會體內平衡流動的感覺。

15. 最後，雙眼可以慢慢睜開，再慢慢地坐起來。（心臟的循環：是血走，氣才會跟著走，氣是與血一起循換著的）

# Q36、身體的能量療法：敲醒心靈的能量

## 一、定義與功用

　　這是二十一世紀中一種新的心理治療方式。它可以在短時間內（甚至不到十分鐘）有效的解決情緒問題，當事人甚至不需要喜歡或信任它也能生效，這就是思維場療法（TFT）；符合現代有效療法之標準，治療的理論必須與自然科學結合、療法的操作必須簡便而經濟、療效必須可靠和顯著。

　　思維場療法的原理為，思維場療法能夠找出心理問題的根源，不管你

的問題來自憤怒、恐懼或是悲傷等，負面情緒都是以能量方式形成束體，然後在所謂的思維場內高度壓縮訊息，使思維場中的活躍訊息干擾了體內的能量動向，造成心理紊亂並妨礙了正常情緒。這種治療法的關鍵是打通阻隔，結合中國醫學中的穴道療法，用手指輕敲遍布周身能量經絡的特定部位，使堵塞之處重新流通、來調理身體的生物能量場。

　　如何做思維場療法？思維場療法是一種量子物理學、生物學、經絡（針灸）療法、東方文化中關於精神和肉體統一的自然能量系統在臨床心理上的統合。它運用了一種稱為「調諧思維」（thought tuning）的技術，所以能夠產生比針灸療法更為成功且迅速的療效。

　　首先要想像某個困擾自己的特定心理問題，然後將它的困擾強烈度進行量化（從一級到十級）。依特定的順序輕敲身上的特定部位，這樣就可以解除體內能量系統的失衡狀態，減弱甚至消除負面情緒及心理痛楚。它能解決心理上甚至生理方面的任何病痛，並徹底改變你的人生！

　　思維場療法的功效，使用思維場療法的最新技巧發現，恐懼症和其他心理病症的治癒率達到 98%！思維場療法可以根除所有的情感傷痛，緩解心靈的傷痛，甚至可以治癒身體上的一些病痛。

　　人體內在的能量系統，中國人傳統用「氣」來表示人體內至關重要的能量，當體內的能量流受阻或失去平衡的時候人就會生病。

　　研究發現：人體內有一種能量循環系統（經絡），這種人體電流是通過細胞組織之間的空間以及血管來傳遞，西方的研究證實經絡系統確實存在，而且具有控制和治療心理病症的主宰力量。

　　測量思維場療法的效果，對思維場療法效果最客觀有力的證據，是一種心臟疾病學的儀器——用來評估心率變異性的 HRV（心率變異性試驗，透過測定每次心跳之間的間隔數量變化，而反映出自主神經系統活動的情況）。

　　所謂心率變異性監測，就是在手上安裝一個脈搏感測器，並與心率變異性監測儀器相連接。實際上，心率變異性是我們監測自主神經系統最精準的工具。心率變異性技術觀測的不只心率本身，還包括每次心臟跳動的間隔。心率變異性越大，心臟的功能越好身體也越健康；平穩的心率變異

性則是一個危險的信號，表示高死亡率的可能。也可為一些生理和心理症狀（例如：長期的身體疲勞、抑鬱和厭食症）提供臨床線索。

## 二、具體做法

敲醒治療本能：如果要使心率變異性出現變化，以往只有靠運動，但要花費八週的時間進行密集鍛鍊，才能把 SDNN 數值提高 69%。跟任何治療方法相比，思維場療法可以使心率變異數數值更快提升。假設治療前自主神經系統離平衡點很遠，SDNN 指數也在危險的 16 分，但在經過一次的思維場療法後，SDNN 指數可升到 91 分，這表示自主神經數值就幾乎處於平衡點了。心率變異性圖顯示，壓力可立即消除。

### 1. 實務練習A：TFC

#### （1）調諧是關鍵

第一個步驟要求你刻意的去注意自己的心理困擾。換句話說，就是去想你希望改善的狀況。

#### （2）給苦惱打分數

一旦調諧好思維場，下一步你將要按照主觀困擾程度，將心理的混亂程度進行分級，十代表心情最壞，一則表示你沒有什麼不適。在治療過程中，要進行二到三次的評分，每次都應該要記下新的主觀困擾程度積分，以便結束時評估進展。如果治療進展緩慢，甚至停滯不前，可能就要接受「心理反向」的治療。

#### （3）輕敲

每個思維場療法都包括對特定身體部位進行一系列的敲擊，根據具體的心理不適症狀，在想著問題的同時，要做以下幾個動作：

- 用一隻手的兩根指頭敲擊眉頭的部位，位於鼻梁之上。敲擊五下，敲擊時要堅定而柔和，動作不要過重，但是要連續敲擊，這樣才能刺激體內能量的流動。

- 敲擊眼窩下部五下，該點位於眼球向下一吋，在眼窩底部的中間位置，臉頰上面，力道請不要過重以免引起疼痛。
- 連續敲擊胳膊下面幾下，大約在腋窩下面四吋與乳頭平齊的地方，動作要堅定。
- 敲擊鎖骨點，要找這個點（K-26），先用兩根手指沿喉部中間位置往下移，一直到鎖骨凹口中間位置。大概與男人打領帶的位置平齊。從這裡再往下移一吋，然後移向右邊一吋。敲擊這點五下。
- 敲擊小指點。這個點位於小指頭頂端，緊靠著指甲，也就是向著無名指的那一邊。敲擊五下。
- 敲擊食指點。它位於食指頂端，靠大拇指的一邊。敲擊五下。

做以上敲擊動作時，注意不要傷到自己，掌握好力道，要既柔和又堅定。

運用敲擊和一般思維場療法後，多數人的主觀困擾程度積分為一，顯示不適的感受已一掃而空，你可能不了解它，不過產生下降的結果是必然的。

## 2. 實務練習B：廣效系列

廣效系列是由一組九種快速治療法組成的，這些療法以敲擊廣效點來完成。把一手握成拳頭，找到手背上凸出的關節，然後用另一隻手的食指放到小指與無名指凸起處的中間，現在伸開手，把食指向手腕上移一吋，這就是廣效點了。你需要用另一隻手的兩根指頭不停的敲擊廣效點，每秒3-5次堅定且柔和的敲擊，循著九步驟每次敲擊五到六下，以下是九步廣效療法：

（1）張開眼睛。
（2）閉上眼睛。
（3）張開眼睛，並把眼球轉到左下方。
（4）把眼球轉到右下方。
（5）按順時針或逆時針方向轉動眼球一圈。

（6）與上述相反的方向轉動眼球一圈，休息一下。

（7）哼出一段調子。

（8）數出一到五的數字。

（9）再哼出一段調子。

為什麼眼睛要轉動呢？因為眼睛是大腦的延伸，每個眼部運動都可以使大腦的不同部位受到刺激，這有助診斷出病人壓抑的紊亂。敲擊廣效點的同時移動眼睛，可以消除紊亂，即減輕或解決心理問題；而哼調和數數字分別是用來刺激大腦的左右兩邊，右半部同時接受哼調與敲擊療法的刺激，而左半部則接受數數字和敲擊療法的刺激。注意，在做九步廣效療法時，要不停的敲擊廣效點。

### 3. 實務練習C：從地板到天花板的眼球轉動

這是一般思維場療法中的最後步驟，此法是在主觀困擾程度有一定程度的降低後才使用，這時病人的積分多是一或二，利用從地板到天花板的眼球轉動，可以進一步的鞏固效果。記住眼睛是大腦的延伸，一開始先把頭部姿勢擺正，先把眼睛往最低處望，然後眼睛再以直線向上望時，連續敲擊廣效點。這動作應該只持續六到七秒鐘，經過以上的眼部運動後，大多數的人會感覺到他們的狀況進一步獲得改善。

### 4. 實務練習D：心理反向

如果你沒有獲得進步，那可能是因為心理反向所引起的，也就是說，體內的能量流動倒轉了方向，或是受到阻礙。如果你自覺心理上有負面和自我排斥的態度或自虐行為，這可能是你具有心理反向的訊號。

☆心理反向的治療

（1）找到所謂的心理反向點的位置。它在手掌的外側邊緣位置，大約位於手腕與小指根部連線的中間位置。

（2）用另一隻手的兩根手指敲擊這個點五次。

做完這個治療後要重複治療的敲擊動作，然後打分數；如果矯正了心

理反向後，那就要重複主要的治療方法。

☆微型心理反向

　　如果在主觀困擾程度的分數降到三分或四分時，即使再採用治療方法也降不下來時，就可以採用這種矯正法，也就是當你有進步但卻達不到最佳的治療效果時，你就可以使用此法，步驟同上，只是在第二點改敲擊心理反向點十五次，方法詳列如下：

　　（1）找到前文提到的心理反向點。它在手掌的外側邊緣位置，大約位於手腕與小指根部連線的中間位置。

　　（2）用一隻手的兩根手指敲擊這個點十五次。

　　只要存著心理反向，思維場療法（包括任何療法）便不能把主觀困擾程度降低，所以我們要利用矯正法消除心理反向情形，這將會幫助我們在應用思維場療法時解決這個問題。

## 5. 實務練習E：鎖骨／呼吸法

　　如果在結束上述療法，主觀困擾程度仍然無法降到一分，這時還有一個方法可以解決，這方法包括五種呼吸方式和一系列觸摸與敲擊的動作。

　　呼吸的步驟：（1）正常呼吸。（2）進行一次深呼吸，然後屏住氣。（3）吐出一半的氣，然後屏住氣。（4）吐出剩下的氣，然後屏住氣。（5）吸入正常值一半的空氣，然後屏住氣再吐出氣。

　　觸壓的步驟：在進行觸壓動作的同時，配合上述呼吸技巧。（1）兩根手指觸壓其中一個鎖骨點，另一之手敲擊剛剛那隻手的廣效點。敲擊要快，在上述五個呼吸步驟的每一個點中完成約五次的敲擊。（2）同上，換另一個鎖骨點進行上述敲擊與動作。（3）彎曲觸壓鎖骨點的手指，用指關節碰觸第一鎖骨點，同時敲擊這手的廣效點，同樣的別忘了呼吸。（4）再以手指的關節觸壓另外一個鎖骨點，步驟如前。（5）現在交換一隻手進行觸壓和其他動作，順序同 1.2.3.4 點。

　　以上總共有四十次呼吸和四十個觸壓的動作。

備註：

1. 如果使用思維場療法沒有獲得想要的結果，那是因爲有些病例可能需要進行不只一次的思維場療法。

2. 心理反向的危險性：心理反向常有明顯的跡象，就是會經常把字母或是數字的順序顛倒，也可能把方向搞混，還有把某些動作搞亂，都會呈現相反的狀態。心理反向可能還會導致一種消極的態度，或一種破壞性的情緒。

3. 身體毒素（不健康食物）的威脅：毒素是眞實的毒，它並不會讓你致命，但卻會破壞身體的平衡，威脅到我們的健康，它會使體重增加或是極度勞累等等，如果可以發現並遠離這些東西一段時間，那體內的能量系統就能進行治療，而不至於產生不良反應了。

# Q37、仁神術（馬麗伯麥施特，2015）

仁神術是日人村井次郎於 1912 年創立，傳給美國人馬麗伯麥施特，並於 1963 年開始在歐美教學傳布推廣，原意是自我治療的生命能量、藉由按摩及呼吸，形成身體堵塞處之能量以橢圓形的路徑，並由上往下再由背面往上移動，並在上下左右之間形成一個互補的 X 型通道。身體兩側各有 26 個不同安全能量鎖（SEL），身體失調時，能量堵塞，便會自動封鎖而出現各種疾病症狀——呼吸，特別是覺察、感恩、觀想與宇宙合一的呼吸，可自動協助身體能量恢復流動。

# 一、仁神術：人體26個安全能量鎖（ESL）

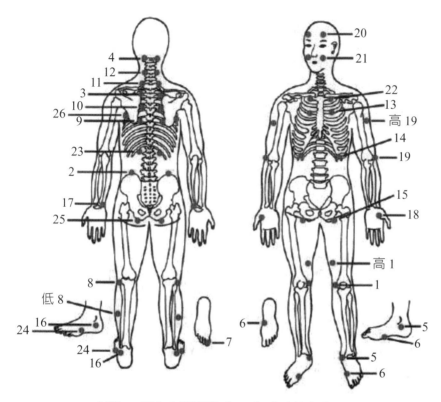

人體 26 個安全能量鎖（ESL）之功能與代碼表

| 協助改善 | SEL | 協助改善 | SEL |
|---|---|---|---|
| 頭部 | 1、7、16、18 | 失眠 | 4 、18 |
| 呼吸 | 1、2、3 | 眼睛 | 4、20 |
| 頸部 | 11、12、13、16 | 耳朵 | 5 、20 |
| 情緒平衡 | 12、22、23、24 | 髖部 | 6、9、11、14 |
| 胃口 | 13 | 平衡 | 6、20 |
| 腦 | 23 | 筋攣 | 7 |
| 腹脹 | 1、15、17 | 思緒清晰 | 7、20、21、25 |

| 協助改善 | SEL | 協助改善 | SEL |
|---|---|---|---|
| 腹部 | 1、15、23 | 排泄─肌肉 | 8、16 |
| 體肥─頭暈 | 21 | 生殖 | 9、13、16、17 |
| 顫抖 | 24、26 | 腳裸─足 | 9、15、17 |
| 消化 | 2、5、7、19 | 手臂 | 9、11、12 |
| 腿部 | 2、9、11、15 | 手腕 | 9、11 |
| 骨盆 | 3、8 | 心臟 | 10、15、17 |
| 感冒／發燒 | 3 | 循環 | 10、23 |
| 喉嚨 | 3、4、10 | 甲狀腺 | 14 |

## 二、內臟、情緒與仁神術

| 數目─內氣代號 | | 時間 | 季節─情緒─位置─疾病 |
|---|---|---|---|
| 2 | 肺─憂鬱 | 4-6 點鐘 | 氣喘─食指尖<br>左邊 K-26 處（S22） |
| 5 | 大腸─悲傷 | | 急診<br>右後方肩緊頸交接處（S11） |
| 7 | 胃─憂慮 | 8-10 點鐘 | 夏─兩邊大拇指<br>脈走前左半身─左大腿內─右小腿背─<br>跨接 S22（K-26）& S21（臉頰） |
| 7 | 脾─同胃 | 10-12 點鐘 | 食物中毒 |
| 3 | 心─偽裝／勉強 | 12 點鐘 | 心臟病<br>左手 S11（左肩背）右手握左手腕─同側 |
| 5 | 小腸─緊張 | 2-4 點鐘 | 腸躁症<br>左 -S11（左肩頸交叉處）─右 - & S13（胸<br>腔正右第三肋骨） |
| 5 | 膀胱─恐懼─<br>任何堵塞 | 4-6 點鐘 | 握雙手食指／／左手放恥骨─右手握左腳<br>小指─反向同 |
| 555 | 徹底絕望─<br>橫膈膜不流通上<br>下能量 | 8-10 點鐘 | 左右手交叉抱胸之位置<br>S14（胸椎底）& S19（對側手腕外側彎處） |

| 數目—內氣代號 | | 時間 | 季節—情緒—位置—疾病 |
|---|---|---|---|
| 5 | 肚臍能量—停經症狀 | 10-12 點鐘 | S19 & S20（眉上方）左手放右 S20—右手握左手軸外彎處 |
| 8 | 膽—抉擇 | 12-2 點鐘 | 左 S12（頸椎中央）—右 S20（眉上方）偏頭痛 |
| 6 6 | 肝—靈魂身體相通 | 2-4 點鐘 | 左手 S4（頸椎頂顱骨下方）—右手 S22（鎖骨下方）握中指—癌末 |

## 三、日常生活恢復活力

| 能量 | 器官 | SEL |
|---|---|---|
| 前上升 | 脾—精疲力盡 / 嗜甜 | 左尾椎—右 / S5-S1-S14-S13-S22（K-26）左側作法相反 |
| 前下降 | 胃—紓壓 / 腹脹 / 過敏 | 左手放右頰 S21—右手放 S22-S14-S23（後背胸椎尾）—左 S 高 1（大腿內側）—左低 8（小腿外側中）S8（中趾）—左側作法相反 |
| 後下降 | 膀胱—排泄 / 清除頭—背—腿—坐骨神經痛 | 左手放右耳頸椎間之 S12—右手放尾部脊椎—承中（膝蓋背部中央）—S16（腳裸）—小指（拇指和手指握住）—左側作法相反 |

## 四、基本保健練習

| 頭 | 頭痛 / 坐骨神經痛 | 前額 / 腳裸外側 S16—後腦杓 / 拇指的 S18—偏頭痛 / 同時按住 S16&S18 |
|---|---|---|
| | 頭昏 | 手抱頰骨底部的 S21 |
| | 昏倒 / 失去知覺 | 手抱顱骨底部的 S4 |
| | 記憶力 | 右手放頭左手放眉心 |
| | 失眠 | 拇指底部之 S18 |
| 耳 | 鳴—聽力障礙 | 握無名指—肩膀的 S11& 反向側胸的 S13 |
| 眼 | 過度 | 後腦杓的 SEL4—反向側頰骨的 SEL21 |
| | （腹—水）腫 | 交叉雙手—按膝蓋內側 SEL1 |
| | 腹瀉 | 右小腿的 SEL 低 8 |
| 鼻 | 竇 | 交叉雙臂放在手臂彎處 |

| 牙 | 痛 | 握反方向側邊之食指 |
|---|---|---|
| 口 | 打嗝 | 手放在耳垂後方—S12 的橫向位置 |
| | 免疫系統 | 上背部的 S3—同側腹股溝的 S15 |
| | 昆蟲咬傷 | 左手放傷處—右手覆蓋其上 |
| 頸 | 緊繃 | 手放頸部的 S12—並按尾椎 |
| 肩 | 緊繃 | 手放在肩膀的 S11—同側腹股溝的 S15 |
| 心 | 慢性疲勞症候群 | 手放腰背兩處 S23 |
| | 憂鬱症 | 鎖骨下方之 S22 和反側腰背部之 S23 |
| 胃 | 灼熱 | 胸骨底部 S14 |
| 肝 | 暴怒 | 兩個大腳趾的 S7 |
| | 生育力—陽痿—經期緊張 | 兩胸左右之 S13 |

## 五、西醫治療時能量急救的方法（雷久南，1992-2012）

　　中國、印度和許多傳統醫學以及同類療法醫學都可稱為能量醫學，現代西方醫學則屬機械醫學，這兩個體系的思維方式有許多不同。各有所長如何互相配合，彌補欠缺是一門很深的學問。在醫院急救過程中更需要能量的滋補和提升，來應付檢查因治療所造成的傷害。

1. 手腳和七光輪是能量的重要輸入點，在急救上手心和腳底的湧泉穴尤其重要（湧泉穴在腳心上半部），湧泉穴能補腎氣（精氣）有穩定心跳的作用。住北半球的人，以順時鐘方向用手掌按摩手心和腳心。會用能量管或鍊子的人，可以一手接觸腳心或手心，一手讓鍊子自動左轉或右轉，左轉是排除汙染的氣，右轉是補氣，一直到感應鍊子自動停下，體力特別虛弱的人可能需十多分鐘才調好，如果鍊子不動則表示此人不需要補氣或排汙染。依據需要手心腳心的滋補一天可做多次，危險期間則可不斷的做。

2. 按摩氣場也有修補氣體的作用，做的人站在平躺的病人旁邊，手掌（左右都可）在身上方一兩英吋高度，順時鐘方向旋轉按摩，尤其在七輪的位置，多轉幾次，從頭部上方到腳部上方全身氣場按摩。住南半球的人

則以逆時鐘方向按摩。如果病人濁氣很重（如 X 光、藥物、農藥汙染）則用逆時鐘（北半球）方向清洗氣場，將濁氣扔到鹽水中或鹽中。再用順時鐘方向補氣。

3. 脾胃不好的情況下要輸入能量到肚臍區，左手中指輕輕放在喉嚨位下方凹進去的地方，右手空心掌放在肚臍區。五分鐘後輕輕的做半月形按摩，連續做七天。要提高脾功能可站在病人的左側，右手按右腋下，左手放在肚臍上方，做五分鐘，每天做一次連續七天。第一天後病人可能會排出酸味的黑便。

4. 七個光輪之間，正常情況下能量會互相流暢無阻，但在受傷後或躺著太久的情況下，某些輪的能量不流暢，使身體的功能無法正常運作。此時可靠旁人協助接上。做的人站在床的一側一手在頭頂的上方，一手在海底輪上方（生殖器官上方），離身體一兩英吋高，靜靜的站著五分鐘，此時手心可能有熱、麻或抖的反應，兩手輪流移動位置，讓每一個光輪能量互相流通。譬如左手停留在頭頂上方，右手可移動到丹田上方、肚臍、心、喉嚨和前額，或右手在海底輪上方，左手可移動到前額、喉嚨、心、肚臍、丹田上方，各處停留三到五分鐘，做完一個位置再換到床的另一側換手再做，此時右手在頭頂上方，左手在海底輪上方，看病人的需要一天做一次或多次。

5. 如果住院期間，有照 X 光需排除輻射，Hanna Koreger 分享的方法是用牛皮紙袋裝鹽，在身體的四周清掃氣場，如果 X 光照的多，需換幾次鹽，除了來回的用裝鹽的牛皮紙袋在上方清掃，也需用逆時鐘方向將輻射掃出來，從靠近身體部位到離得遠的氣場都要掃淨。甚至於可站在椅子上清掃，因為人的氣場可高至天花板。

6. 食物上的調配，選擇沒有農藥汙染的有機食品。病人和老人的胃口有時像嬰兒，需以清淡溫和的食物為主，並且溫度應在體溫以上，避免冷的食物。有時牙齒不好或沒有力氣咀嚼也要將食物打碎。在主食上可以用文火炒熟的穀類磨成粉，再用開水或菜湯沖泡，喜乾一點以三倍的滾水，喜稀一點以四到五倍滾水，與粉沖在寬口熱水瓶裡，放十分鐘左右再吃。

以下提供幾個配方：大麥、燕麥、蕎麥同等份炒熟磨成粉，吃時可加一點味噌、有機油類如芝麻油、橄欖油等，也可加點酵母粉、南瓜子粉。大麥入腎，較適合配鹹味。米類可用糙米（長和短）、糙糯米、小米、薏仁加少量芡實、山藥、蓮子文火炒熟磨成粉，同樣沖泡米類可鹹可甜，甜味用紅棗、蜜棗。米食外可配青蒸荣類、根類，看體質也可用溫水沖稀果汁、蔬荣汁、高能量蔬荣湯。核果類可先泡水再食用可打成奶。多醣類對修補身體有助，目前市面上有從香菇米提煉的也有從蘆薈提煉出的，白木耳、紅棗、五味子、枸杞等一些傳統食物也是多醣類的來源。這些都可適量的補充。如果病人有服抗生素，則需補充友善細菌，也可將其調水擦在身上，體力極度虛弱的人，可泡營養澡七天或用人奶、羊奶或牛奶擦身，一天一次連續七天。

7. 營養澡的泡法是將一杯牛奶，一個雞蛋（沒有抗生素、荷爾蒙、無受精的）、一個檸檬壓汁調配一起，倒入澡盆，用手以畫 8 的圖形與水混好，泡十五分鐘左右（極虛的人從五分鐘開始）泡完之後，將水擦乾穿上睡袍蓋被睡三十分鐘，七天中每天最好是在同樣的時間做。

如果在醫院已掛點滴營養液管子，可將鹽水營養液的能量提升，用能量器或水結晶能量器觸碰容器，也可觀想金光、白光、綠光、藍光等加持液體，有宗教信仰的人，可依自己的方式加持如佛教徒可誦大悲咒、六字大明咒藥師佛咒。

照顧病人的人如能保持樂觀安寧的心，溫暖的態度對病人的康復有很大的幫助，以安慰鼓勵的語氣提醒病人平常的修心方法。本來生死無常，每一個人隨時都可走，保有安詳寧靜的心很重要。

## Q38、零極限 —— 念力增福法（喬·維泰利、修·藍博士著，2008）

此書內容由一個心理醫生的特殊療法而起，以「我愛你」、「對不起」、「謝謝你」、「原諒我」等簡單的四句話為始，讓心處於歸零的狀態，從而可神奇地改變自我的心態、眼光乃至於面對人生的方法。

## 一、透過荷歐波諾波諾形成的大我意識—對個案的問題百分之百的負責

與一般治療師的觀念不同，為了解決問題，治療師必須願意對製造問題的個案負全部的責任，而非源自個案。

## 二、透過大我意識訓練教導人們自己是誰、何時解決問題

雖然說是治療，但起頭部分更適合以訓練稱呼，讓當事人先初步了解自身的想法如何造成自己與週遭親友間的問題，學到問題的根本以後再談解決。對於這部分又看到要讓學員對自我生命中一切能負責的肯定。

## 三、每個人都有著「過往遺憾的悲嘆」，對此需要的就是恢復大我意識（簡稱SITH），回到與神性智慧調和的自然韻律

## 四、荷歐波諾波諾其實很簡單，所有問題都來自思想，但產生思想並非問題所在

需要的是放下問題。神性會中和或淨化痛苦的思想，這就是荷歐波諾波諾的第一步。而進行荷歐波諾波諾的時候，並不需要知道問題或錯誤是什麼，只需要覺察所經歷的任何問題，並且開始清理，說「對不起，原諒我」。任何一個願意百分之百對自己負責的生命，都能自疾病和問題中解脫。

## 五、無論何時想改善生命中的任何事物，只需要探求內在

每一瞬間有一千五百萬位元的資訊產生，但我們的意識只能處理其中的五十位元。所以對於任何時刻發生的事情，我們能做到的就只有相信生命中每件事情，負起百分之百的責任，並且清理自己，當自己清理完以後，世界也會變得清靜。無論當下我們的靈魂發生了什麼，它也同時發生在所有靈魂裡，這也就是為何清理了自己也能影響到他人的原因，而當我們要感謝這一切的時候，用神性的語言、行為來回應，也就是最簡單的一

句話「我愛你」。

## 六、透過表達對每個人的愛，透過請求原諒，原諒過去、現在 甚至自己上一輩的錯誤行為

討厭的事物總是會以各種形式出現，要接手這些事情起頭總是困難，與其問：「爲何是我？」不如改成：「我有責任完善地結束它。」試著把自我當作最珍貴的禮物，誠心請求「原諒」。原諒的對象可以是每個人，也可以是自己。

## 七、去愛所有事物，當你愛它，它就會發生變化

如果你認爲抽菸有害，它就會是有害的。一切好壞根由的變化都起源於思想，而最偉大的治療對策就是愛與接納。不要讓健康的主觀意識讓自己太過偏執，清理這樣的思想，只要「愛」並且理解這單純是願意爲負責的東西所發起。

## ▎結論

簡單的話語確實在許多時候會像魔法般神奇，四句話：「我愛你」、「對不起」、「謝謝你」、「原諒我」，是世上最有效的起死回生神藥，請試試看！

# 第九章 曼荼羅與個體化

## ▌前言

本章的兩個提問，將說明曼荼羅與個體化的靈性連結。

## Q39、曼荼羅

### 一、定義與內涵

蔡東照所作的《神祕的曼荼羅》一書中（2007）指出，坊間所稱的曼陀羅，其實是指一種有毒的草花，曼「荼」羅這個字才能代表唐朝出現的佛教術語。《佛光大詞典》中也說：曼荼羅，梵語 Mandala，意指圓中帶方或方中有圓的壇城，內有種種菩薩或佛教山水（三十三天），代表修行輪圓具足的保護或庇佑之象（p.18）。簡單含意就是「神聖空間」。由於人體器官亦包含金木水火土種種材料；故廣泛而言亦可把人體視為是一種曼荼羅之具象化呈現。

榮格曾自述：「每天早上，我都在筆記本上畫一個小圓形圖，也就是輪圓來反應心情。我也逐漸發現原來輪圓正象徵著我們內在本質我與性格的全部。」

後來榮格採用梵語 Mandala〈曼荼羅〉一字，來形容這個圖形。西藏的曼荼羅繪製則融合了圓形及四方形，再加上數字、象徵及圖案等排列。來作為冥想默想的視覺輔助工具；同時西藏人也將曼荼羅作為往返各種意識狀態的路徑。艾丁格（Edinger）表示，心靈生活終其一生均處於「自

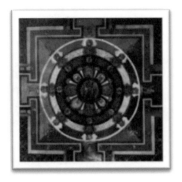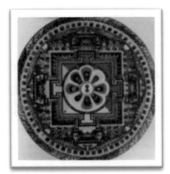

我—本我分離」及「自我—本我結合」的循環關係中。而曼荼羅的圖形則反映了「自我與本我」的分—合模式。何長珠的實務經驗則發現：三小時連續安靜默語（關掉一切與外界之聯絡）的繪製結構性曼荼羅繪畫之本身，可以協助當事人進入一種絕對專注之狀態；因而獲得類似 $\alpha$ 波的心理平靜之體驗，是現代人迅速「自我療癒」之良藥！！

## 二、曼荼羅與藝術治療

藝術治療師凱洛格（Kellog, 1970- ），首倡將曼荼羅作為個人成長的工具。她分析及詮釋了約兩千幅的曼荼羅後，將曼荼羅大圓系統的原型階段分為十二期：（1）空無期、（2）喜悅期、（3）迷宮期／螺旋期、（4）開端期、（5）目標期、（6）矛盾衝突期／蛟龍相爭期、（7）圓內外加四方形期、（8）自我功能期、（9）結晶期、（10）死亡之門期、（11）分裂期、（12）超越狂喜期。要注意的是，這 12 階段的週期會在每一個生命階段中，週而復始的循環出現。因此企圖比較個人的曼荼羅繪畫與他人畫作在分期上的好壞高下，其實並無意義；更重要的是自畫作所屬的分期中，了解個人當下的心理狀況與情緒。以下是試定義與圖形舉例之說明：

1. 空無期：本階段象徵宇宙中黑暗與光、善與惡、男與女區隔的時刻。
　　「空無」是指我們從精神邁向物質，開始平衡人性對立衝突的初始階段。

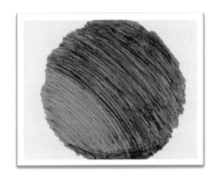 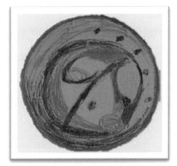

2. 喜悅期：是一種喜悅的連結及包含一切的狀態。本階段的人格心理閒
　散，習慣被動地享受宇宙中的種種樂趣。而且其曼荼羅色彩多爲藍色、
　黃色、淡紫色及粉紅色。

3. 迷宮或螺旋期：階段三的意識是清醒的、
　直觀且集中的。是個體化意識達到巔峰過
　程之始。有了一種嶄新的認知，但還是
　缺乏軌跡明確的能量。迷宮期的曼荼羅呈
　現螺旋形圖案，且往往是象徵春天的淡色
　系，例如：淡藍色、淡紫色及粉紅色。象
　徵不斷生長的植物或藤蔓的綠色螺旋形，
　則是常見的圖案及顏色。

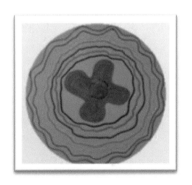

4. 開端期：第四階段的人喜歡得到嶄新的、年輕的及仁慈親切的照顧或教
　育，自戀及執著心態頗爲常見。這是嬰兒期的心理空間。往往會出現諸
　如：一點、一個圓、一個胎兒或一個正三角形的一個中心。

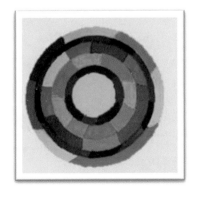 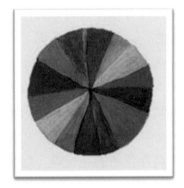

5. 目標期：本階段的意識反映出本我的認知：不明所以的以為自己正在受苦。面臨階段五的人，感到脆弱、憤怒、氣憤、偏執及焦慮。創作的曼荼羅類似一個標靶。許多顏色及圖形所組成的同心圓從曼荼羅中心向外發光、照射。

6. 矛盾衝突期 / 蛟龍相爭期：相爭的蛟龍象徵父母的形象。可能會有被迫面對生活中的矛盾、且必須忍受內心二元對立的緊張衝突。第六階段的人創作曼荼羅，多會出現一分為二的圖形。

7. 圓內外加四方形期：本階段的特徵是自我已完全建立。具有學習、計畫去愛的能力。因此，得意與自負頗為常見。其曼荼羅圖形具有以數字 4 為特徵的圖案設計；如：十字形、四方形星形及具備四片花瓣的圖案均頗為常見。第七階段是大圓系統的樞紐，人們開始根據自己的價值觀而活，是驅策我們完成個人使命的力量。

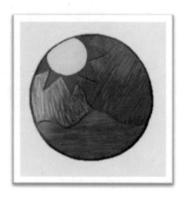
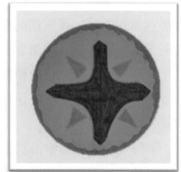

8. 自我功能期：積極地參與現實生活且樂於工作。往往會創作具有如五角星圖案或五片花瓣之花朵圖案的曼陀囉，「卍」字也頗為常見。

9. 結晶期：創造活動已接近完成的階段。曼荼羅多傾向為可愛的、互相對稱、協調的圖案，其中還涵括大於「4」的偶數，如六角星或八片花瓣的花朵等，是耀眼且靜態

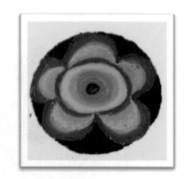

的手法。

10. 死亡之門期：中年危機是階段十典型的事
件，失落感、憂鬱及絕望在此階段頗為常
見。曼荼羅中，往往會出現暗指精神之
苦的十字架，而曼荼羅的各象限顏色之不
同，則象徵分裂之意象。

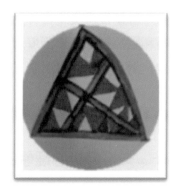

11. 分裂期：是一段恐懼、困惑、無意義及迷
惑的時期。本階段所產生的心理不安可能
會導致身體的不適。圖案看起來像切片的
派，且每一片的顏色均不同。曼荼羅的內
在色彩偶爾會是層層相疊。

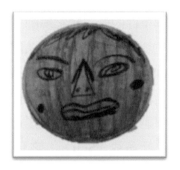

12. 超越狂喜期：代表欣喜返家，分裂的自我
得到嶄新的重組。本階段所創作的曼荼羅
象徵光源。常可看到用聖餐杯或其他容器
接收從上方注入光的曼荼羅；人體保持手
向外伸展的姿勢及飛翔的鳥也是常見的圖。

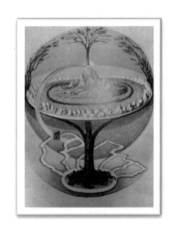

　　總結來說，以上所提供之圖形只是一種協助了解用的舉例，雖然 12
期可作為個人了解自己目前心理狀態與功能之參考；但使用時如同其他表
達性藝術治療媒材一般，一方面解說者要受過適當之心理解釋方面之訓

練，俾便提供文化與神話相關基礎之象徵；另一方面，主要亦需保有說故事和聽故事的敘事治療之立場，才不至於過或不足的詮釋與催化當事者的內在潛意識與意識對話之脈流！

# Q40、榮格的個體化與轉化

## 一、榮格分析心理學的靈性觀點

　　榮格認為潛意識的形象不是由意識產生的，其完整性是所有生物和精神事件的真正精神導師；他對於潛意識的觀點，是把它當作真正的自己，並認為意識雖然會協助個體在社會上的生活，卻也是阻礙個體靠近潛意識的最大幫兇。也因此，何長珠（2013）才說：人類的最大限制或資源，就是自己的意識。基於此種立場，榮格學派分析心理之目標乃在於協助個體穿過重重意識阻礙以接近自身的潛意識，從而挖掘回復到自性之靈性或稱「統合我（Self）」之存有。謝政廷、施玉麗則認為（2009）榮格的心靈結構依其可被覺察的程度之由淺到深，可分為三個部分，

　　　　（1）個人意識（personal consciousness），或稱日常的覺察意指人能觀察並記錄外在與內在世界活動的狀況（朱侃如譯，1999）。幫著當事人能用符合社會期待的方式去生活，融入於社會中。以佛洛伊德的冰山理論而言，即為浮出水面的 1/7 部分，通常是當事人也不能自我覺察的部分，只有在做夢、說溜嘴或詞不達意時，才會部分的洩漏潛意識資料。

　　　　（2）個人潛意識，類似於佛洛伊德的前意識概念，這裡容納所有生命中受到壓抑的內容，包括無法自覺之幼年創傷。藉著存放越來越多的經驗之後，相似的內容會形成「情結」（個人特有的情緒反應感受，如憂鬱、焦慮、計較公平等）（何長珠，2013），並在遇到與過去類似狀況時產生自動化之感受反應，使個體在困境中越陷越深。若能了解自己情結產生的原因，就能使意識能量恢復平衡、並為成長提供必要之靈感。榮格更相信情結不一定只來自我們童年與成年的經驗，也可能來自遠古

祖先遺留下來的記憶，那些包含在集體潛意識裡的種族遺產（Schultz, 1997; Schumacher, 1977; Casement, 2004；呂應鐘，2003；何長珠，2013）；此種觀點，華人家族排列也從實務中得到印證：發現祖先未竟事務往往會以影響當事人靈魂議題之方向與方式（形成生命終極神話），現形為今生之「情結」。

（3）集體意識，意指內在具有共同價值與形式的世界性存有經驗（Hall, 2006）。也是有史以來，沉澱於人類心靈底層的、普遍共同的本能和經驗遺存（趙金貴譯，2001）。集體潛意識的內容又稱原型（archetype），其原始字義就是最基本的印模或模式（梁信惠，2001）。原型又具有製造象徵的能力（楊素娥，1997；Eastwood, 2001），能創造各種不同的象徵與意象，而讓人在生活中重新得到體驗（Jung, 1967），甚至還會有文化與個別之差異。一般人可透過象徵來察覺、了解原型並獲得新的覺察與力量（謝政廷、施玉麗，2009）。但原形和象徵間之關係（如神和其定義），因為存在於人類的潛意識中難以察覺，往往形成為僵化思考之衝突。榮格曾說明意識和個人及集體無意識之間的關係，就如海島最底部是海底，而海底的陸地與水面上之島嶼與其他島嶼之間仍是有相聯的，這就是**集體無意識，它影響著全體人類的意識**（呂應鐘，2003）。榮格認為理解集體潛意識的方式是一種透過曼荼羅、沙遊、夢及積極想像等象徵、方可體悟的個體化歷程。同樣這也代表個體可以透過了解自身的集體無意識，來理解與協助解決當事人的種種心理或情緒議題。幾乎可以說：探索潛意識，就是一個人個體化歷程的整個寫照，當最後的統合我終於出現時，當事人也往往將近走完其一生中靈魂轉化成靈性的旅途──天人合一的狀態或慈悲心之體現，便成為其最貼切的的印證！

## 二、個體化的定義

個體化（individuation）：依據榮格觀點，個體化的定義是：人格分

裂來自於「意識」與「無意識」的分裂，調和此分裂的中心即是「自性」／心靈最高的指導中心。因此，「個體化歷程」即是將原本「二元的心靈」整合為一「動態平衡」的整體之過程。容格並認為人類帶著與生具有的原型、用意識及無意識層面與主要照顧者互動而逐漸成長，也在這些經驗中展現情結；一般來說，個人前半生的課題多半在於對外在世界之掌握，無論是學習、工作或人際關係的認同感（這種狀態亦可稱之為「社會我」。但在三十五歲至四十歲左右，一個新的心理轉向心靈之歷程（又稱「心理我」及「心靈我」）開始顯現，之後根本的個人（靈魂）議題變得重要，個體化歷程也開始成形（Kirsch, 2013）。

　　許多學者亦都曾針對「個體化」進行研究。張倫琪（2005）提到個體化在嬰兒期、青少年期、成年期及中年期都在發生。Mahler（1975）發現照顧者正向的形象。但內化後，對於安全感的形成及日後人格發展都有重要的影響（劉修全，1999）。Blos（1967）認為個體在青少年時期會經歷第二次的個體化歷程；以發展出自己的核心人格和自我認同。S. Akhtar 提出「第三次個體化」是指成人期前期（約 20 歲到 40 歲之間）的自我認同以及自我和客體之間的關係。Colarusso（1997）則提出「第四次個體化」，認為在成年中期（約四十歲到六十歲之間），其表現為個人能夠接受身體逐漸老化，並且體驗到分離與失落是不可避免的存在議題。

　　上述的個體化歷程，指的都是與客體關係分離的個體化。其功能在於讓個體的身心更加完整。但有別於上述學者以時期為焦點的研究，榮格本人之詮釋，則賦與更深刻之意涵。

## 三、個體化歷程

　　榮格如何定義個體化？在《人及其象徵：榮格思想精華》（2014）一書中，他直接以心靈成長的模式為標題，說明了個體化並非單指和客體關係分離的過程。而是一種動力、驅力，有時在生命的某個階段甚至像是一種強制命令──來自無意識的要求，要求個體去體現完整的自己、變得更為真實（黃璧惠，2012）。

　　由此可見和重要他人分離只是個體化的第一步，為讓自己更完整，更

需要的是和自己的無意識對話並且進行不斷的解構與再構。以下進一步說明之：

　　個體化是一個解構／重構之運動─分離和結合的歷程。首先，個體需要將自己從小到大在無意識中建立的各種認同結構予以鬆動，以解除個人社會性的人格面具。這叫分離。分離包含兩個部分，第一個是分解個人對心靈之外的現實角色或內容所仿製的認同，解除在個人歷史中隨時間累積所建立的認同習性；二是分離奠基於心靈本身最原初及最重要的人物與對其內涵的認同，將自己和原型意象與幻想區分開來（Murray, 2012）。讓自己看到信以為真的價值，其實只是家庭或生活經驗影響所造成的假象真實之結果。

　　個體化的第二個動作是合體，合體也分成兩個部分。第一部分是仔細將分離出的人格面具、原型、各式心靈素材及自己不願意接受或過分認同的部分，重新再整理一次並給予新的意義。換言之即是對自己內在的陰影加以整合、並因而增加覺察的敏感度。這意謂著承認自己性格的限制，同時也開始欣賞內在純真可愛或無賴之部分。第二部分是「同化無意識之內容」，榮格在 1916 年演講《無意識的結構》時，認為唯有當個人不再受到情緒及陰影控制，並透過積極想像開啓心靈中意識與無意識層面的對話，到代表整合二者對立面的統合「第三者」產生時；個體化才算完成；換言之，個體化的歷程涵蓋了靈魂、精神與肉體之統一。因而可視為是一種心靈成長運動之旅程（Murrary, 2012）。榮格分析心理學的具體作法則為（1）告解或表達；（2）詮釋（象徵或原型）；（3）教育（面具／陰影／解構與重構）；（4）轉化，走向個體化。

　　個體化也可視為是一種朝向「大我原型」的旅程，因為「大我」是所有原型意象的源頭與中心，是心靈整體的象徵，朝向它發展是心靈個體化過程的一部分，所以個體化最主要的目的應該是自我與大我的整合。關於這點，現代量子物理學家吳爾夫（吳捷譯，2007）的「新心靈物理學」觀點頗具參考價值，他認為：因為所有的生命都是幾十億年前宇宙大爆炸後逐漸演化而成的結果，因此在無意識中，總含有一個不斷的歸鄉需求與驅力。李佩怡（2013）則提到在個體化的過程中，首先要留意自己無法控

制的情緒，因為它代表「情結」已被觸動，並且對個體產生干擾。其次個人會「自發性」的採取步驟治療自己，自發性是發自內心就知曉某事的回應，這種回應源自於我們內心良知良能的指引。第三，可以去留意大我在心靈結構與意識中浮現的現象──所有的暗示、徵兆及夢，都是和大我連結的管道。最後，對於外在發生的事件，「順著流走」，留意及願意接納自然發生在週遭的經驗及所呈現的奧祕，是一種最理想的生命態度，就此可推測榮格也具有自然主義接納一切的價值觀。

## 四、個體化的靈性體驗

個體化的歷程超越佛洛伊德的精神分析與自體心理學的個人層次，而碰觸到集體無意識中的靈魂層面，因此個體化的歷程中經常伴隨著具有神性色彩的靈性經驗（黃璧惠，2012）。史丹·莫瑞提到個體化原則必需要包括靈性經驗做為核心特色，而榮格則認為靈性經驗本身即是一種半神祕性質的宗教經驗。獲得這種經驗的本身就足以說服一個人生命是有意義的，無須進一步的詮釋。因之，靈性經驗是一種「暗示」與「自明」，它只向有心追尋者彰顯，有一種更大的、非自我的力量存在於人的心靈當中，需要被接觸、發現與理解到，而最終是要將它意識化（何長珠因此稱靈性成長之歷程為「潛意識的意識化」）。

最早對靈性經驗進行研究的人是威廉·詹姆斯（1842-1910），他是在西方現代心理治療學尚未成形前，即對靈性治療進行實證研究的先行者，藉由蒐集大量宗教經驗的個案（包括密契經驗、修行體悟、靜心靈性等），並努力論證這些宗教性經驗如何帶來身心靈的療癒或人格和生命觀的轉化（陳玉璽，2008）。榮格把這些感受均歸納為「集體無意識的原型」（Murrary, 2012），他認為這些意象本身雖然很有意義，但是若能透過轉化整合至心理功能中，並能為意識所覺察，才會對當事人產生更深刻一層的意義。

## 五、個體化的方式

拉德米拉（2015）提到榮格認為：不同的病人需要不同的「語言」。

他也因此利用了許多方式來理解個體，包括夢的解析、沙盤技術、曼荼羅繪畫技術、積極聯想等。而這些理解的背後都是爲了同一個目的，就是找出個體的各式原型，使個人能夠接受並且進行整合。榮格自己則採用夢的分析與積極想像來進行個體化歷程，在榮格的治療實踐中，這兩個基礎性的方法一直被採用著。

## 1. 夢的分析

自人類有文化紀錄以來，即有做夢和解夢的記載：巴比倫、古埃及、印度、希臘到古中國，《聖經》、《可蘭經》與佛經等皆然，不過其重點均偏向生命吉凶禍福的暗示提醒（李燕蕙，2006）。1900 年代，佛洛伊德《夢的解析》才對於夢的解釋進入一個新時代，佛洛伊德認爲夢是壓抑心靈慾望或將無法進入意識的感受放棄至潛意識的結果。而榮格更進一步的將夢擴展到心靈的層次，認爲潛意識蘊含了人類心靈豐富的神話靈感，而夢境則是來自潛意識的使者。透過對夢境的探索，了解其象徵意義，可體會潛意識在精神轉換與發展中的內容和功能。換言之，心靈會透過夢境引導人們深入探索心靈，了解真正的本質我，而成爲一個完整的人（Von-Franz, 1990/2011）。

榮格更進而把夢分成五種功能（Jung, 1964/1999; Hall, 1983/2006；郭蕙寧，2013）：（1）補足心靈的缺失；（2）提供生命與心靈危機的預告；（3）蘊含重要的生命議題；（4）隱喻性的象徵語言；（5）個體化歷程。

歐文・亞隆曾說：沒有有效的解讀，夢是不會產生意義的，但若是正確的解讀出夢的意涵，生命便會有更深刻的呈現。個體化就是在當事人不斷的解讀與不斷的深入中才能產生。

## 2. 釋夢的觀點（郭蕙寧，2013）

（1）強調潛意識與原型：榮格觀點中，過往經驗的創傷所造成的負面原型之認同形成情結，導致意識的運作被干擾。透過夢境若能夠洞察出內在情結，進一步鬆動與解開，則能催化個體化歷程。（2）考量個人的

背景與脈絡：榮格強調在探索夢境時不應該離開夢者本身的生命經歷。
（3）辯證與整合：辯證意味著調停和協商夢者的心靈衝突與對立，整合代表著心靈能夠涵納正反對立面。二者之結合可望幫助人在分裂對立中找到平衡點，進而掌握眞正的自我。

### 3. 積極想像（active imagination）

#### （1）定義

積極想像是榮格心理學的核心方法與技術，是直接深入無意識並與之交流對話的方法與技術，也是一種對待無意識、整合意識與無意識的觀念與態度。其目的是使心靈漸趨和諧、完整的自性化過程（申荷永等人，2010）。

「積極想像意味著意象有自己獨立的生命，意味著象徵性事件的發展有其自身的邏輯根據。當然，這只是在你的意識和理性對此不加任何干涉的條件下才有可能。積極想像開始於把注意力集中在一個起點上，當我們全神貫注於頭腦中的一幅圖景時，它會開始動起來，意象會變得更豐富，還會變化發展下去，如果我們小心地不去干涉自然進程，無意識就會產生出一系列意象，完成一個完整的思維過程。」（Jung, 1986/1991）榮格強調積極想像中，意識能不加干涉地主動覺察無意識自主且自發的活動，是積極想象成功的關鍵（李北容等人，2012）。

#### （2）積極想像的運作歷程

榮格曾描述「積極想像」進行的重點在於：敘述一次自發性的聯想、形容一個夢、分析非理性的情緒、感情或諸如此類的內容，促使潛意識湧現，專注但客觀地觀察其變化，並且不遺餘力全神貫注而又認眞仔細地注視這種自發想像繼之而來的變化（Jung, 1977）。換言之，具體方法是聚焦在夢的意象或聯想人物的過程，努力地詳述和潤飾它們，並且有意義地利用潛意識內容和自我的理解，來成就創傷療癒的超越功能（黃宗堅，2007）。Von Franz（1978）將其步驟分爲（1）清空意識中的思緒；（2）喚醒無意識的幻想；（3）賦予無意識幻想以某種表達形式；（4）與這些無

意識內容進行對話。

　　總結來說：榮格認為人類的精神結構天生具有宗教意識和宗教功能，這代表著一種跟創造自我生命的宇宙源頭重新連結的渴望，如果這種心靈渴望不能得到成全，精神健康就會出問題（陳玉璽，2004）。而且心靈深藏在集體潛意識的各種宇宙精神和意識原型之中。但在兩極面向時常又常產生衝突，讓生命中充滿困擾，也因此個體必須要提升到更高的意識層次，發展出足以包容兩邊的第三者。這就是個體化歷程之貢獻：從衝突走向和諧，由分裂恢復整體的一生之旅程。

## （3）心靈的超越功能

　　榮格提出，在讓個體邁向真正的成熟過程中，超越功能（transcendent function）是非常重要的（李佩怡，2013）。Minulescu（2015）即表示超越功能具有心靈轉化（transformation）的效果，能創造出心靈結構中的新觀點。超越功能具有鬆弛意識與無意識之間的對立衝突之作用，意識在拉扯中會自無意識心靈中浮現出一個調和衝突的心靈意象，在此意象中，對立的狀態得到一種整合與含納，使愛與恨、依賴與獨立等分裂力量有了意義性的連結，個體因而產生新的統合觀點。榮格因此認為，生命在時間之流中是透過「意識」與「無意識」不斷地相續相成所形成的。因此當「意識」或「無意識」出現了對立的情形時，即會在無意識中進行「個體化」歷程。但這個歷程的意象通常是象徵性的，如果透過塗鴉、繪圖、內在對話、積極想像等表達性媒材的運用，就能夠協助將衝突的象徵以視覺化的方式具體展現，從而促進心靈對立的整合（李佩怡，2013；Hill, 2015; Kreinheder, 2005; Minulescu, 2015）；此外，榮格也認為宗教經驗中的「神入一回到自性」（與神合一的萬福感或超級寧靜）之狀態，亦有助於達到這種「內在經驗的完整性」，這裡所說的完整性則是一種在「內在經驗」中的「自我（ego）」意識化的回歸，回歸於原初的「自性（Self）」（陳俊松等譯，2011）。榮格認為天主教的彌撒儀式，讓個體的心靈在過程中獲得「意識」及「無意識」的整合。因為在此過程中的「象徵物一神」同時也是個體「無意識投射」及「意識認知」的對象，因此彼此在一個客體

中經由「儀式」的過程進行轉化並得到人、神和自然合一之經驗。

　　總結來說，莫瑞・史丹（黃壁惠等譯，2012）認為：「個體化一詞，指的是一輩子的人格發展，它是指在個人所居住的家族和文化脈絡下，從一種萌芽狀態以弧形和螺旋形方式向前移動，而最終能夠讓人格的最大潛力得到更充實而完全的表達。在往後階段，它更超越了家庭與文化層次而承擔更深的向度，在殊象之內展現普世價值。」

　　由於榮格的長壽，使他對人生真理的領會也隨著年齡而更趨統整；就某種意義來說，他像是一個先行者一路體會同時也一路分享；而他晚年後的智慧發現，則更印證了一個更老生存經驗系統如中國人的道家與陰陽觀點之實然存在。舉例來說，他讓世人明白個體化的前階段，似乎是強調個人主義自我實現的實踐之途徑。

　　但個體化最後要達成之目標「自性」，卻是從對自己的關懷轉向成為對自己、他人與世界的「共融」，換言之也就是「二合一」（陰中有陽／陽中有陰）的完成；既能做自己、也能接納別人。這也是榮格自傳最後要傳達的觀點，深深感到「與萬物、星球、動物、雲朵、晝夜同是一家人」。

　　結語：榮格認為「超越的人格」也就是當「自我」接觸到「自性」的整體時，即能呈現其「超越性」，並且能夠實踐於「生活世界」，無入而不自得。當然，這是要對生命中走過千山萬水，而仍不放棄成長的人，才能得到的最後之禮物。雖是人人生而具有，卻絕非人人皆可得之的境界。

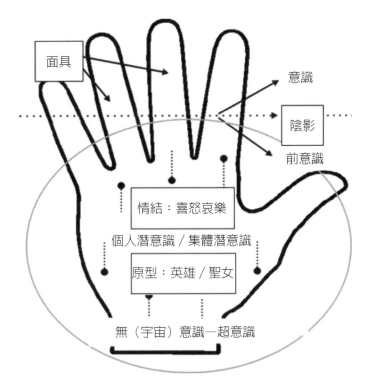

榮格個體化意識與潛意識手掌說明圖

# 第十章 華人的潛意識 —— 儒釋道與因果信念

## ▌前言

臺灣的民間信仰，普遍存有許多矛盾費解的現象，但對於信眾而言卻又是無庸置疑的。例如，當許多信徒雙掌合十，虔心向眼前的神靈祝禱時，未必知道自己所拜爲何「神」，而只是單純的相信，唯有誠心傾訴心願，所面臨的困境與挫折才能迎刃而解。

當一個民族對於超自然力量進行某種詮釋與理解並且與信仰儀式結合，成爲日常生活之相關與民間社會文化的基礎時，即可稱之爲民間宗教。其最根本的冀求，就是希望自己在有生之年能活得好，在百年之後能死得其所，這就是華人心目中圓滿的生命意義吧。

其實，所有宗教信仰的基礎均源自於對於神祇的信仰與崇拜，無論是何種文化，對於鬼神的問題，都有著一個共通性：就是神鬼仙佛，雖然生活在超凡的世界裡，但其實他們一天也不曾離開過人間。神界、鬼界與人間界，看似三分，實爲一體。儒家的倫理觀及孝親的觀念、佛教的因果論與生死輪迴、道教的祭拜儀式等，因爲其理論對百姓的日常生活相當貼近，所以也就很自然的能夠融合成爲民間信仰的特色；而其所展現的生死態度，更爲民間信仰所吸收融合，成爲一套完備的終極關懷系統。

以下將以民間信仰切身相關的儒釋道三家作爲研究進向，分別討論此三家是如何影響了信仰的內涵，又如何帶給人們堅定不移的信念，進而討論在影響的背後，潛在的群眾心理及文化思維。

# Q41、儒釋道的生死觀與民間信仰的交融互涉（陳建維，2011）

臺灣民間宗教以古代天神地祇人鬼崇拜爲基底，融合儒家的宗教倫理，道家的現世實例的巫術運作，和佛家的來世觀念，三教互不衝突，並在民間信仰的不同層面擔任不同的角色，滿足民間的需要。

其終極目標皆是勸人向善的，透過地獄觀的建立、未知力量的約束力，用這些人們源自於生存的心理恐懼，來規範人們的言行。

人生而在世，最大的恐懼莫過於死亡。如何創造出有限生命的不朽價值；超越欲望的精神桎梏，獲得超然自在。使人們開始思考對於生死的形上超越，而在宗教上，亦建立了一套屬於自己的生死觀。

## 一、儒家的生死觀──生者的價值

對於生死的超越心理，源於人們期盼無限可能的根本欲求，這種超越生死的思考方式，首先必須設定人生中最高的價值目標和人生最終的意義，然後形成貫穿自己整個人生過程的一種精神信仰。

中國傳統儒學對人的生死超越的觀念，一開始就是植根於現實，著眼於彼岸的世界。一如老子所言：「死而不亡者壽」。死者若能活在生者的心中，爲生者紀念，或有後人繼承未竟的事業，他的精神就能延續下去。任何一個有限的生命，一旦進入這薪火相傳的事業中，就能獲得無限和永恆。

然而，儒家雖然有著後世的觀念，但他們對於生之前、死之後的問題以及對於鬼神的態度，仍是保持著存而不論的態度，這部分可在《論語》中窺其端倪。

由於儒家的關懷對象，是以「人」爲中心點，從家庭到天地大自然一層層的往外擴，因此，對於現世人事的種種關心，才是儒家優先考量的重點。

不過，孔子卻在〈八佾篇〉說：「祭如在，祭神如神在。」儒家之所以會有諸如此類的言論及作法，正是因爲「以人爲本」的觀念所推演而來

的結果。後世觀的確立、禮教規範的重視乃至於祭典儀式的承繼，更重要的是，皆是為了彰顯人的價值、感懷先祖的貢獻。但對死後世界或鬼神的是否存在，都不是關心的重點。這種「敬鬼神而遠之」的態度，對中國人的影響極為深遠，使中國人能採取較為理智的態度來面對生死問題，而不流於迷信與盲從。

　　換言之，儒家將「祖先崇拜」賦予倫理意義，傳統儒家的「家庭主義」是以「孝道」為基礎，而對「死者」之祭祀更被社會視為「孝」之一環。這點正是臺灣民間建置「祖祠」的直接原因。

## 二、道教的生死觀 ── 死後的歸處

　　道教與民間信仰之間，往往出現了許多交融互涉的部分，是一種相輔相成，互相補足的關係。因為受到傳統「靈魂不滅」的思想影響，大部分中國人都相信人死後就變成了鬼魂。而在《說文解字》中，對於「鬼」字的注解，也提到「人所歸為鬼」；因此「鬼」對於傳統的概念而言，只是一種「歸去」與形體的「變化」等，事實上並沒有帶著令人恐懼的色彩。然而道教則根據《禮記·郊特性》中：「魂氣歸於天，形魄歸於地」的說法，進一步的推演出「三魂七魄」的理論。

　　根據道教的說法，人一旦亡故，「三魂」便離開肉體各自奔向應當的去處。凡是在臺灣的家庭中，看見其供奉祖先牌位者，也就等於是活人與亡靈住在一起的現象，而「公媽牌位」則象徵著死者並不是與我們永遠的遠離，只是魂與魄之間有了各自新的去處。

## 三、佛教的生死觀 ── 輪迴與地獄道

　　魏晉南北朝時，戰亂頻仍生活不定，人們對於生命感到無常、無所寄託。佛學則於此時適時介入，提供了人們心靈的安慰和對於來世的追求與希望。能在苦難時提供心靈出口者，唯有宗教。佛教當中，「因果業報」與「六道輪迴」的觀念，對於臺灣的民間宗教具有根深柢固的影響力。這種表面上看似對於亡者的賞善罰惡，不折不扣卻是對於在世者行為及思考的一種約束。

　　弔詭的是，人們一方面害怕地獄，另一方面在內心深處卻又渴望著一個公正的審判臺。因爲如此，在民間信仰中地獄觀的存在，無異是滿足了弱勢者的補償心理，這也是民間鬼神信仰特別興旺的根本原因。

# Q42、透過信仰所反應的內心冀求

　　綜合以上所述我們可以發現，揉合了儒釋道三家的民間信仰，所帶給我們的啟示有兩個層面，而這也恰巧與佛洛伊德在宗教心理學上的理論可以相互參照。

　　在佛洛伊德《一個幻覺的未來》一書中，指出神的三個功能：能驅除自然界的恐怖；緩和人和殘酷命運的關係，尤其是死亡；能補償社會文化所強加的苦難和匱乏。所有這些都是爲了使人類能夠穿越日常生活的困惑與危險，而找到精神寧靜的「港灣」。

　　若以宗教崇拜的角度來看，「神」是出自人的一種無力無助而畏懼戒愼的心理產物。因此我們可以說，民間信仰的產生，主要是基於對神靈佑護的祈求，這些祈求，不外乎就是求子、求財、求祿、求婚姻與保平安等。而燒香許願的行爲，實際要擺脫的，只是現實中的具體困難，人們往往只希望事情發展與結果能夠對於自己有利。至於造成問題與危機的原因爲何，卻不予以深究與執行。可見，民間信仰不僅帶有很強的功利色彩，還有著價值交換的意義存在，而這，不見得是物質上的實質存有，也包括了精神上的逃避與心理滿足。

## 一、提供精神慰藉

### 1. 滿足個人生死安頓的需要

　　宗教可以提供人類恢復心靈平靜的主要機制。所謂的「不是不報，時機未到」、「好心有好報」的信念，便可使信眾內心得到安寧、欣慰與滿足，而給生命，帶來難以估量的生存力量。

　　宗教信仰之所以有這種特殊的補償功能，一般而言，民間信仰中的捻

香祝禱與合掌祈願等宗教活動，其實在信仰者的心理上，正是經歷了一個「傾訴─發洩─排遣─緩解」的完整自我心理調節過程。

而這種宣洩的方式好處在於它可以幫助一些不習慣與他人訴說心事，或擔心隱私公開者，提供一個釋放內心積鬱的空間。這一類的行為，無論是就生物學或是心理學而言，都是有利於人類身心健康的。

## 2. 滿足追求理想或價值的需要

根據馬斯洛的需求理論，他將人的需要分為五個層次：生理的需要、安全的需要、歸屬與愛的需要、尊重的需要與自我實現的需要。在後期理論上，他又提出了一種超越自我實現需要的需要──超越之需要。

現實生活中人們付的努力往往未能滿足自身的需要，民間宗教的宿命觀，很容易使人們在求之不得時，得到一個較為超越的思考方式：一切都是命中注定，上天冥冥之中既有安排，又何必怨天尤人。

更有甚者，信教者可以坦然地將某些負面心理體驗「投射」到信仰中的惡魔對象上，比如說歸因為「惡靈上身，所以做出情理法不容之事」等。因此，宗教信仰就在本質上，是更加寬容與接納的自我調適的功能。

# 二、提供意義系統

在這錯綜複雜的世界裡，人們認識世界的方式和對於這個世界的詮釋是多種多樣的，因此不可能只有一種意義系統。

民間信仰的意義系統，則是建立在信仰神靈的故事、或是個人的信仰經驗、宗教禮儀、以及透過宗教藝術和宗教建築等所傳達出來的附加價值上的。透過這些意義系統的建立，宗教中那些神祕事蹟可以為有意義的生活提供模式和路徑；宗教體驗更可為系統化的信仰形式提供權威和見證；宗教禮儀則以各種不同的方式教導信仰者將世界和人生理解為有意義的、有目標的；宗教藝術、建築等則是宗教性的意義系統和價值觀的最佳表現。換言之宗教信仰者在追尋世界和自身意義的本能心理需求時，不僅在無意間推動了民間宗教的發展，也實現了自我的生命價值。

## 三、提供自我約束的作用

信仰還有一個積極的社會作用，那就是使信徒自覺地約束自己的言行舉止。各種神靈的崇拜都直接或間接地描述了多行不義的悲慘下場。例如在儒家方面，便主張人在做事時，要憑藉著良心而為，否則便會遭到天譴；在佛教方面則以「輪迴」的觀念，表明個人的靈魂要經歷無數次的轉世再生，行惡者必有惡報，甚至還可能無法投胎轉世。因果業報這些信仰雖然無法得到具體的證實，卻可以透過意義系統及口傳經驗，來進一步的約束信徒成為一個有道德的人。

## 小結

綜合以上的論述，可以發現，結合儒釋道為一爐的民間宗教具有以下的特色，即融合性、傳統性與功利性。

融合性與中國傳統文化重視以人為本及中庸主義有密切的關係，所以在宗教上亦展現出了極大的包容性，無論是本土或是外來的宗教及信仰崇拜，都能夠綜攝接受，不加排斥。

在傳統性方面，民間信仰有一個很大的特色在於，因為信仰對象十分眾多與紛歧，所以伴隨而來的供奉及崇拜方式也有所不同，因此常會出現一般信眾對於所信的神靈體系並不十分清楚，對神靈的知識和理論也缺乏認識的情況。例如，在文獻上記載著「一生茹素」的媽祖、保生大帝等神明，卻在歿而成神之後，民間祭典中以殺豬公等葷腥來祭拜祂們。時至今日，這樣的「多神」祭祀文化也就順理成章的為後人所承繼，成為了後人的祭拜傳統。

鄭志明（2010）補充認為中國文化下的「神觀」是多種文化體系長期的累積擴充，在因襲與並列下進行相互的涵攝與交融，所發展出來複雜多義的深層文化結構。林安梧（2009）提出了「一統而多元」的解釋模式：以「道」為一，而「教」可以為「多」的「合一型的理性」。

在功利性的部分，一如前述，民間信仰的信眾對於神靈的祈求多以私事為主，並且又著眼在當前所遇到的困難，為了達到祈願的功利性目的，

民間特別重視所求的神靈是否靈驗。

　　綜合以上的特色我們可以發現，在神界鬼界與人間界當中，人們對於這個世界的愛，終究是以自己為出發點，本身就是一種在尋求拯救，解決問題，並尋找更好的生活方式的一種生存態度。

　　民間宗教為人們描述了一個完美的、神聖的彼岸世界，信徒根據宗教所提供的意義系統約束自己的生活，充滿自信地按其信奉的方式一步步的使自己更加的完善圓滿，從而擺脫世俗的混亂和煩惱，產生一種安慰感、寧靜感、安全感和神聖感，獲得精神上的自由和超越。並且通過對世俗價值的貶抑、對神聖價值的推崇、對因果報應的企盼、對美好來世的嚮往，讓我們可以更加正向樂觀的去面對與處理一生中來去不斷的內心那份焦慮與無助的感受。

# Q43、華人生死觀影響之下的臨終關懷

　　游馥蓉（2012）在其臺北醫學大學護理學碩士論文〈門診病人對護理服務滿意度之探討，比較病人期待與實際感受之差異〉中，討論到對病人臨終過程之護理因應策略，除了事先說明瀕死的歷程與現象外；還教導許多與華人民俗信仰有關的知見與反應建議。例如：當病患敘說遇到鬼（p.63）時可教導誦念阿彌陀佛名號或咒語來因應；當病人的主述是遇到菩薩或神佛來接引時，亦可頌念佛名來因應（Epstein, 2003, p.108）。更有時，死前親屬會要求宗教師用佛前拜過的大悲水和念阿彌陀佛、觀音佛號及施食，或甚至參加水路法會（Stevenson, 2001, p.31），來對治病人臨終前不時出現在病榻前造成躁動驚嚇不已的「鬼們」，而且這種作法是非常普遍的在東南亞及中國的華人社會流傳者的信仰與儀式：即便是照顧者的家屬或護理人員也因為接受人畜生等六道輪迴之概念而接受第四空間存在之可能；可以說對華人或東方人而言，人神鬼三個系統之存在是真實而且不會懷疑的事實（Keown, 2005）。平安尊嚴地「好走」（走向極樂世界或投胎再來），也因此某種程度幾乎已成為是全民的生死信仰了。

　　Moscrop（1995, p.5）認為歐洲歷史的死亡觀是死後上天堂得永生，

因此臨終安寧關懷之主旨乃在放下與平靜間之協商，Cuevas 與 Stone
（2007, p.6）則認為重生是因為死者渴望存在之結果，但能否重生則要視
其生前之業來判斷。

　　另外也進行過對此議題的文獻回顧，Chochinov 提出的尊嚴治療
（Diginity Therapy, DT）極類似死前安寧治療中的生命回顧，不過後者
使用的情況較多──像是重修舊好、分享愛語等，而華人文化之佛教哲
學亦更側重臨終前的病患盡量修得一些好業之作法。就此而論，大乘
（Mahayana）佛法中的守戒與種種法會儀式之進行、觀音地藏淨土法門
咒語之持誦，及靜坐冥思持素放生懺悔等等，亦莫不與因果報應中之增長
好業有關。幾乎可以說華人臨終安寧之理念與實踐，就是一場華人信仰文
化之死亡觀之現場演出呢！

## Q44、因果與業報

　　洪櫻存（2009）曾研究 11 位佛教徒學習佛法對靈性健康之影響歷程，
結果發現：受訪對象的靈性健康，深受佛教「生命無限」及「業果法則」
的影響，以「消業增福成佛」為人生的終極目標。在修行過程中，逐漸
走向個人與萬事萬物相互依存、因緣和合的締結關係，由此開展串連了個
人、他人、社群及環境之「超越性」的靈性健康面向。

　　從以上之論述中可知：中國人的潛意識是相信天地有靈（因為超出自
己能控制的事情太多了），而且自然之道應該是公平無私的。可是人性又
很奇怪，同樣一件事，合乎個人需求的是善；妨礙個人需求的，便往往被
認為是惡了（例如投票該新設焚化爐，但又不可設在自家附近等）；所以
《禮記》上才說：大道之行也，天下為公。這句話其實暗示了對前面那種
人性之私的一種糾正（也因此才有人會有「天地不仁，以萬物為芻狗」之
說法）。可以說為了整體社會的安全，自古以來禮教之道都是用父慈子孝
兄友弟恭的倫理為教化原則；但實際運作時，則因影響因素基本上是多變
項的來源（天候／人為／特別是個人私心所形成的競爭本質），形成上下
交征利與禍福無常之種種人生事實。

　　這種現象，某種程度上來說，也就是理論之美好與實相之醜惡間、永遠是有所遺憾和差距的。導致最後不論其角色是高官或下民，大至於社會小至於個人，日常生活的道德規範，仍無處不顯現對公平之渴望與對因果之投射需求：像是俗諺所說的「舉頭三尺有神明」、「若要人不知、除非己莫為」；乃至於「善有善報、惡有惡報、若是未報、時候未到」等觀點；無非都是人性理想與事實之間矛盾現象之顯現，既含有對自我之安慰性（老天是公平的），也帶有威嚇性（不要過分自私，否則因果必報）。就這樣，絕大部分你與我這些既善良又自私的人類，搖搖擺擺地走在歷史之洪流與人生之輪迴中！！或許總有一天這種日子會過煩了，而願意跳出三界，聽聽真理的說法──到底因果與你我有任何關係嗎？以下介紹的是佛光山演培法師對因果之論述（2013）：

## 一、有果與無果說

　　講到因果，必然論到能所，因是能生，果是所生，其中有著相屬的關係。

　　在印度是以數論學派為代表。這一派的思想主張因中有果，是從世間果法觀察得來的結論。「如說菜子中有油，油是果，菜子是因。如因中沒有果，菜子中為什麼會出油？假使無油可以出油，石頭中沒有油，為什麼不出油？可見因中是有果的。」因中無果論者，則以勝論學派為代表。勝論學者以為：因中雖還沒有果，但從以前的經驗可以知道它就是生果之因。龍樹大士在十二門中曾說：在四大（地火水風）結合的時候，既可生起一頭，在理亦可生起二頭。因為現實世間，誰都知道因果有著必然關係，所以假設因中無果而能生果，這是不合理的。由上可知，因中有果論與因中無果論，是相反的兩大不同類型的思想，他們彼此之間常互相攻擊，其實這兩派的思想都各有缺點，都不能圓滿的說明深奧玄妙的因果關係。站在佛法立場，他們最大的弱點，就是以為因果有實自性，所以若不是落於因中有果的深坑，就陷入因中無果的泥沼，完全忘了佛法所堅持的「因緣生法，其性本空，不可執實」的基本原則吧。

## 二、神造的一因說

　　宇宙萬有一切諸法，既各有其因果關係，還須進一步的加以追究，其第一因到底是什麼？有一部分之宗教學者，從萬有諸法的現象去觀察而深覺：在萬有諸法的背後，必然有個大力者操縱其間，這亦即成為諸法的根本因。印度婆羅門教的「梵天創造說」或其他的一神教者，亦都這樣主張。

　　以佛法的觀點來說，萬有諸法各有其因是確實沒有錯的，但必有第一因或根本因則非佛法所能承認。是實在沒有證明的，如何說有？不客氣的說倒有可能是人類創造了人格神。所以一般神教論者，說神是照著自己的樣子造人，因而推論其為人類的創造者，實在是倒果為因的說法（太虛大師）。

　　老實說：神造萬物的思想，在東西方宗教中，都流行存在著的，現在歐美的基督教、天主教，亞洲中部的伊斯蘭教，亦都承認有個萬能的上帝，無始無終，無所不在。關於這點，佛在經中破斥梵天或大自在天的理由，亦可拿來破斥現在人所信仰的上帝。從現實世間看，父母對於兒女，沒有不愛護的，假定眾生是神所創造的，不論從那方面說，不應受諸痛苦吧？然而事實並不如此。由此可以得到一個結論：就是世間眾生所受的苦樂果報，是否應解釋為由各自所造的苦樂因緣所感而來呢？事實上，也可見到每個人的作為，都各有其罪福好醜的，亦即自己要負全部責任的，所以應是自做而非天作吧？人在世間，不自己去努力，而將一切遭遇，歸於神的意旨，以為只要祈禱或許願就可達到目的，佛法是絕對否定的。

## 三、定命論的宿因說

　　佛法不承認有萬能的創造神，而說一切決定於因果法則，但一般不了解佛法的人，聽到佛法這樣講因果，就以為佛教與宿命論或定命論是同一思想流類，這還是錯誤的看法！

　　因為佛法之所以不同於宿命論，就是一方面承認過去的業感，而另方面又重視現世行為與活動的價值。因為人生所遭遇到的種種，「不但不全是過去業所規定的，更多是由於眾生共業所限制下的自己現業所造成。既

是由於共業及現生業而如此的，便大有改進的餘地。不善的，當從善業的精進中變革他；善的當使他增長，使他進展爲更完善的。佛法重業感而不落於定命論，重視現生的進修，特別是自己的努力，即由於此」。就此而論，怎可因爲佛說業感就說佛法是定命論呢？

# Q45、佛法的正因果論

佛法所說的因果法則，是遍通一切的，就是宇宙間的萬事萬物，大至整個世界，小至一粒微塵，無不籠罩在因果的關係網中。佛法雖縱橫的廣談因果，但佛法是以有情生命爲說明的中心，所以一論及因果時，總是側重於有情所造的善惡因果，因爲有了有情而有世界，世界的清淨或染汙，繫於有情業力的染淨。

再者，佛法所說的因果，既以有情爲主體，而人類又爲有情的中心，所以佛法所說的因果律，特別注重人類思想行爲的因果法則。因此，隨時起個念頭，或者發一行爲，就得想想：是否有益於自己或社會人群？假定出發於正確思想而採取的良善行爲活動，就不妨循著這個路線走去，不然的話，損人而不利己，就不應當去做。所以吾人行爲的或善或惡，要怎樣的去做，就怎樣去做的，造因既可聽由自己的選擇，則爲善爲惡當然要由自己負責，而所受的苦樂自亦無用怨天尤人！

佛法的因果律，前面說過，異常的廣泛。如以十法界說，六凡法界的眾生，固然沒有不在因果律中，造不同的因，受不同的果，就是出世的四聖法界，亦無不是由因果律而如此的。如說修四聖諦（苦集滅道）爲因，而得聲聞道果，修十二因緣爲因，而得緣覺道果等。於十法界中，是以佛法界爲最高境界的，但崇高偉大的佛陀，亦不能超越因果律的範圍以外。我們常說：佛是眞理的體悟者，自由的實現者，具有無量無邊不可思議的殊勝功德；但這些不是無因無緣自然得來的，而是經過長時期修持以及度化眾生所得的結果。

佛法所說的因果法則，還有一個最大的特色，就是「因果通於三世（三表多）」，唯有通於三世的因果，在時間上如環之無端的無始無終，

始能究竟的說明因果實相。如以吾人現實生命果報體爲中心，這生命報體，是由過去的業力之所招感的，過去的行業或善或惡，影響現在生命的或苦或樂，即此苦樂的果報，又復表現各種行爲的活動，創造新業以感未來的生命；未來生命的是好是不好，完全是看現在行爲的表現是善是惡，所以吾人現在的一切行爲活動，對於未來的新生命，有著很大的關係。不可稍微有點大意，而應積極的努力向善，以求獲得美滿的新生命！所謂「今所受者過去行爲之果、今所行者來世之因也！」

因爲因果通於三世，所以生命循環不息，在循環不息中，要想找個生命的開始，卻又是絕對找不到的，所以佛法說生命是無始生命的狂流（輪迴）。眾生於生命不息的奔放中，有了行爲的活動，就構成業力存在，其存在的業力，必然要感果的，若不感果，必然是造了其他業力混合其間，或者別造其他強有力的業因，使此所造之因應感之果，暫時不得生起。世人不了解這點，或以一時的得失，而疑因果無憑，或以愚迷的看法以爲報應必然有爽。這都是對於因果信心的不夠，假定能夠對於因果深信不疑，不但不會生起這樣的疑念，而且一定會積極的去創造善因，集善緣，以期生滅於善因果。因此，在這世間做人，應本現前活潑潑的一念心，自由抉擇所當行的善行。

## Q46、業的存在

華人家排中，有一個十分重要的角色，稱爲「業」，並不是每一次都需要它的出現，但是出現時一定是事關緊要。可能是長久未解決的議題變成了情緒、成爲了習性，而且影響不僅是這一世，而是多次的，累世的、不斷重複的存在，使得當事人幾乎生生世世都面臨同樣的問題。問題會以不同的樣貌出現，但業的本質是不變的。就如前面所敘，變的只是個人用不同的形態去防衛去否認。「業」在華人家排的理論中就是一個累世習性的表徵，因此在需要「業」出現時，已經進入最後階段要治「根」的狀況。在華人家排中，和「業」的處理方式，通常是以和解爲主要的目的——雙方各自負起自己的責任。而負起責任的方式有很多種，有溫和的也有相對

殘忍的，以牙還牙，以眼還眼是伊斯蘭教的一個方式，而「業」現形的方式其實就是這種立場，所以往往會讓當事人痛苦萬分，但也可明白，如果當事人現在有多痛苦，當時曾傷害對方也可能就有多深吧！

華人家排的主要意圖在希望中止這種累世無止盡的報復，所以居中介入，透過和「業」的對話，使雙方產生建設性的關係。這也是為什麼扮演「業」的難度會高過於扮演其他的角色。因為扮演者需要代表「業」來提出要求，一個讓雙方都願意同意的要求。當然，並不是每一次的「業」都願意和解，而面對不願意和解的情況，如果願意承認「業」存在的事實，那就先念經迴給「業」，等待適當的時機再和「業」進行一次互動，期待事情能獲得真正圓滿的解決。

李建志（2018）認為在華人家排中，「業」的和解要求有：當場認錯／叩頭、念經迴向、設牌位、拜懺、參加大法會迴向或全部都要等若干種。但光是念經迴向這一件事，就有許多的選項。華人家排是一種本土式的靈性治療，在概念上是立基於佛教，佛教的經典千千萬萬，那一部經才是「業」所需要的呢？此處是以念《地藏經》為出發點，因為《地藏經》是講述因果的經典，專消業障，所以在念經迴向是通常業的要求也是以《地藏經》為主。那要念幾遍也是在扮演「業」時，容易感到困擾的，通常都會是以 3 的倍數為依據，如果需要念到 108 遍以上，表示這是個十分大的議題。在最初幾次扮演「業」時，真的不知道需要為對方念幾次，因為內在的擔心和恐懼出現了，總覺得自己需要負責，需要有一個讓雙方都可以滿意的答案。而當內在的焦慮蓋過我所能感受的時候，往往會讓場上的情況形成中斷。此時，有經驗的老師便會適當的介入，安撫「業」焦慮，使場上動力重新進入軌道。如果是大法會的話，也分成許多種類，有三昧水懺、梁皇寶懺、水陸法會……等。因此，要擔任「業」這個角色，除了要克服本身的個人議題之外，還需要充實相關的學識與薰習（主要以固定念《地藏經》之熟練度），才能如實的把感受到的業之情況表達出來。

## 小結

佛法對於因果法則的肯定，絕不如一般人所想像的是迷信，而是對於

人類行為價值的肯定。在這人類世界，要想做個自由人，就得確信自己身心行為的價值，從合於因果事理的身心活動中淨化身心，使自己的合理行為成為改善過去，開拓未來的力量。無始的生命總是不斷在追求向上升華（消負增正），而終於完成最高尚最圓滿的人格。希望各位也能從對因果法則的深信了解中，改善自己的人生，創造理想的樂土！

# Q47、因果之測量

本文作者經過三十多年的實務工作經驗之探討，嘗試發展出如下一個測量因果關係的量表，依據提議內容可分成幾大項度：（1）定義與本質、（2）因果與鬼魂業報、（3）業報的原則與改變條件、（4）因果與倫理之關係，說明如下：

## 一、定義與本質

這部分之題項包括六題：（括弧代表量表的題號）

1. 凡事有因必有果，沒有例外。
2. 因果與業報會影響人生的禍福吉凶。
3. 業不能相抵，如父之業，子不代償，所以才說自報自受。
4. 因果互為循環，A 既是 B 的果也同時是 C 的因。
5. 業報成熟之時間主要依因緣而定，所以才會有三世之說。
6. 業之本質為中性（什麼因造什麼果）在究竟意義上無善惡之分。

由上述六題敘述中可知：業的本身是每個人起心動念作為時，所涉及的倫理標準之好壞善惡之分；其本身可視為是一種作用力引發的反作用力之連結；這種連鎖，會引發對方相關之反應、並因涉及彼此的利害關係，而形成相互之間喜怒哀樂愛恨欲之種種情緒與動機反應傾向。心理學認為，任何議題若未能有效解結必會引發情緒造成心結；心靈學上則推論這種情結有累世複演重現之可能；宗教信仰之立場，則在勸人改過認錯懺悔感恩以消業增福。由此可見，業的存在可說是一連串公平與不公平議題相互糾纏後之意念狀態，雖然本質並無善惡但是當事人卻因為各為己利之

故、而形成「我對你錯」的主觀倫理困境。以佛法的立場來說是「天下本無事，庸人自擾之」；再自世俗的律法來說，卻是必須介入仲裁的人間事！

## 二、因果與鬼魂業報

1. 祖先一定都是保祐子孫的。
2. 遇困難時我會祭拜祖先或神祇，以求趨吉避凶。
3. 我認為所謂的冤親債主其實都是個人的未竟之業。
4. 業有共業和個業，共業與家族業有關，個業則指當事人因受（祖先）遺傳而產生或複製的執著之因。
5. 所謂的鬼魂指的是他人祖先；自家的人死後則稱為是祖先。

　　這部分的概念是說華人的文化習慣上強調孝順與敬天／祖／神，因此家中多少都有崇拜的意識或設備（牌位），在每年的例行節日或忌日中，燒香供水與祈福，更是很多家庭主婦的例行工作。但在這種行禮如儀的過程中，也摻雜不少迷思，舉例來說，大部分的人會認為自己的祖先修得不錯、死後不是升天便是成神，但卻相對的又很排斥鬼魂之存在，認為被附身就是可怕的事；再者一般人也把祖先與冤親債主截然區分為兩類人：前者是保護有利自己的、後者則是恐怖的鬼魂避之唯恐不及。可以說如果不經過正知見之調教，絕大部分的人都擁有這些矛盾與不完整的信念的。美國當代有名的科普作家沃爾夫（1999/2007，五刷）在其出版的《靈魂與物理》（吳捷譯）一書中，曾清晰解說過量子物理學之最新觀點：宇宙是由看得見（微細粒子）和看不見（波動與能量／氣）的物質所組成，而人的身體周圍 30 公分之內，亦皆包圍有自己的能量場；所以每個人都有可看得見和看不見的能量氣場。只是人的欲念越重越感覺不到這些微細能量而已；這也就解釋了為何持素／打坐／行善等生活方式，可以有助於人類之感應力或通靈力之增長。由於這種感應力，通常是藉意念音（光速）波之形式運作與體會；因此人所執著的有限能量（如兒女之情或殺身之仇），死後也就形成為微細的意念能量之波動，並且以冤親債主的原則，有仇報仇有恩報恩的輪迴下去，成為一般人趨福避禍的主要目標。因此若

能以物理學的觀點來介入理解這種因果業報之輪迴，當然在解決問題之立場上會更客觀與完整。

## 三、業報的原則與改變條件

1. 只要真心懺悔，還是可以改變惡業。
2. 善有善報惡有惡報－若是不報時候不到。
3. 我相信行（心）善助人，終可得福報。
4. 冤冤相報何時解，人只有深信因果才會願意寬恕。
5. 不論命運多壞，只要能轉念，都有再選擇的自由。
6. 造新的好因（轉念）就等於消減壞的惡果。
7. 逃避或否認因果，只會延伸更多不好的果，所以才說：放下屠刀立地成佛。

　　如果讀者可以接受上面的解釋，那麼進一步來說，宇宙（不只是地球還包括銀河）中其實是虛空（看不見）大於有形（看得見）的，所謂虛空主要是因為自己看不見，如果用更進步的科學顯微鏡或甚深修行所得的天眼通來看，則知虛空中充滿各種變化發生之可能，主要是微細能量有機會碰撞之故；也因此念力之力量，才有為命運改變的基礎。為什麼家中老人或社會輿論總是說：善有善報、惡有惡報、若是不報、時候未到呢；難道不就是因為善累積夠了就會產生福報之能量；而惡也是如此嗎？若要人不知、除非己莫為，對付的其實並不是外人，而更是那個想要說服自己並沒貪心的一種私心吧，可怕的是：人最要欺騙又最欺騙不了的，恐怕也就只有自己了吧？

## 四、因果與倫理之關係

1. 我認為所謂的冤親債主其實都是個人的未竟之業。
2. 三世是在「當下的意念」中發生的，如念念不忘過去的傷害等，不必等來生就有輪迴。
3. 逃避或否認因果只會延伸更多不好的果。所以才說：放下屠刀立地成佛。

4. 靈魂的輪迴是眞實的，通常以個人未竟事務的意念形式存在。

5. 人死前最後一瞬間的善惡心念，會影響下次投生的好壞。

6. 與自身有緣的靈魂，會在每世以不同的角色相遇。

7. 每個人都帶著過去的善惡因果（業）在輪迴。

8. 解脫輪迴的最好方法是停造惡果（也就是造新的好因）。

　　到目前爲止，大多數人都能接受看得見的遺傳，像是天賦、外貌、個性的急躁快慢等；但卻往往不能接受眼睛看不見的遺傳，像各式各樣的命途坎坷不順，戰爭中的妻離子散、屋漏又逢連夜雨等。這種歸因主要是一般人的知見狹隘，因此導致積非成是的一世觀；矛盾的是：一方面不相信輪迴、另一方面面對不好的機運卻又往往歸諸是命中註定；只有很少的人相信或知道：命運本身就是諸種因緣結合而成的輪迴，因此當然可轉，而且是懺悔承認自己的責任後，便可以開始扭轉的念力法則。要說明的是：這種立論與坊間流行的山達基或卡內基正向心理學原則未必相同——因爲西方傳來的這種改運觀點是立基在個人主義的自由心證立場，並不需要當事人深知或深信因果的作用力與反作用力原則便可實踐，基本上雖同是一種「意念（認知）轉變歷程的操作」。困難的是：人的持久性言行並非只在意識層面進行；某項當事人的重要特質如拖延／退縮／依賴，常是多生累次重複才養成的，具有很強烈的潛意識不得不這樣作才會產生習慣的感受與動機性趨力，因此一時的感受激勵，雖可讓人決心想要改變自己；眞正的積習改變成功，則更需要深入潛意識，針對最初必須如此因應的情境加以處理，才能打開當事人某項情緒特徵的千千心結。因此，意念之改變固然是所有心理改變之主軸、但配上相當的正知見之薰習與系統性的改變經驗（長期重複）之發生，才是確保意念能眞正改變之條件。

　　沃爾夫所提出的新靈魂物理學，在研究眞空中虛擬力（負能量是正能量的分身），和有感覺力的肉體眞實粒子（正能量——如「苦」「集」而成「有」）之過程中，發現粒子之本質即包含正負兩種能量：前者執行當事人意圖成爲看得見的物質世界（以順時鐘方向旋轉），後者則反映前者形成事實存在過程中之種種情緒狀態（以逆時鐘方向旋轉，以消弭前者在力場中所騷動之能量，如「滅」「道」而得「無」）。換句話說——前者

形成看得見的今生、後者則成為今生的隱形人：靈魂。

也因此，當今之心靈治療如催眠或華人家排等模式的工作內容，便是溝通當事人知道的今生，和自以為不知道卻靠感受和情緒來顯現和導航的前世之間之意念，中間的主要運作模式便是因果循環或意念操作吧。期待在不久的未來，更多人能因為接受了解有關溝通能量與量子粒子之概念，而能真正重新創造自我負責的新生活與新生命！

## Q48、華人因果業量表

填答人：　　　　　　　　　　E-mail：

| 背景資料 | | | |
|---|---|---|---|
| 性別： | 年齡： | 宗教信仰： | 信仰程度（低─中─高）： |

| 題項 -------------- 同意度（1 為最低 -5 為最高） | 1 | 2 | 3 | 4 | 5 |
|---|---|---|---|---|---|
| 1- 凡事有因必有果，沒有例外 | | | | | |
| 2- 因果與業報會影響人生的禍福吉凶 | | | | | |
| 3- 只要真心懺悔，還是可以改變惡業 | | | | | |
| 4- 善有善報惡有惡報，不是不報時候未到 | | | | | |
| 5- 我相信行（心）善助人，終可得福報 | | | | | |
| 6- 祖先一定都是保祐子孫的 | | | | | |
| 7- 遇困難時我會祭拜祖先或神祇，以求趨吉避凶 | | | | | |
| 8- 我認為所謂的冤親債主其實都是個人的未竟之業 | | | | | |
| 9- 業有共業和個業，共業與家族業有關 | | | | | |
| 10- 所謂的鬼魂指的是他人祖先，自家的則是祖先 | | | | | |
| 11- 業不能相抵，如父之業子不代償，所以才說自報自受 | | | | | |
| 12- 因果互為循環，B 既是 A 的果也同時是 C 的因 | | | | | |

| 題項 -------------- 同意度（1 為最低 -5 為最高） | 1 | 2 | 3 | 4 | 5 |
|---|---|---|---|---|---|
| 13- 業報成熟之時間主要依因緣而定，所以才會有三世之說 | | | | | |
| 14- 越重的惡業越容易當世得報（如殺人） | | | | | |
| 15- 因果（作用力和反作用力）是平等的，但人心常喜施小惠而望得大報 | | | | | |
| 16- 業之本質為中性（什麼因造什麼果）在究竟意義上無善惡之分 | | | | | |
| 17- 冤冤相報何時解，人只有深信因果才會願意寬恕 | | | | | |
| 18- 不論命運多壞，只要能轉念，都有再選擇的自由 | | | | | |
| 19- 造新的好因（轉念）就等於消滅壞的惡果 | | | | | |
| 20- 三世是在「當下的意念」中發生的，如念念不忘過去的傷害等，不必等來生就有輪迴 | | | | | |
| 21- 逃避或否認因果，只會延伸更多不好的果，所以才說：放下屠刀立地成佛 | | | | | |
| 22- 靈魂的輪迴是真實的，通常以個人未竟事務的意念形式存在 | | | | | |
| 23- 人死前最後一瞬間的善惡心念，會影響下次投生的好壞 | | | | | |
| 24- 與自身有緣的靈魂，會在每世以不同的角色相遇 | | | | | |
| 25- 每個人都帶著過去的善惡因果（業）在輪迴 | | | | | |
| 26- 解脫輪迴的最好方法是停造惡果（也就是造新的好因） | | | | | |

# 第十一章
## 臨終關懷之靈性處遇

## ▌前言

　　前面已一再說明，靈魂與靈性之關係就好比是春風與池水，當春風未臨前的一平如鏡時就是靈性之本質，是清明通透沒有正負的澄澈（也有人認為這就是正面或正向之極致表現——光明）；但只要意念慾望一起 這池水便必有波動，從而產生好壞對錯是非之分別，這就是所謂的靈魂狀態。大多數人累世都有解決不完的未竟事務，何長珠稱之為「靈魂議題」（生命神話）；又因為世俗人的靈魂議題都是自保和自利之原則，因此靈魂議題與靈性的關係，便具有「返璞」才能「歸真」之現象；這可能解釋了為什麼各種宗教都在致力於俗世慾望（名利色權）之削減與出世行持（慈悲利他）之增強吧！其最終目標應該就是能回到靈性的光明美善。

　　不幸的是，靈性狀態註定與世俗需求相對立——導致人類往往只有在生存遇到極大挫折時才會產生轉向思考，並反省自己的人生意義與目標。可以說，靈性雖是人與生具有之本質；但幾乎只有在受挫苦難之後，才能被發現、覺察與重新肯定之。

　　這種微妙的事實，也彰顯了：靈魂表現之好壞，正是其人其時靈性等級之動態展現、而靈性最深處亦永遠藏有人性本善之本質。所謂「人之將死其言也善」或「放下屠刀一念成佛」等說法，應該都是這個意思；而臨終關懷之種種議題，如安死（柔適死）、輪迴、助念等，其目標亦莫不具有這類的內容。以下將自死亡前中後三種情況下之靈魂與靈性相關議題，分別討論之！

# Q49、死亡前的靈性成長

　　雖然每個人死亡的時間或方式不易精確把握，但若能在當事人得重病之際或診療服藥的過程中，即開始有機會探討人生的究竟意義，像是「自己到底生從何來，死從何去。」「世界上到底有沒有靈魂與輪迴？」「生命的終極關懷是否只有遺囑／葬禮／安樂死等社會性需求可以去安排？」「自己這一生雖不盡如人意，但是否還有最後的願望可完成？」……凡此種種疑惑，其實皆可透過當事人或家人或專業機構之參與而去了解與實踐；由於現在媒體之發達，網路上相關的資訊已經很多；國家社福機制在這部分觀念之澄清與實際方案或活動之介入，亦是相當有效的。

　　更理想之作法是能鼓勵國人在五十歲或退休之後，有意的參與及介入，凡是有經驗者應該都知道：生命最高等級之快樂與平安感，來自「不求回報地幫助到他人」，因此社福長照經費若能適度撥助相關理念之宣傳與協助；必然對無可避免來臨的老人社會之生活品質產生有利影響，《天下》雜誌最近介紹的日本下流老人議題，便是未能及早因應所產生的真實社會與個人莫大壓力之寫照。

　　作者本人第一次五十五歲退休後轉任南華大學生死系，十幾年來看到至少五十多位熟齡學生，透過生死所生死教育之薰習，轉化成 Erickson 所說的老年自我實現人格（劉明菁，2007），雖未必個個成為專業志工，但至少透過對自己生命酸甜苦辣之整理後之轉念，而深深幫助了自己和家人！這種廣義的「再學習歷程」，可說是當今臺灣社會，協助成功老化最重要的內在觸媒之一，希望大家在還來得及時，能把正確的了生脫死之健全心態，先成長出來！

　　除了學校學習中所得到的有系統教育外，更重要的可能是日常生活中之實踐。達賴喇嘛在一次訪談中說到他每天最例常性的心念訓練工作，就是晚上睡前所作的死亡瑜伽之觀想。這種日積月累的事先預演，其實正是不怕死亡真正來臨的唯一保證。試想當你已習慣每天觀想死亡時的整個歷程：呼吸越來越慢……越來越少……自己越來越平靜放鬆……準備好要離開身體……慢慢脫離頭頂……心中並無恐懼……朝向自己相信的地方而

去……時，怎麼還會到頭來只剩貪生怕死、驚駭莫名呢？

　　隨著科學知識之日新月異，有越來越多的人知道：人其實只是意念的產物，只要對某個意念越執著，就越有可能催化相關事件之成形。因此對死亡事件之態度，自然也是越接納越能平靜面對，這就是正知見和常做確實練習的真正價值之所在；否則光想不練就以爲能夠平靜以待，就太天眞了！之前曾聽安寧病房照顧過 500 人死亡的護理師學生說過：即使是修行系統的師父或神父，能眞正表現出到臨死前都平安自若的比率也大約只有10% 左右而已。可見台上 10 分鐘台下 10 年功的說法是凡事皆然的。希望大家都能聽進心裡去，好好準備、日日準備、時時準備無常與性空，不要到時才後悔沒有眞正練習！人生的最後一次，是無論如何也該及早準備的，不要光知道不做到，到時候絕對來不及！

# Q50、「預期性悲傷」與「死前和解 —— 正面溝通」

## 一、預期性悲傷之內涵

　　預期性悲傷可定義爲喪親遺族在病人過世之前已經歷悲傷的歷程，因而在病人過世時，不致過度的悲傷。因此，預期性悲傷可以視爲是家屬進入悲傷者角色之前的一種社會化準備歷程。綜合相關研究結果發現，預期性悲傷是指因瀕死威脅所產生之情緒性反應，與死後悲傷之特性相似，包含身體、心理、社會與靈性層面（何長珠等，2010）。

　　Rando（2000）認爲預期性哀慟可使喪慟過程更加順利，並且提出六個面向：角色／時間焦點／影響因素：心理、社會、生理／引發之現象：悲傷與哀慟、因應、交互作用、心理社會重組、計畫、促進善終／脈絡層次：個人層次、人際層次（有生命威脅或瀕死者）。劉乃誌（2005）發現預期性悲傷與照顧者的年紀成正比，也和照護者當時的身體、心理狀態有顯著的正相關。

## 二、負面的情緒轉換歷程

　　個體在面臨自己或親人罹患重病或死亡時，包括治療、環境和心理社

會各方面，都會發生轉換的現象（Larkin et al., 2007b）。而病患的年齡、個人和家庭的生命週期階段、家庭關係、種族、民族和文化差異，以及過去失落經驗等，亦都會影響其情緒轉換歷程（Waldrop et al., 2005）。

### 三、影響情緒轉換的相關因素（陳美惠，2011）

許多研究指出家庭功能會深切影響生活品質和因應調適力（王敏眞，2005；張靖怡，2003；范聖育，2001），分三方面來敘述。

### （一）家庭關係

Vachon（1982）的研究結果發現：病患與家屬的家庭關係型態可分成支持型、衝突／矛盾型和中間類型三種型態，其中，衝突／矛盾型態的家庭會形成較高的危機動力狀態（Shuichi et al., 2005）。相似的發現在Kissane（2003）喪親家庭復原的研究中，若家庭是衝突或中間的類型，在家庭成員死亡 6 和 13 個月以後，會體驗較強烈的悲傷和較大的心理社會層面的不健康。

### （二）家庭功能

癌症病童母親在照顧過程中會經歷到依附性失落、角色緊張、心力交瘁及失衡的家庭壓力經驗（許瓊文，2002）。當父母親依附性失落越強烈，其不確定感和失控感越高，焦慮程度越大，家庭界限模糊程度也越趨嚴重（穆佩芬，1997）。若家庭解決問題的能力、家庭凝聚力以及家庭成員的獨立性較佳者，家庭功能就越好，主要照顧者在心理、照顧、環境與社會關係四個層面的生活品質也會比較好（范聖育，2001）。此外，病患的年齡越大、家庭發展階段層次越高、家中訊息性滿意程度越高，其家庭功能亦越佳（張靖怡，2003）。

### （三）家庭因應

陳怡婷（2003）研究顯示家庭在面臨親人重病時有四種主要的轉變，包括：居住情形的轉變、家庭成員情感關係的轉變、家庭權力結構的移轉

及家庭成員角色分工的轉變；而家庭主要的因應策略爲彼此合作、遵循生病者心願、避免衝突、花錢醫治、先延遲後持續未來計畫等五種策略；並且會尋求原生家庭、宗教、病友家屬、社區以及朋友五種外在資源。曾慧嘉、何長珠、蔡明昌（2010）研究癌末病患家屬面臨喪慟因應行爲、人際依附型態與預期性哀慟反應之相關，結果發現：1. 家屬的預期性哀慟反應平均而言爲中等偏低程度，但仍可見少數高程度哀慟反應者；2. 家屬以正向因應行爲使用頻率較高，相關因素爲：性別、健康情形、社會支持來源與特殊情感關係；3. 家屬的預期性哀慟反應與「主動因應」、「正向重建」、「接受」、「工具性支持」和「發洩」因應行爲呈現顯著的負相關，與「否認」、「行爲逃避」和「自責」因應行爲呈現顯著的正相關。

## 四、情緒轉換過程中的危機與轉機

余德慧（2000）認爲癌末病人的轉折點是：診斷確定、預知末期、病危和器官衰竭出現時，此時多數病患與家屬會呈現較高的敏感度與強烈的情感。

癌末病患與家屬通常倚賴希望來支撐疾病的過程。Holtslander 與Duggleby（2005）研究卻發現有三個主要因素會腐蝕希望，即，壞日子（病症失控）、壞消息（負面訊息）和健康照護系統之決策（用藥／出院／臨終通知）。此時，「無常」概念的介入恐怕是個相對較好的選擇（Larkin et al., 2007a），能引導病人突然（終於）領悟到沒有任何東西是眞實或永存的（Larkin et al., 2007b）。

總結以上資料可知，末期階段心靈轉變的發生，無法刻意製造，也跟我們的希望或期待無關，因此是將注意力放在接受如其所是的實相（人的限制與無常）之一種歷程（Rolind & Burlew, 2006）。Bennett-Goleman（2002）認爲唯有改變心性狀態（靈性成長），認知和反應才能隨之變化，並讓人逐漸接受生死問題。

# Q51、小和解與臨終實務問答

## 一、「死前正式溝通——小和解」

　　這個議題目前還算華人的禁忌話題，主要原因是中國文化有「將死者爲大」之集體潛意識，認爲在生命最後階段，主要的對待策略應是依順（不要服藥或就醫）或甚至某種程度之欺騙（如不告知眞正病情或代爲欺騙某親人等），期望這樣可以安下對方的心。但在這種假設之下，所需付出之代價則是當事人錯失原本可以彌補遺憾的最後機會，像是權威成功的老爸向多年叛逆的孩子認錯表愛，或自尊心太強的母親請求全家人的諒解等等各式各樣的故事，可說眞是不一而足。在考慮「孝順」的前提之下、雖然可能保住了家庭表面原有之關係或動力；但相對失去的，則是此生最後一次消解疙瘩與了斷累世靈魂議題與情結的機會。相較之下前者比較屬於傳統文化之價值觀，後者則唯有持有心靈成長觀點者才能接受吧！

　　就此而論，雖然科技進步日新月異，人心終極關懷的靈性教育則似乎還在舉步維艱的發展期呢！何長珠團隊研發的悲傷因應智能量表（何長珠、釋慧開，2015）中便曾引用國外的文獻證明，願意進行臨終前的溝通，在死亡之前把彼此多年之心結以及財產與身後事之安排等都表明清楚，將有助於死者的放下及遺族的歉疚與罪惡感（Parkes & Weiss, 1983）。何長珠並進而根據從事華人家排 10 多年研發所得之精華，設計出一個可供助人專業使用的小和解模示，呈現如下：

# 一、心理治療與心靈治療之同與異

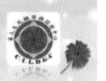

心理治療

人的心理問題有不同層次。
舉例～
知道（不要單相思）
做不到（無法控制之感受）

意識─思考

潛意識─感受

共同處～
處理人類的心理情緒困擾

心靈治療

# 二、小和解的定義

◎屬於華人家族心靈治療中家族排列的一個部分
◎專門用來處理兩個人（事或物）之間的糾結（情結／陰影）

| 舉例 01 | 舉例 02 | 舉例 03 |
| --- | --- | --- |
| 對某個家人朋友的心結 | 說不出口的道歉或想念 | 負起自己的責任 |

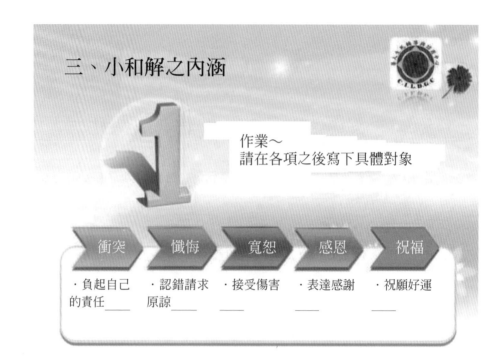

## 三、小和解之內涵

作業～
請在各項之後寫下具體對象

| 衝突 | 懺悔 | 寬恕 | 感恩 | 祝福 |
|---|---|---|---|---|
| ·負起自己的責任＿＿ | ·認錯請求原諒＿＿ | ·接受傷害＿＿ | ·表達感謝＿＿ | ·祝願好運＿＿ |

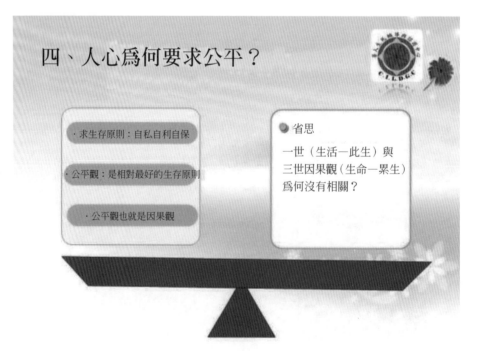

## 四、人心爲何要求公平？

· 求生存原則：自私自利自保

· 公平觀：是相對最好的生存原則

· 公平觀也就是因果觀

● 省思

一世（生活─此生）與
三世因果觀（生命─累生）
爲何沒有相關？

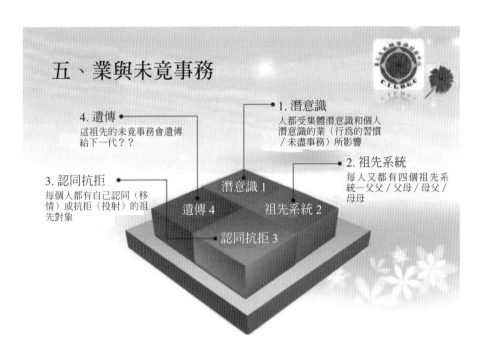

## 五、業與未竟事務

**4. 遺傳**
這祖先的未竟事務會遺傳給下一代？？

**1. 潛意識**
人都受集體潛意識和個人潛意識的業（行為的習慣／未盡事務）所影響

**3. 認同抗拒**
每個人都有自己認同（移情）或抗拒（投射）的祖先對象

**2. 祖先系統**
每人又都有四個祖先系統—父父／父母／母父／母母

潛意識 1
遺傳 4
祖先系統 2
認同抗拒 3

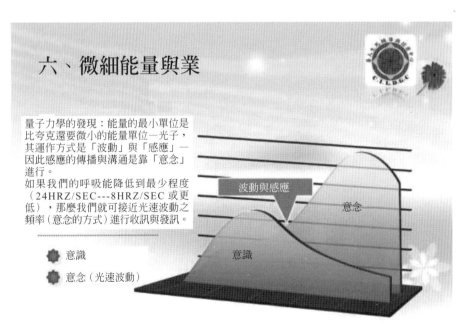

## 六、微細能量與業

量子力學的發現：能量的最小單位是比夸克還要微小的能量單位—光子，其運作方式是「波動」與「感應」—因此感應的傳播與溝通是靠「意念」進行。
如果我們的呼吸能降低到最少程度（24HRZ/SEC---8HRZ/SEC 或更低），那麼我們就可接近光速波動之頻率（意念的方式）進行收訊與發訊。

波動與感應

意念

意識

● 意識

● 意念（光速波動）

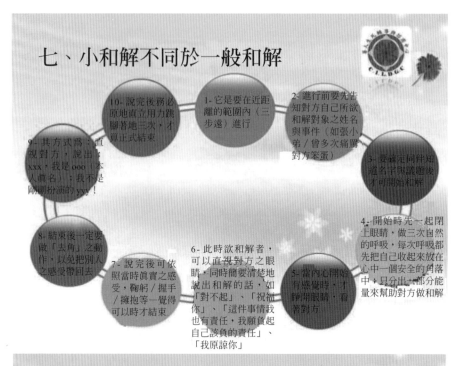

## 七、小和解不同於一般和解

1- 它是要在近距離的範圍內（三步遠）進行

2- 進行前要先告知對方自己所欲和解對象之姓名與事件（如張小弟／曾多次痛罵對方笨蛋）

3- 要讓祂同伴知道名字與議題後，才開始和解

4- 開始時先一起閉上眼睛，做三次自然的呼吸，每次呼吸都先把自己收起來放在心中一個安全的角落中，只分出一部分能量來幫助對方做和解

5- 當內心開始有感覺時，才睜開眼睛，看著對方

6- 此時欲和解者，可以直視對方之眼睛，同時簡要清楚地說出和解的話，如「對不起」、「祝福你」、「這件事情我也有責任，我願負起自己該負的責任」、「我原諒你」

7- 說完後可依照當時真實之感受，鞠躬／握手／擁抱等一覺得可以時才結束

8- 結束後一定要做「去角」之動作，以免把別人之感受帶回去

9- 其方式為：直視對方，說出：我是 xxx，我是 ooo（本人真名）；我不是剛剛扮演的 yyy！

10- 說完後務必原地直立用力跳腳著地三次，才算正式結束

## 八、結語

**小和解很有效，也很容易做**

但前提是─
指導者最好具有靈修經驗，有某種程度可信靠之直覺力，才能應付突發狀況。最好是受過 1-4 學期華人家族排列訓練，已大致處理完個人議題者；或有一年以上持續禪定、達到初步定─悟經驗者，較有把握！

小和解模式（何長珠，2018）

## 二、臨終實務問答

### （一）爲什麼主張死前要採臥佛的姿勢？

　　學生一：人即將死亡時，需要藉由儀式，如影片中死者要調整右臂拱彎而臥的姿勢來呈現，才是最好嗎？還有在影片中，爲什麼喇嘛一直提醒死者，下一步會到哪裡去、不要去哪裡等等，眞的會有效嗎？

　　何：臥佛的姿勢是因爲朝右側臥躺，心臟不受壓迫，讓你體腔內的空氣比較流通。所以各位不是等死前才要這樣做，平常睡覺都要練習這樣睡，才比較不容易做惡夢。而且，人在死的時候其實就是在走一場意識轉換的歷程，呼吸越來越慢，腦波也由 $\beta$、$\alpha$ 到 $\theta$ 波，專注打坐產生慢 $\theta$ 波到 $\delta$ 波（慈悲冥想），所以爲什麼再壞的人到最後都還是會有靈性呢？因爲人最後都會回到 $\delta$ 波，也就是接近靈性核心（宇宙生成狀態）的波。這樣一步一步退走回去，就可以達到那個狀態。

　　此外當人病危體力很弱的時候，會越來越沒有能力思考，也是很多人逐漸走向死亡的狀態（瀕死狀態）。所以很重要的是不要讓臨終者在此脫殼的過程中，受到內外在的各種干擾（下題詳說）。一旦 $\alpha$ 波和 $\theta$ 波在腦內同步，右腦活性化，則共振共鳴的機能就越加強化。在 $\alpha$ 波和 $\theta$ 波運作的情況下，人類的心靈總是呈現出不疾不徐的安定狀態，所以在人際關係上理所當然地會變得更加融洽，更加易於把握。

### （二）在喪禮中不要大哭

　　學生二：當喇嘛到喪家，時常要求家屬不要哭泣，這與一般人性自然的反應，似乎很不一樣。

　　何：人死不是壞事，當你能覺得不是壞事的時候，就不會那麼悲苦了。假設你知道無常才是眞理，而把每天都當作是最後一天來過，那你要死時或你家人死了，都是自然可接受的狀態。所以我們要做的是把平時當戰時（反之亦然）。所以當親人死的時候，才可以不要那麼悲傷或哭泣。至於爲什麼不要大哭呢？因爲死者在臨死時處於越來越昏沉的，地、水、

火、風在進行解體之狀態，在那個狀態中，他的五官會變成非常敏銳，敏銳到我們現在講話的聲音，對他來講都是很大的噪音。因為他正在慢慢要消解的過程中，其實理論上活人是應該要配合臨終者的，人的聲音要越來越小，越來越慢，這樣才是臨終者真正聽得到的聲音。

## （三）「萬般帶不走，唯有業隨身」沒事時要趕緊修

　　學生三：死後投生時如果會遇到各種不同狀況，要秉持的信念應該為何？

　　何：這個時候就是平常要有親近的上師或保護神或具有固定善念習性之重要。如果你現在有了某位很信任的神（抱歉！通常不可能是人），就是你基本上完全相信到不會再退轉的程度，這時你的生命其實就比較安全穩妥了。因為害怕的時候，就可以念求自己原先相信的那個神（佛）號來得到安定。假如人平常都不練習，只有需要時才臨時抱佛腳，有沒有用？應該用處不大（因為神經連結通路尚未建立鞏固）。這件事情其本質還是等於一場算數，如果有人終生造惡，全身都是負的能量，最後臨死時因為害怕受到審判而改去受洗變成基督徒；那可能也只有頭上這一小團範圍有光吧，當然也不能太怪對方，因為他可能沒有好機緣，可是也不能因為這樣就確論自己真正能夠升天。因為真正的升天不是在死後才發生，而是在每天生活中奠基的。一個人總是在幫助別人就是身處在天上；總是在計較，那不就是在地獄嗎？各位千萬要了解：天堂地獄並不是遠在天邊、死後才算帳的事；它是人每天起心動念後、意識狀態所得到的自然感受之果報。

　　藏傳佛教系統很嚴苛的修行方式（閉關三到五年以上，當然也是要循序漸進的）當然更能夠幫助修行人到達無意識的層次。修煉越多，能（證）量的等級就自然越高。我所了解的生死書影片中，死後的那個光其實就是投射。假設我們班上有某個同學只要不拿到前三名、回家就會做惡夢，那種人就是比較心很強的人，他（她）身邊圍繞的就可能是臍輪的橘光（競爭光）。每一個生命狀態都有一個特質，雖然我們理論上說身體周圍的光罩是包括紅橙黃綠藍靛紫，但其實每個人都有自己現實生活等級所

反射出來的光。假設有一個人是看到一隻螞蟻被踩死都會哭的，他一定就是粉紅光一團。所以我們自身的光、其實也就是自身靈魂現存狀態的投射，也就是當事人目前的執著之所投射。所以每個人只要執著不變，其周圍氣場光也就不會變；這樣下去，活到你臨死時，當然就是帶著現在的狀態去投生，這就是所謂的「萬般帶不走，唯有業隨身」吧。

## （四）宗教儀式與祝福之果效

學生四：影片中，喇嘛引導亡者應該選擇投身到某道求好果，死後靈魂真的可以選擇要投生哪裡嗎？不是因為業力所轉而投生的嗎？

何：一個信念要能夠成為當事人內在堅定的意識，才能產生作用。過往之西藏生活方式是活在很誠信的宗教價值觀中。這個師父做的善誘就叫做慈悲心，就好像有些喇嘛或天主教的神父，在人死前一定會盡量幫亡者做一些儀式。但他做了就能保證你去升天嗎？其實是人這一生的言行，才能保證會不會去天堂啊？但是大部分人還是這樣做，是因為家人有需求和喇嘛修行的慈悲吧。何況即使你平常都很相信這個系統，每天都如實地在修煉，但是從活人變成死人，本身就是一個很艱難的生理轉化心靈之過程，在這個過程中還是需要有受過訓練的專業工作者在旁邊的諄諄教誨與提醒。所以很多人在彌留時會放蠟燭或佛樂，就是讓死者有個東西可以依傍和把捉。順便告訴各位，佛教裡有很多佛，但對往生者則特別強調阿彌陀佛，因為阿彌陀佛本來的定義就是無量光壽，所以唸阿彌陀佛的本意，可能就是希望能回到光（生命的起源）中去而已。

## （五）沒有修持的人死後會如何？

學生五：過世的親人若未經中陰解脫幫助，也未修行，那他現在在哪裡？

何：我的了解就是有修的人就走有修的路，沒修的人就走沒修的路。假設某人一生中自覺很不快樂，這樣的人死後就容易停留在中陰狀態較久（指意識離體、但尚未投胎前的一段流連迷惘之階段）。中陰的意思就是一個等待轉世投生的空間。那個空間並不是在天上地下的某個地方，實際

上就是我們意念的表現方式。若你的意念覺得這一生過得太苦了，不想再去投生，就可能會在這個茫茫人世間（通常還是會在自己熟悉的人與環境中，可能因此造成附身等現象）飄蕩，那飄著的其實只是我執的意念（業習）而已。所以有人因為最愛之死而痛苦餘生時，其實是很可悲的，設若他修行得力，應該便會知道彼此的靈魂之間從來也沒有分離過吧？

### （六）看得見與看不見的遺傳

何：人都是從自己的父母受精受血而生。胎兒除了會受到母親的飲食影響健康外，還會受母親情緒的感染而產生今生的氣質；如果媽媽懷胎時很焦慮，生出來的胎兒也容易是焦慮性的，一切其實都含有遺傳之影響的。另外例如自殺的系統，你看到一個人自殺的話，往上面追溯，他的家族往往都還有其他自殺的案例。你現在幫他處理自殺的方式，如果只是讓他暫時覺得很溫暖，可以不再去想並且轉念去只看光明面，請問這樣做除了暫時安頓之外，有什麼究竟之可能嗎？他潛意識的基因就是不想活。為什麼不想活？應該要處理的是找到那個藏結，才能解開想要自殺之果吧。

### （七）關係中之未竟事務是靈魂輪迴中的主題

學生六：在輪迴中與別人的關係若未完成，是否仍會繼續？

何：關係是靈魂輪迴中的主題；而且不只是愛，恨也是帶不走的。我們知道雙數＝團體，0 生 1，1 生 2，2 生 4。但每個人人格的基本組型仍是 6（化學元素中最強固組合之單位）。6 代表什麼意思？「你最喜歡、最討厭、最喜歡你的、最恨你的、不好不壞、又好又壞」的六種關係之排列組合，其實都活在每個人一生生活的周圍，這也符合佛教所說：來報恩或還債的冤親債主之說法了。人類的各種關係在 6 個組合裡面，幾乎可以全部代表出來，不是嗎？

學生六：那這六種關係，要如何對待呢？？

何：所謂結緣的意思是說，遇到冤家或債主，我可以選擇要不要重複以往之輪迴，這樣的表現才是自由意志。也就是說當你的討債者（世俗的不公平狀態）來時，大部分的人就是會跟對方計較公平或者選擇逃避，那

你的債就沒辦法真正處理。所以真正修行這個系統之內蘊其實是很深的，修到較高級時，你可能會很高興自己遇到了倒楣的事，因為表示還債，就還在眼前了。很奇特吧？？這些都是幾千年歷史，才造就出來的偉大的哲學思考呢！

學生六：如何還債？

何：隨便你啊。你可以逃、或者還到剛剛好、或還到別人欠你、或還得歡天喜地。完全看你那個時候存在（修行）的階層而定。你怎麼還，就決定接下來要遇到什麼關係。有一句話「沒有學佛的人是畏果，真學佛的人是畏因」。人們沒有學佛時就是怕遇到壞事情。學佛以後，在遇到壞事情的時候，除了盡心面對、可能還會擔心想說這是要還的，我那個因不知處理完了沒有？這就是人生的不同境界。

## Q52、死後的靈性成長

死後的靈性成長，通常要看當事人與亡者的關係而定。文獻中認為一般的喪親悲傷復原期約為一年半左右，才能大致走完抗拒麻木—失落沮喪—逐漸適應—轉化成功的復原歷程（Worden, 2008）。就此而論，中國文化中的對年儀式（死亡滿一年後迎牌位入祖先宗廟）自有其承認對方已正式死亡之告別意圖。但是對最重要關係死亡之未亡人而言，摯愛者的死亡卻不是那麼容易恢復的，很多人都要花上五年、十年甚至一生的時間，才能接受這個死亡所帶來的各種衝擊，心理／社會／經濟／關係／安全感／人生意義等，並在調適的過程中進行靈性成長之各種轉換（移情／投射／靈魂議題／自我依賴／宗教安慰／超越生死之連結等）。

作者自多年的實務經驗中發現：最重要的關係，常要花上一生的時間來說再見；往往要走到最後，對方已成為自己的一部分而後已，像是為對方成立基金會或辦學／著書／不婚／孩子名中有她等等不一而足；可見一切都是可能的，每個人都有其處理死亡分離的不同人生劇本！

皮亞傑（1896-1980）的研究發現很早之前就指出：人生在世不是順應（內外都可接受）就是調適（調整內在來接受外在）。因此對挫折之反

應亦復如是，有機體的運作方式通常只在情境非如此不可時才能接受，這其中妨礙改變的最大壓力是來自於習性所生之動機，因此，對死亡後之調適走的也是相類似之軌跡。悲傷歷程研究之權威 Stroebe 與 Stroebe（2001）等所提出的「死亡、重生」的雙軌模式便指出：所有的悲傷因應過程，其內涵都是「一面失落、一面重建」的；這種在挫折中的重新出發，相信也是你我都有的經歷。大多數人沒想清楚的是──自己為什麼會想抗拒？抗拒有什麼好處？為什麼需要改變？改變又有什麼好處？

實際上，從腦神經的發展過程來說，思辨力是經由不斷的重新組合才能進階為複雜的結構（如 Bloom 所說的理解／應用／分析／判斷／整合／創造）。大多數人通過對亡者習性斷裂的哀悼之後、往往能變得更開朗豁達與自在，便是這個緣故。因此對死亡後的悲傷與失落，若能介入對負面思考與情緒的支持與糾正，理論上便是展開靈性成長之途了！

以下介紹幾種協助靈性成長的練習，第一種是觀看《西藏生死書》或中陰渡亡經之影片以擴增對佛教觀點之死亡轉世之說法；第二種是生命光碟或生命書之製作，可藉由光碟的操作，走過一次悲傷輔導表達宣洩與反思的過程；第三種是靜坐習慣之養成。

# Q53、生死實務問答

## 一、中陰救度與靈魂轉化──《西藏生死書》／中陰救度影片／問題討論

### 1. 生命的盡頭是什麼？

何：我想分為四部分來說，第一部分：每個人身上都有兩樣東西：肉體與靈魂，都是自己。一般人對後者覺而不察，片中一再說，人死後並非真正結束。肉體死去，更是靈魂的自由，關於這點大家了解和相信嗎？

學生：如果這是真正的我，屬於自己的。為何不能死後即見，為何還要學習？

　　何：本我最純粹精微的存在即是光體顯現──**自性本善，是光體**。為什麼一般人看不到，那是因為人是生物體，只有長期打坐行善者，才能接近看到這個內在純粹的本質，即精微體（詳細說明請見《一個瑜伽行者的自傳》）。那為何人通常都在面臨死亡，生命的最後時間才會出現呢？就個人了解，因為精神和物質之間有一個交換點（一般稱之為零點或原點）要等到身體進行四大分解──物質消失、最精華的一點元神也才會出現。這就是影片所傳達的訊息。換句話說，除非有精進修行、否則絕大多數的人，都要瀕臨死亡才能逐漸脫殼！

## 2. 往生之光的真假

　　學生：但我不了解，片中傳達在往生之時，除了清明之光也有虛偽的光？如何辨別？

　　何：那是不同的，就像是日光燈的光和投影機的藍光，帶給人的力量及強度都不同。所以我要問的第二個問題──個人現在所有的煩惱和痛苦及渴望都是自我幻象投射的結果，各位能同意嗎？假設人生所有現象都不是投射的結果，那就不是真正的人了！所以打坐的人都很得意，我看到紅光、藍光。事實上，若打坐三月所看到的種種光，雖已朝靈性邁出一步，但還是自身當時健康與修行狀態投射出來的結果，不需要執著與當真，因為了不起還在屬於「初入定」之狀態；前面還有很多禪定的狀態未達到呢；人只有渡過每個階段，才能往更高的境地走去。

　　學生：我好奇光的真假辨別？

　　何：西藏那個地方，大部分人，每天日常生活的模式即是修行，以其經驗歸納出的結果。所謂的真假，事實上，各位可以透過實驗，鼓勵各位自我驗證，不要隨便相信或不相信。譬如我有一次被邀請參與朋友在中國蘇州太湖之放生，有幾百萬的田螺要放到太湖中央去。此時船夫搖槳、主人忙著放生，我沒事可做就開始閉眼、唸佛，聲聲「阿彌陀佛」，唸了一個半小時。結束之際，發現有很美說不出顏色的紅霞之光照映在湖面，那光並不強烈但我卻無法直視，後來翻閱經典，發現那屬於阿彌陀佛系統的

光，我才開始相信書上所言爲眞。這是我的經驗，也鼓勵各位該去追尋你們的經驗。

### 3. 投射與死後境界

學生：裡面談到有四十二個和平的神和五十八個憤怒的神，若不討論存在之眞假，當修行層次越高，內心出現和平之神的機會越高、出現憤怒之神的幻象的機會會越低嗎？

何：這次要去印度，我會帶大家去請問那些大修行者，爲何是四十二及五十八，留待以後再說。其實，人的心理成長後，通常都會先變得比較正向。因爲大多數人都喜歡正向和平的，我們也會認爲這樣的人應該是有修行的，其實這還是在修行的過程中。眞正的境界，更應該是無相，屆時正負已無分別。佛法系統主張「好時勿喜、逆時勿悲，諸法皆空」。影片所言的善惡之神，都只是投射！只要當事人有好、壞的價值判斷，起心動念不離二分法，都還是在三界的社會價值中，無法不投射。那各位如果要問，如何達到合一之境呢？對不起，唯一之路，仍是如實修行。此乃靈魂的博士學位，不修是萬萬達不到！修了也至少要十年才能功夫日進，如是而已！

因爲人在生時，總是活在是非、對錯的二分對立之中，情不自禁的想要求樂避苦，死後自然也就造了天堂、地獄、鬼神等價值判斷的歸處。腦子的黑盒子裡放的都是這些東西，死後這些儲存的東西被釋放，放映的是平常所累積的，也就是這些，不可有其他了。所以人是怎麼過生活，「長進與否的渡過這一生」，死後這一瞬間看到的正與負，就是一生寫照的成績單而已。

### 4. 死亡時靜默之必需

何：第三部分，是中陰度亡經中與瀕死照顧最有關的資料，剛往生的那一刹那到 8 小時之間，因爲正逢四大分解的結束，亡者的身體能量正在經歷物質與精神之轉接關鍵點，其時周圍絕不可大聲喧嘩（哭鬧呼喊），

務必要細聲輕語，因爲這時亡者的五感之敏感度都是極端強烈的；最好不要移動。

到了第三天時因爲自己知道已回不去了，當事人的神識會變得很慌亂，所以此時生前有無宗教信仰之行持（實踐），就有差別；對有信仰者來說，因爲平時有唸佛唸咒唸主耶穌的習慣，所以總是有所依託。臨床實務已可確認有無宗教信仰的人及其家屬，在死前及死後的心理狀態都是不同的。也因此鼓勵各位要爲自己選擇一個信仰。而死後 7 天、21 天及 49 天對佛教信仰者來說都是很重要的時間，因爲牽涉到生命死亡狀態時之身心靈轉換歷程之不同而已。

## 5. 中陰過程與宗教儀式及輪迴

學生：書上說四十九天可以投胎，但臺灣的傳統雖有作七等儀式，但作百日及對年有何意義呢？

何：不是的，四十九天內要投胎六道，包括地獄、惡鬼道之說法是佛教徒之信念。但如果這輩子自覺過得很苦了不想投胎，那就可能會在世上繼續漂流一陣子吧，這是我的了解。另一個延伸出來的議題時，現在爲了遷就死者家屬的方便出現了「速成七」，會不會對靈魂出現困擾？

學生：書上說：死亡在中陰三天內（適應已死之事實）；自性中陰八天至二十一天（投射生前重要的正負經驗）；再生中陰二十一天（準備往下一個階段的生命做準備）。請問：這種中陰的歷程是一定的嗎？

何：在藏傳佛教及佛教的觀點來說是這樣的。總而言之，可以歸納爲學得一場「生悲—死喜」的價值觀，因爲又有新的選擇可以重新開始一次了。因此可說看完影片後，對死亡的喜悅和期待，是觀看中陰度亡影片的真正收穫。

## 6. 總結：請每個人也談談自己的真正收獲吧！

學生 1：我的想法是：生命的本質在心。再壞的人，其靈性也一樣是好的。而社會上，當你出生的時候，你在哭，大家都在笑；死時，大家都

在哭，你是喜悅的──真是個奇妙的現象！

　　學生2：想到「生悲死喜」是事實，所以存活悲慘就不是那麼可怕了。

　　學生 3：更想知道來此一生的生命意義：「死不可怕，但生時要有意義。」

## 二、生命光碟與善別離（陳美慧、何長珠，2014）

### 1. 生命光碟的療癒效果

#### （1）在聽與說中，省思原先未曾覺察之角色

　　以訪談問題之「您照顧親人有多久的時間了？」做為鋪陳，引發喪親者述說自己照顧過程的酸甜苦辣，以及親人死亡後的失落情緒。發現述說的過程能讓參與者抒發情緒，有助於自我覺察與自我療癒（李玉嬋等，2012）。

　　林秀瑾（2014）研究結果認為：說故事治療技術確實能夠幫助哀傷者重新架構個人經驗或找到意義。而國外研究（Riches & Dawson,1998）則應用於喪子女的父母親，藉由照片作為媒介，讓當事人自然的述說死去家人孩子的往事，也可再度確認其身為父母親的角色與意義。

#### （2）由逝者照片、物件引發回憶完成心靈之告別

　　釋慧哲等人（2005）認為以生命回顧方式引導三位罹癌末期病人，及其照顧者藉由回溯過去生命中的遺憾，可重新發掘出更深一層的生命意義。並發現釋放個人的憤怒或罪惡感後，反而可賦予生命更正面之意義。

### 2. 有助於悲傷情緒之表達與抒發

#### （1）愧疚與自責

　　女性通常已將照顧責任內化到自我認同中，對自我角色的期待為賢妻良母、照顧家庭，情感連結較男性深入，所以更容易對照顧工作產生不必要的沮喪與自責（賴豐美，1998，蔡佳容等人，2012）。

## （2）遺憾之處理

　　按照病人的心願使其善終無憾離世，對家屬來說是莫大之安慰，亦能有效緩和家屬的傷慟程度（釋慧岳等人，2008）。Garrido 與 Prigerson（2014）研究結果亦顯示當能改善病人死亡的品質時，同時亦能改善喪親照顧者的悲傷適應。

## （3）出現失眠、憂鬱

　　胡曉林、李小麟、蔣曉蓮、李蓉、竇欣蔓（2012）等發現：喪親一年後有 65% 之遺族出現嚴重憂鬱症狀，其中尤以情緒部分之表現最多。何長珠（2006）指出悲傷所引發的負面身心健康狀態與家庭支持度低、個人個性孤獨等特質有關，當遭遇喪親事件容易產生憂鬱或其他健康問題。林正祥等人（2010）之相關研究亦顯示女性發生憂鬱高於男性、年齡越高越有可能憂鬱、教育程度越高憂鬱指數越低、無配偶者憂鬱指數高於有配偶者、自覺身體狀況越差者憂鬱指數越高等狀況。

## （4）停留在逝者的空間位格

　　很多喪親者都描述到逝者的空間似乎仍然存在而且繼續影響自己，此現象與許多篇（蕭文伶，2010）悲傷輔導論文中所發現的喪親家屬之悲傷行為類似。

# 三、重新建構個人意義

## （1）自我意義之新成長

　　John Harvey 認為：當喪親者與他人分享自己的故事時，已在形成自己截然不同的生命意義（Harvey, 1996）。蔣凱若（2005）對榮民進行團體生命回顧，發現榮民能透過描述生命歷程，顯現自己的生命意義；楊淑貞（2010）創傷療癒的研究亦認為受創者透過表達宣洩情緒與情感之回顧與哀悼，可轉化創傷經驗。陳美慧（2014）的研究結果亦相類似，幾位訪談者逐漸能對逝者完成哀悼、將自我價值的意義落實在新生活中，並且能更坦然地面對死亡的議題。

### （2）照顧者自身存在及自我照顧議題

生命無意義的焦慮，李玉嬋等（2012）指出人在經歷喪慟時會影響其對於終極意義的思索，比如自己的死亡及未來生命的方向。Yalom（1980／2004）也說多半時候人都活在日常生活的瑣事中，只有在遭逢死亡這重大議題時才會重新注意到存在的事實。孤獨與死亡的焦慮：雖然人一定是孤單地進入存在最終也要孤獨地離開人世，但無可避免的是：人仍然害怕孤獨或被拋棄！可見悲輔系統之活動與教育延伸向社會之必需！

## 四、一個實例的回顧

在光碟製作過程中，C 媳婦透過宣洩及逝者物件回顧，看到自己先前未看到的部分：「啊，這就是我照顧公公的心路歷程（喜極而泣）。現在，我覺得順著上天給我的路走，我是心安的，也很快樂，因為我已沒有歉疚，都有盡到責任。而且，透過研究者的『聽』與參與者的『說』，使我對自己照顧過程中自責及愧疚的感受有了新的詮釋。今天這樣子的一個表白，把我心裡的那個點講出來，讓我能夠得到發洩，現在，我更相信我公公會對我說：『沒關係啦，過去的就過去了。』」

協助生者重建自我最好的做法是尋求失落的意義（Worden，2008/2011）。本節主要呈現照顧者如何在失去他（她）日以繼夜，全心照顧的親人後，轉化內心的悲傷，看見自己與逝者之間的另一層意義，自我重新獲得認可，內心煎熬的枷鎖也終於獲得解開。

## 第十二章

# 通靈與神通

## Q54、通靈之定義

　　依據吳國卿所譯、B. Naparstek 所著的《超越感官之旅——開發第六感》（1999）一書中之觀點；「通靈」，其實就是一般人所謂的「第六感或直覺力」，是一種超越認知的理性判斷，而以當下的直覺或心靈感應來理解及反應事物之方式；不過雖說直覺力是正常人之本能，然而到什麼程度才是可信靠的參考依據？則是人類從有史以來好奇探討不休之主題。朋尼‧皮爾司（Penney Peirce）在《打開靈感和創造力的心理學：直覺力》一書中有詳盡的練習方式之說明（見 wikitw.club, 2016-2-1 19: 500）；此處先做定義之說明如下：

　　王鏡玲（2014）認為「通靈」一方面是指通靈者所感應自身所擁有的，或可接收到的至大無外的「大宇宙」、「天」、「地」、「自然」、「神靈」的意識、意志或能量，以及與萬物有靈的靈力相通。另一方面「通靈」可以至小無內，日常生活最根本的一呼一吸，從器官體驗、身體器官、經絡穴位裡氣的流通循環，去感受自身唯觀小宇宙到浩瀚大宇宙的氣動、靈動的生剋、通順或阻礙。他同時也發現：通靈現象可以是來自傳統單一宗教信仰文化所表現的理念與儀式行為，例如他可以是和家族祖源（祖靈）之間「靈」（魂）秩序的調和與否的神話劇；也可以是以漢人宇宙觀吸納其他跨宗教靈性象徵的拼裝混合體，像是兼具在地宗教信仰和其他跨文化新時代（New Age）的通靈特色相結合。可以說個人「靈」的價值定位的尊卑高低、善惡好壞，是當人們深入不同的特定象徵體系（階級、族群、性別、世代）意識型態之中時，發掘到的人性普遍性與獨特

性。

　　通靈認知通常是比直覺更為戲劇化、誇張、令人驚奇，並給人更深刻印象之經驗。一般人常把直覺和通靈知覺搞混淆，其實兩者之間只是能量程度高低之別而已；前者之直覺力是屬於一般人所共有之本能感知，有時即使是當事者也未必能了解或在意；後者之通靈則是一種與邏輯無關但當事者會加以處理或應對的感應力，例如：上課過程中忽然感覺到遠方傳來一陣陣地動天搖的意象，接著不久便遭遇地震來襲；對前者而言，可能只有在發生的當下覺察而直覺躲進桌底，但對後者而言，則可能知道這次是大禍不易躲過，因而立刻開始頌經求懺。兩種都是對意外之反應，但因為能接收到的訊息深廣度不同，因而產生之反應與結果也自然有異。後者之內容關乎自身以外的其他人或事或環境，是一般人普通感官知覺的延伸；也是一種突然完整湧現、感覺起來很像是來自老天或所信仰神佛的訊息或概念；通常的解釋則是，微細能量的天線或個人銀線已能與宇宙訊息連通之結果。

# Q55、通靈在臺灣之發展

　　瞿海源（2001）曾根據臺灣社會變遷之基本調查以及新興宗教（包括聚會所、一貫道、新世紀團體等）信仰者的態度與行為進行研究分析。結果發現不平安感幾乎是所有新興宗教團體信徒的參與原因（除了天帝教之外，其他都有統計顯著相關差異）。具體地說，個人若越覺得自己的參與會改善身體健康（疾病）、婚姻狀況和家人關係，就越有比較高的機率去參加各種宗教團體。

　　本書作者的解釋是：

　　宗教領袖多半具有特殊魅力（高深莫測、虛懷若谷、慈悲救難、廣結善緣），又往往會展現類似通靈的靈驗性傳說，在領袖、靈驗性、教義和組織的總合作用下，幾十年來臺灣本土的新興宗教團體可謂傳布迅速。就個人需求而言，身心健康之增進與不確定感之消減，乃是變遷快速的富裕社會中人們所迫切追尋的需求。若干新興宗教團體發展迅速，多半因為

獲得身心狀況之改善而有虔誠的報恩之心，就此而論，新興宗教之蓬勃現象似乎依舊和民間信仰之強調靈驗的功利主義是一體之兩面，趙星光（2000、2003）稱此為「宗教商品化特質」與「個人主觀性利得」現象。

另一方面，丁仁傑（2004）則在〈會靈山現象的社會學考察：去地域化情境中民間信仰的轉化與再連結〉一文中簡介通靈在臺灣之發展。會靈山是指「臺灣於 1980 年代以後所出現的一個集體性起乩活動，它以各地方非公廟性的宮廟信徒為構成基礎，但卻又超越了特定的宗教組織與教派；是一套特殊的修行體系，實踐者間也構成了鬆散的修行網絡；其主要方式是與特定神明相通而產生靈動或靈知的現象，目標在消除個人之負面性因果、與個人所屬靈脈相連結、並進而獲得個人現世之幸福與永世終極之救贖」。丁仁傑的觀察是現代化和全球化的過程產生了「去地域化」過程，文化脫離了原來的社會基礎，形成一個宗教文化叢之轉化與流傳的開始。在理論上，以 Habermas 的生活世界和系統世界的結合來進行分析。丁仁傑認為「會靈山」的活動可以說是代表了一種個人生活世界之重建與回歸原始信仰之嘗試！

陳家倫（2002）則專門剖析臺灣新時代運動的運作模式，發現讀書往往是最主要的一種形式，其論文指出「新時代運動的全球化為臺灣的宗教文化帶來許多新的元素並激化了宗教場域的正統性；其次，具有高度個人性、融合性和反制度的新時代靈性觀在臺灣的生根與成長（1980 至今），也意味著臺灣社會文化的發展已達到後現代社會的階段」。

丁仁傑認為就歷史脈絡來觀察，「臺灣始終是一個宗教活動活躍的場所」。這主要是因為移民性質之社會中，不確定感的因素較多；其次，移民社會中，民間宗教文化的表現形式亦格外多元；最後，海島文化加上留洋菁英之新觀念傳播較易；這些皆使得臺灣成為各種宗教元素激盪充斥與相互交流的一個場所。

最後，丁仁傑的結論是：在過去幾十年來，為了競爭市場的占有率，也就是為了自身的生存與延續，宗教團體不得不採取一種以追求效率為目標的管理模式，這使得宗教在發展型態上，進一步的促進了「制度性宗教——山頭鼎立」的成形與發展。

# Q56、臺灣的通靈人 ── 靈乩與乩童

　　鄭志明（2005）認爲靈乩（spiritual）的產生是乩童（medium）隨時代演變出現的一種現代「巫」（shammon）之形式。其特徵包括（1）不必以迷狂附身的方式與神明交感；（2）被神明附身時，意識清醒（不必閉眼）有自主力；（3）乩童在讓神明附身時，僅剩「靈」的意識，而靈乩則與靈合一，在語言、意識與行爲上體現了神明的能力與意志；（4）靈乩較乩童的宗教意識強烈，其心性的修煉中，須以自我意識與宗教意識爲基礎；（5）除此之外，靈乩啟靈準備動作較短暫，退靈時，也不會有大幅度向後倒下之身體動作。

　　從歷史發展上來說，乩童可說是民間宗教的代言人，臺灣光復以來的三種重要民間宗教系統，除了道教的慈惠堂（瑤池金母）外，尚包含來自中國的一貫道（彌勒菩薩）系統及敬拜各種道教神祇的鸞堂系統（扶鸞傳書以行教化）。

　　1960 年代從一貫道出身、變成靈乩的黃阿寬則認爲現代幾乎已成爲是一個「人人皆祭司」的時代，靈乩幾乎是每個人都可以自由運用本身意識與仙佛菩薩相通，並透過遵循佛法老實修行之實踐（六度法門─布施／持戒／忍辱／精進／禪定／持素），達到與神溝通的個人密契經驗而完成靈山自渡（佛性＝自性＝本性的源頭，此源頭靈即是內在靈山的轉化）的人生終極目標（李峰昭，2008）。

　　所謂密契主義（Mysticism），詹姆斯（2006）曾歸納出四個特性來描述之。分別是：

1. 不可言傳性，須由直接經驗，類似一種感受之體會。
2. 知悟性（Noetic quality）：對理智所無法企及之眞理，有了洞見或覺悟，有如光照及啟示。使人感覺是有意義與重要的。
3. 暫現性（Transciency）：時間長度通常約半小時到二小時；在它重現時，立即可以認出，並且在其一再重現的過程中，產生內在日益充實之感。
4. 被動性（Passivity）：非由自己意志可以安排或把握，當出現時，感覺自己被更高的力量所控制。

　　李振緯（2015）論文中探討通靈的觀點是：從個體化歷程來說，開啓密契經驗後、從探索密契經驗與自身關係，進而懷疑、內省神的存在，直到「相信」進而為神「服務」，看似是人與神之間的關係，其實則是在完成一趟趟自我提升內在靈性修煉以及自我認同之歷程。這與詹姆斯（James, 1842-1910）所提的向內之道（inward way）的立場非常類似：意即人應該徹底捨棄我執，靈魂才能歸回上帝的本質之中。這與臺灣各種靈修系統之假設：不斷完成向內深度探索的自修歷程，基本上是同樣的。此外，他也根據 Brant Cortriight（2005）對靈性危機的兩大分類：意識的改變與靈界開啟。認爲意識的改變包含拙火覺醒、瀕死經驗、合一意識、回歸核心面得到更新、前世經驗等項；靈界開啟部分則有神通的危機、身爲巫士的危機、通靈或與指導靈溝通、附身狀態以及遇見幽浮（UFO）等項。他認爲，在跑靈山與會靈過程中，類似的聖靈附身現象，有可能導致的靈性表現包括：合一意識、神通、巫士、通靈或與指導靈溝通、附身狀態等六項，這也顯示跑靈山、會靈之靈修模式，雖然有可能走火入魔（小得自慢、故步自封）、但也是帶領人們觀照到內心眞意最直捷的一條道路，正如 Brant Cortriigh 在書中所言：在靈性危機中的人，如果能常自覺小我與大我的區分，就可能在心理和靈性上，得到更高層次的整合。

　　李振瑋（2013）在臺灣民間信仰中靈修模式之研究論文中，亦曾詳細介紹臺灣靈乩之養成與特徵，說明如下：

1. 成爲乩的起源：絕大部分是因爲自身發生了不可解釋的密契經驗
2. 性別：並無特定的性別限定
3. 修煉方式：煆身、會靈、跑靈山。
4. 表現方式：說靈語、唱靈歌、跳靈舞、靈動、寫天文。
5. 辦聖事方式：意識清楚，保持絕大部分的自主意識。
6. 辦聖事時間：除了固定的宮壇時間之外，任何地點都可以進行。
7. 辦聖事以及在修煉之下自我控制程度：成爲一名靈乩後，大多可以在自由意識情況之下，決定是否辦事或持續修煉。
8. 後續的修煉發展：初期辦聖事時須與仙佛菩薩產生有意識交感的靈乩，後期則成爲與仙佛菩薩合一的聖乩。

9. 與信徒之間的關係：因靈乩辦聖事前後之身心並無太大的差別，因此，在無辦聖事時，信徒依然以尊敬心對待靈乩。

10. 宗教領袖特質：靈乩大多因個人的修煉方式及系統不同，較常被信徒、弟子視為某一新興宗教的領袖，例如林千代、三霞二黃以及盧勝彥、青海無上師等人。

11. 個人後期發展：成為一名正式的靈乩後，其個人特質都會非常明顯，到後期不論是否繼續辦事，仍然會受到信眾的矚目。

　　補充說明：「感應」一詞，在華人社會流傳已久。早在先秦時代的古典文獻，譬如《詩經》、《尚書》、《管子》、《國語》等書中便有出現，可見中國的哲學思考傳統中，是藉由「感應」這個概念以承載一套宇宙論點。到了《周易》的經、傳所錄，更明顯可見它已占據了相當關鍵而重要的理論地位。例如《周易》的作者認為：通過以「二氣」為基底憑藉的「感應」理則，便可觀測得知含括人類在內的「天地萬物之情」；並且，在窺見天地萬物的情實之後，我們即可藉由體得或掌握這種「感應」理則，進而一則安立成就自我德性的精神修養和人格境界，另外則展現妥善應對人間事務的有效處世態度（陳平坤，2006）。

# Q57、如何具備通靈力

　　通靈是人人皆有的天賦，是人內在感官知覺的進階延伸，但總會有些人比別人具備更強大的通靈能力，於此需要強調的是，並不是一定要曾受過虐待，遭到創傷或恐怖的經驗，才是開啟通靈能力的必要條件；但可以確認的是某些特殊經驗，如大病或雷擊或瀕死經驗等，的確可能產生通靈意識。

　　可喜的是大部分通靈能力的養成是有跡可尋的，譬如：冥想、瑜伽、氣功、自我催眠、各種武術、心思專注的表演藝術與體能活動等。而這些方法會有效的原因主要在於提升了專注能力。但更關鍵的是左右腦之平衡與專注會改變呼吸與意識的狀態，使身體產生鎮靜和抗沮喪的自然習性，進一步使人們進入易引發自發性超感官知覺經驗的腦波 α 波，這是在剛入

睡和正要醒時，大腦所處於的狀況；但對修行冥思者而言，這是通靈狀態的初開始而已。換言之，所謂的超感官知覺總是默默的在我們的身體內運行，但只有在把注意力轉向內在、得到越來越多的清靜定力後，通常要經過好幾年長期固定的靜坐薰習，才能逐漸開發了解其無窮的妙用。佛／道的宗教系統認為，所謂的定，是指入靜後便能迅速到達 α 波的寧靜，θ 波狀態則通常可以看到前世今生的宿命通或發現解決問題的新方向，δ 波則更可以開始出現陰神或陽神的神遊了。腦波的頻率解說請見下表（取自維基百科）：

| 腦波種類 | | 頻率 | 特性 |
|---|---|---|---|
| Delta (δ) | | 0.1～3 Hz | 屬於「無意識層面」的波。 |
| Theta (θ) | | 4～7Hz | 屬於「潛意識層面」的波。存有記憶、知覺和情緒。影響態度、期望、信念、行為。<br>創造力與靈感的來源。深睡作夢、深度冥想、心靈覺知。 |
| Alpha (α) | 慢速 α 波 | 8～9Hz | 臨睡前頭腦茫茫然的狀態，意識漸漸模糊。 |
| | 中間 α 波 | 9～12Hz | 靈感、直覺或點子發揮威力的狀態。身心輕鬆而注意力集中。 |
| | 快速 α 波 | 12～14Hz | 高度警覺，無暇他顧的狀態。 |
| Beta (β) | 低段 | 12.5～16 Hz | 放鬆但精神集中。 |
| | 中段 | 16.5～20 Hz | 思考、處理接收到外界訊息（聽到或想到）。 |
| | 高段 | 20.5～28 Hz | 激動、焦慮。 |
| Gamma (γ) | | 25～100 Hz（通常在 40Hz） | 提高意識、減輕壓力、冥想。 |

　　當然，接近真正具有強大心靈能力、高超通靈技巧的大師也可能會突然激發我們的超感應能力，經由接近他們，使我們內部和四周能量振盪方式的改變，也能使我們本身的通靈能力得到成長或是被激發出來（不過

通常只能維持一個時間範圍）。此外強烈的情感跟恐怖經驗一樣會激發超感應能力，只要自己能勇敢的面對這種情緒，體驗到最大的衝擊，內心將會激發強大的能量，使心靈為之大開。但當然也有解釋為是單純的敞開心胸，以懷抱慈悲心這種溫和接納一切的方式，來發展自己的通靈能力的。

## 一、個人的準備工作

當初開始，藉由一套可靠且清楚的通靈開啟法會特別有幫助，營造放鬆的狀態，並澄淨無時無刻盤據在腦海中的雜思，可以作為開啟通靈意識的準備，使自己容易知覺到直覺的微弱耳語。個人的建議是：

1. 吃清淡些，素食最好。
2. 固定時間與空間（小而安靜之處，可有神像）之安排。
3. 選擇個人喜歡的固定音樂（平和、低沉之頻率）。
4. 開始前要關上外緣。
5. 真心拜懺自己的無明之業至少 30 下以上（叩頭最好）。
6. 開始入坐後運用正念禪坐原則，任何念頭念起便觀其消失。
7. 如有好香（或相應放鬆之花精／精油）亦可點用。
8. 越能相信超感官知覺是真有其事的信念，通靈成功的頻率就越高，可見明確的意向也是很重要的一環，此處意向所指的是「在工作中排開雜思，保持單純信念之能力」。
9. 感激與慈悲的心胸：一般針對個人的愛大多是出自第二輪（位於腹部下臍輪的能量中心），而感激與慈悲則是出自第四輪（胸腔心窩處的能量漩渦），對這些位置顏色（橘紅與翡綠）之觀想（穿著／色彩）及照顧（精油／花精）。
10. 實踐（做好人好事），亦為培養超感官知覺的有效先決條件。

## 二、翩然而至

通靈訊息湧現時的內在經驗往往並非是有順序的發生，而是剎那呈現的。因此，保持放空與不強求的態度也非常重要，而超感官知覺的經驗是一種專注深入內在的經驗，更重要的一點是：接收者能清楚察覺短暫（幾

秒之間）的內在意象，並接受其本來的樣子。而至今仍最難描述的超感官知覺要素，就是當超感官知覺出現的前後，在體內和身體四周的電磁能之擴張與變動，換言之，強化的電磁能是超感官知覺經驗的重要成分；這也解釋了很多通靈人工作時為何會有剎那間抖一下的現象。一般來說，人、鬼、神各有不同等級的電磁能量場，因此相遇時會有一種輕微的震動，很多通靈者的經驗是：與能量等級低於自己者相遇，會有抖一下的感覺（對方通常從頸部背後的大椎或尾椎處進來）；但與能量高於自己者流通時，則彷彿有一種暖流從頭頂梵穴進入身體之感覺，同時還會感覺到有光——金色或白色的光一閃就消失。

## 三、超感官知覺的物理學——愛和觀想

　　一般來說，大部分的人對這世界或對自己都會加以設限和區分，你是你、我是我……，但，如果我們和其他人的界限都可以加以滲透和擴展，那麼我們就可以從外界接收和釋放各種訊息。另外從吳爾夫（F. A. Wolf, 1999）《靈魂與物理學》一書（吳捷譯）的剖析中可知：因為地球只是三維空間，與此同時還有很多四維以上的空間同時存在，人是活在許多平行宇宙同時發生的現在，時間上的過去和未來也是人類的知覺所建構出來的，就像對那些有過瀕死經驗的人來說，在臨死前的一瞬間他們會看到所有的過去於剎那間重現，而班多夫也提出外表固態的物質，實際上只是分子不斷細密震動之視覺誤差結果，其本質仍然是不斷變化中的。此外他還提出一個驚人的觀點：宇宙中的一切事物，其最小單位都是一層層交互垂直的四方格結構、並以鐘擺的方式來回互動，當鐘擺擺到兩個靜止點發生（共頻發生）時，則可以以無限快的速度（超光速的速度）延伸到無限之太虛中。

　　以人來說，我們的意念永遠都在一動一靜中，也時時進出於不同的世界（不只是水平遷移、而且還包括垂直遷移），當人類在遇到波長相同的另一人時，也的確較能密切溝通（這就是我們所謂的靈魂伴侶或失去的另一半時感受）；但更多的情況下是因為波長頻率不同、而產生你我之間的種種誤會，形成所謂人生是一場寂寞的孤星旅程之感受；這就是會什麼唯

有保持慈愛（開放／無防衛）之心，才最能擴大自我界限的心理概念之來源，或說宗教之本旨。

## 四、培養和保持通靈能力的具體建議

1. 集中意念和專注，這是能激發通靈意識的好方法。
2. 寫日記，寫下直覺的經驗和每天記錄「命中」和「失誤」的次數，這也能增強通靈能力。
3. 結交一些志同道合的朋友，從和我們有相同世界觀的團體獲得能量。
4. 找尋一個好的老師，有系統的教導和指引能提供通靈能力平衡的發展，通常真正的修行系統是不以成名／發財／證照為號召的。
5. 獨處也是重要的一點，能提供需要的清靜，反省自己和平時處在環境中受到刺激的心靈，其中最好的地點就是大自然。
6. 多運動來保持自我靈性發展的平衡。
7. 注意自我的飲食，偶爾斷食或不飲食過度，都是維持通靈能力的好方法。
8. 持續從事一些藝術活動，保持玩耍、快樂之心。
9. 對個人選定之主神持續堅定進行祈禱，建構神聖空間和儀式並實踐之。
10. 練習布施仁慈、寬恕，擴大愛和感激之情，這些都能增進自己的超感官知覺。

## 五、注意事項和倫理議題

　　一般來說須注意的有：
1. 別人如果沒有想問就不要去說明。
2. 要尊重他人的界限和隱私。
3. 保持中立的立場。
4. 在任何情況下都不可用通靈訊息去傷害他人，通靈訊息應該是用來提升意識、增加能力、澄清疑惑的，要尊重他人的自由和抉擇的權利。
5. 最重要的一點是保密過後即不再重提往事！
6. 別執意想找出特定的結果，因為有可能訊息會遭到錯誤解讀的汙染。

7. 常常提醒自己不是神，是會犯錯的，不可做出不會出錯的承諾，並且不可用此一能力來炫燿、操縱、打擊他人。

8. 要保持自我狀態的平衡與繼續成長。

## 六、通靈實務問答

Q1：求「神」的個體化歷程？

現今（2014 年）臺灣的靈修團體非常多元，包含我們在內——華人家族排列系統（以下簡稱本團隊），但這些靈修團體之共同主要目的到底為何？

何長珠（以下簡稱何）：我認為這些靈修團體普遍相信之上有一個叫做「神」的存在，然後修行就是要走向「神」，或者是走回「神性」，這個也就叫做修行。

靈修團體目的：本團隊界定為追求「神性」，所謂「神性」亦等同於一般所謂的「靈性」，其目的與過程如下圖：

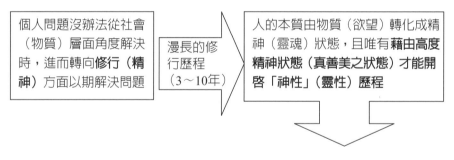

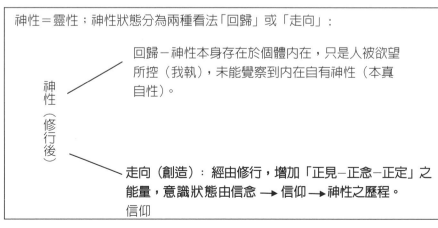

## Q2：靈魂與意念之關係

何：影響靈魂與靈性的狀態的東西到底為何？西方文化以「soul」（靈魂）包括一切，Soul 因為接受到外在事物訊息，而產生「感受」，「感受」影響當事人想法而產生出不同行為歷程；唯識學中更將「靈魂」與「感受」細分為八大項度，前五項分別為接受訊息（眼耳鼻舌身），而第六項「意」則為感受反應狀態，靈魂狀態分別成為第七項與第八項，其中第八項度稱之為阿賴耶識，是過去種種記憶所存放的地方，其運作是不停歇的。而當前五項接受到訊息，第六項度開始運作時，第六項度同時會被第七（區別化）及第八項度（潛意識反映）所影響，而產生感受與行為；簡而言之，感受其實是被過去記憶（經驗）所影響。本團隊歸納為是「意念」控制靈魂與靈性狀態，而意念構成包含許多原因，其中一點為過去深刻「經驗」（未竟事務）影響，衍生出的種種貪嗔癡；修行的目標主要便在漸漸轉化個人「社會我」（競爭與自利）形式之「意念」，逐漸構成新的雙贏「經驗」，藉此轉化自身靈魂與靈性的狀態。在此產生一個新的問題，既然人可以藉由修行提升自我靈性狀態，然而神在我們之前界定又把祂歸納為靈性狀態的能量，那麼外在到底是否真正有神的存在？或者說神是我們內在修為之後，通過集體意念而產生的？

換言之，神的存在狀態到底為何？

## Q3：神力的產生

何：這是下一個層次的問題，我們可以先以「媽祖」為討論議題，在臺灣我相信多數人信仰媽祖，可能只有少部分不同信仰的人會批判媽祖。對大部分的人而言，媽祖可能就是靈性的代表囉！

回歸到第一層的議題，假設祂是聖和靈性之代表的話，那麼，媽祖的第一代是怎樣來的？林默娘她做好事嗎？

成員：林默娘的事蹟我認為是「造神」而成為媽祖的。

何：是怎麼造的呢？是誰將她的能力神化嗎？

成員：我認為是她的「真、善、美」受到後人供奉與傳世，慢慢的就變成聖神了。

何：能力神化……這就是神的定義啊！問題是，人的修善程度不同、

所形成的神佛，難道沒有不同的等級嗎？

　　成員：以前跟老師討論人往生後的狀態到底為何時，曾界定其為一種「能量」的狀態，那這些鬼神也是屬於一種能量的狀態嗎？

　　何：是能量也就是「意念」的狀態，我把靈魂與意念是等同一類來討論的。因為人們很難覺察靈魂，但用意念來解釋，則大部分的人都能夠理解。而意念其實是有高低之分，**宇宙本身就是一個能量的系統**，能量有大小高低正負的差別，所以會出現一個相吸或相斥的原則，相吸的原則很清楚一個是相似、一個是互補，所以你一直想助人就會遇到助人的朋友，這是一種相似狀態，互補狀態是他喜歡助人但他已經死了，而某人去求他時，此時他的狀態就會以一種意念（一個非常微細能量波）之方式來傳遞，上述是我通常看待的一般性立場。但現在問題來了，你不是問「大神、中神或小神」的狀態嗎？我認為是拜的人越多、神明的力量就越大，這就是一種「能量團」的概念，有名的道場或廟宇之所以很靈，就是「能量聚集」的結果。而世界上的重要宗教如基督教、伊斯蘭教等亦復如是！

## 七、靈性靜坐修行的次第─前行法與大虛空

　　老師：這裡面獅子王的談話，出現重要的資料，就是各位知不知道什麼是微塵？沙還可以分解成千分之一，微塵的實際意思是我們的存在可以一再分解、一再分解，到最後雖然火化看起來已經很小粒了，可是並沒有消失。所以可以丟到海裡面去，灑到花裡面去，可是那都是灰塵的狀態。人死時還是一個很粗的物質狀態（靈魂），所以一定要分解，分解前一定要先磨，磨成細灰以後就可以到海裡面去，或者到土裡面去。可是這樣還是有形體，不可能會飛，不可能成為光。也許各位都還沒什麼修行，可是各位都仍有光的能力，靠什麼呢？靠意念。所以今天早上幾個小時的課，我其實就是在調各位的意念，讓你的意念從比較黑暗的思考轉向光明、正向的思考，或是比較更完整的思考，這樣的狀況之下，其實每一位同伴都有意念存在的事實。

　　我覺得今天的課可以有個主題：「**死前的最後一念**」，那一念是業力的消滅，死前的最後一念並不是一個人唸了一萬遍的基督，或者說阿彌陀

佛，就可以得到的！

在死前的最後一念是什麼？我們叫做正念，我覺得正念在我們現在活著的人有二種狀態，一種是正向的，不管你想起的是任何神，都算正念，所以阿彌陀佛、阿彌陀佛……到最後死前仍看到阿彌陀佛來，那樣就叫正念。

可是我所了解的正念可能跟這有點不一樣，我覺得真正的正念要超越只是正向的念頭，所以真正的狀態應該是要進入無盡的虛空，也就是「無念」。因為無盡的虛空才能符合另一個事實，就是「真空妙有」，真正的空才可以生起任何東西，不是嗎？

假設你身上在意的東西越多，就越生不出東西來。所以我們在修行的第一個階段是要去自己的我執，然後第二個階段是要建立自己總是在正向反應的習性，可是這二個東西對我來說都還算「前行法」，意指前面該修行的方法，可是對我來說它還不是完整的，完整的是這還是要靠靜坐的修練來完成，只有人的呼吸能夠慢到一個程度，安靜到一個程度，入定功夫都成熟的時候，才能進入所謂的大虛空，「大虛空就是無念」。

真空妙這句話即使在物理學上的解釋也是存在的，因為整個星球、宇宙，剛剛 XX 說她閉眼後會感到亮光，可是那只是第一階段。當你再走下去時，你會看見不亮的，因為不亮裡面有亮的部分你還看不見。我們對看不見的東西叫黑暗，實際你用好的天文望遠鏡來看，在黑暗星空中，還有一千億的行星存在在我們周圍呢。所以靜坐系統裡面到最後會走向全然是光的狀態，不過前提是你要讓自己的存在呼吸能夠分解到接近於無（波動）的狀態，你才能感受到自己已經成為光了。

所以最後結論是我們的存在有兩種方式，有物質比例百分之百存有的狀態，這是我們大部分人的狀態。但也有精神狀態百分之百存有，那就是所有道家、佛家還有耶穌這些修到最後的大修行人，他們就知「道」了，而且都因此共同承認這個存在是真的。

# 第十三章

## 從不相信到相信

本文主要參考李建志（2018）之論文，以說明華人家排之實例。

重生統整性命的神話無法走通的二元對立論，如何能夠轉化而成為一元論的統整性靈性？

## Q58、轉化靈魂情結能成長靈性

當治療出現效果，當事人與自己的靈魂產生相遇之體驗後，通常會開始出現一些徵候——做夢、印證感應、質疑修行效果等等不一而足；換句話說，當事人可能會開始想知道真相是什麼，會好奇，但要跨入時又往往在心理上抗拒，害怕與主流所謂的科學思維不同步。其實就真正的科學是可複製和可修正之標準來說，這些疑惑都是邁向更完整知見的必備條件；因此下面再加以解說，提供大家思辨！

### 一、了解正知見的重要性

走向靈魂正確之路並不是一蹴即成，就像「沁」一樣，「相信」需要時間及因緣慢慢的薰習，何老師分享自己也是走過幾重山頭後，回首才明白山路一路走來的箇中滋味。能夠在這一條路上同理自己是很重要的，在相信超越世俗之見的見解之前，人對於自己過去犯下的錯並無意識上的覺察，生活得心安理得，如此溫床誰人不愛？但生活在世，擁有正確的知見是很重要的。世俗之見是為一般人之生活需求而存在，但未必能有效協助人類解決生命中的種種挑戰。人都有向上提升的本性趨向，若能在本質上方向正確，了解追求精神（心）價值比追求社會價值（物）更能讓自己

得到終究的自由與慧解，才能究竟實現靈性智慧的體現與追求心物平衡合一，這就是正知見不可不追的重要性；但從另一個立場來說，它也註定了是只屬於少數思考菁英才能擁有的一種存在之高度。

## 二、體會自身文化與靈魂系統的緊密相連

華人文化的信仰泥土：宮廟系統是華人文化的信仰底蘊。據文獻報導，臺灣仍有 65%（一說 85%）的人在生活困擾時會尋找宮廟的幫忙，為什麼？一是幾千年來求神祭祖以趨吉避凶之習俗已融入生活意識，二是便利與成本之考量，因此除非宮廟系統的協助無法獲得解決問題的效果，才會轉而尋求心理諮商或治療。不能否認的是，道教與民俗信仰其實是充盈我們的文化、生活，遍及精神層面與物質層面的一種無意識之俗民文化。

華人對於「祖先」靈魂的觀點：中國長久以來受到儒家思想的影響，生活在倡導父慈子孝等五倫的道德觀念中，這樣的世俗觀念連帶影響到人們對靈魂的成見，例如，祖先都是慈愛與庇蔭後代的此種觀點即是如此建構而來；但建構其實是一種文化的約定俗成，未必就是實相的存在。華人家排十五年經驗所獲得的一個實際發現則是：靈魂未獲安定的家族祖先也會尋著血脈緣分之傳承而對現世子孫有所求討，這即是鬼魂存在之來源。很多人不信有鬼神卻又相信祖先的庇蔭愛護，但事實是，祖先即是鬼神，只因修行程度不同而有不同稱呼，例如人死為鬼、善行多者成鬼神，鬼神又各有屬性：慈悲者稱觀音、公義者變關公；只有修到我執消融，才能算是成為神佛等。

## 三、了解家庭靈魂的系統觀點

祖先對我們的影響是一種系統觀，父母於各自的父母獲得教養習氣而成人，我們的祖父母又由何處得來習氣薰陶呢？當然也是他們各自的父母。當我們說到系統內的影響時，若以靈魂傳承的觀點，由父母往上推，至少與多個個體（父方父─父方母─母方父─母方母及各自的四個系統）的靈魂心念相互影響與作用，並且隨著認同程度之不同而傳遞遺傳性向，在幽微隱密之間影響著當事人的意念乃至影響命運（因果業的系統）。緣

分之妙不可思議，心念傳遞亦是如此，我們往往會在生活中遇見與自身家族相關聯的人事物，並且觸發奇妙的緣分，科學頭腦或許會稱此爲「偶然」，但即便是西方心理學大師榮格，也不得不讚揚「共時性」的深奧智慧，就此而論，靈魂確實存在著自我意識難以當下領悟卻深具奧祕意義的訊息。

## 四、「何謂科學」的再定義

科學是講求因果關係的思維方法，錯綜複雜的靈魂脈絡，看似曖昧迂迴，當中卻有著實證資料無法否認的強大因果關聯。主流科學之研究常強調具體及數據的量的呈現，促使當代人的表面思考易被量化的範疇所主宰，但切莫忘懷，所有控制與預測皆是爲了人類的幸福爲主旨，人類的幸福即是一種質的感受，並非量化能夠切割。感受的眞實性才是探討之焦點，運用科學的立場不斷以自己的感受進行驗證，才能更明白靈魂存在的眞實與否，以及領會心靈學不過是目前科學方式尚無法求證與驗測之學科。潛意識的幅員遼闊正負並存，靈魂議題應該是以探討人性本質爲生命意義者之終極任務吧。

# Q59、靈魂與靈魂的相遇 —— 助人者遭逢他人之業

受訪者回想到自己從事心理助人工作十餘年，因爲佛教信仰的背景，面對心靈受苦、重複自殺的病患，心中十分迷惘。一方面認知到受苦乃是業之脈絡作用，一方面立身於世間角色中的專業職責，自然當助則助，卻也暗暗擔心是否會因此無形中，干擾到業力的運作法則。

## 一、助人者不以私利爲出發心

其實，每一個有自覺反思習性的心理助人者其工作與個人成長，都是一種逐步從入世走向出世的過程！慢慢從了解深層的心靈運作之中，摸索出遭逢他者之業時應有的態度。何長珠的回應是第一點是在助人的過程中，了解自己助人的情懷何在很重要。不以追逐名利、擴大我執爲目的的

助人心，這樣的助人心態可稱之爲菩提心。菩提心內含一種無我的智慧力量，涉入他人生命業力的運作時，若能減少私利（收費多少）之心念，較不會受到業力系統的侵擾，自然相對減少因果之造作。

## 二、感化和解為人之美好靈性展現

第二點是不強行切斷他人與其業力系統的宿世連結。道教與西方心理學都是以切斷困擾來源的連結作爲處理方式，但情緒心念的能量需要的是疏通與和解，強行切斷連結恐怕早晚會引發反作用力。以佛教的觀念，作用力與反作用力乃世間本然之理，宿世恩怨其來有自，了解因果而後化解，即是感化式之和解。人與自身的業力相遇之際，若能眞誠面對，爲自己過去世對他人所造成的痛苦進行懺悔，當下人性本然的良知即能甦醒，靈性光輝復現時，終能和解圓滿緣分。

## 三、協助他人與自己的靈性相逢

靈魂往往因爲當事人自私本性之意識覺知而受困於情緒的糾纏之中，因意識感受的遊戲已遮蔽靈性清明的指引。助人之道不只是爲他人斬斷意識煩惱、解決問題，而是要進一步了解感受的潛意識來源（業力）。何長珠在多年修行及靈性助人經驗中發現，每個人都是具有靈性的在世存有，可惜每個人皆懷珠而不自知，表面企求解脫，卻因未竟事務干擾、不願面對，終至墜落受苦於累世輪轉。若人能了知這個本自具擁有的良知良能，自然願意與人與己和解。助人者期許自己的第三點該是：協助每個有緣之人都能與自己的靈性相逢並明白——儘管靈魂的海浪波濤洶湧，總有靈性的海洋平靜為其終極環繞。

## 四、寬解自身的靈魂限制

重複自殺的個體，想當然是相當受苦的靈魂。或許因爲心甘情願想死？或是因爲業力作用使然；無論如何，這樣受苦的靈魂都是受困於無法與自己的靈性眞我相遇。助人者面對此情境，或許會困擾於自己的當爲或不當爲！

其實即便是助人者也有自己的靈魂限制，理解每一個人都只能在自己所處的靈性層次中做出屬於當下最好的決定，因為我們都是在靈性路上成長的靈魂，為了提升靈性層次而修行前進著。只要期許自己能下一個比原來的自己更好的決定就好了，對於過去所做的「不夠好」的決定，當然也都是業，而且我們都已經付了代價，要有這樣的了解來寬解自己。

## 五、結語

身為助人者，面對他人的靈魂議題，往往會牽涉到自身的靈魂關懷。關於靈魂的觀念建議回歸到能量的觀點思考，所謂的整體存在有許多概念的定義——身體的、心理的、精神的——其廣度深度亦皆可改變。再者，心念是具有意向性的能量，遍滿一切，超越時空，怨固如此，愛更是如此！任何二元對立的選擇常是業力干擾下的行為，助人者若能學習心存此種正負同源的觀點，放下量化的物質頭腦，修持人己的意識清明，探索靈性的幽深精妙，才是自助助人的靈魂正確之道。

# Q60、勿逃避悲傷 —— 修負方得正

悲傷的源頭來自「失落」，它往往是個人經歷對自己有意義、有價值的人事物之失落而引發。分析相關學者給予失落的定義，大致上可分為下列三種取向：

1. 失落是指被強行奪走的人事物，例如天災與人禍。
2. 失落是指為對個人原有習慣的生活，造成破壞或改變。
3. 失落是指失去了被個人知覺為有意義、有價值、熟悉的人事物。

要給悲傷一個具體明確的定義是有困難的，主要原因除了悲傷反應具有高度個人性之外，悲傷亦常隨時間情境而有不同的變化，何長珠（2008-2014）研究團隊一系列的八種相關研究，更指出悲傷反應受到（1）性別：女性易表達感受，因此往往被誤會為較軟弱；（2）文化：文化對失落認為是一種損失、卻忽略其造成另一種新選擇才能因此發生之美好代價；（3）依附關係：表面 OK 堅強者，往往會造成內在生理上之慢性疾病或心理上

的壓抑及關係淡漠之特質，並非眞正有效之調適類型，事實上，能承認軟弱者才知道什麼是堅強；（4）宗教信仰：各種研究結果均顯示，有信仰者較之信仰薄弱者更能通過考驗、走過死陰之幽谷；（5）死亡原因：不管類型爲何，猝死者造成之傷慟影響最大最久，故遺族最好能接近或追尋某種信仰來幫助自己轉換與調適。

在何長珠的《表達性藝術治療 13 講》（2012）一書中，發現除了信仰之外，找到一個眞正喜歡從事的日常生活之嗜好：爬山／繪畫／唱歌／園藝／瑜伽／志工等，都是悲傷恢復的最好良藥，但重點是要在事情還沒發生前便已開始，不要等到出事後再開始尋找，效果當然是有所不同的！

在幫助很多人走過悲傷之旅後，就會發現人生沒有一個人能天色常晴，唯一能做的只是從上述種種靈性之旅的活動中，培養出自己心中一角的永恆藍空。因此雖然悲傷是帶淚的祝福，但聰明如你，應該知道：從今以後要改變自己的某些價值觀，在失落時才能同時看到一扇新門的開啟；而當「轉負爲正」的思考模式成爲自動化的習性之後，更能眞正發現：每個挫折其實也就是一個挑戰：是好是壞、總歸還是由自己所決定的；沒有其他人可以改變這點！

# Q61、中國式的和解：安牌位

在中國人的和解歷程中，設牌位是一個重要的部分。其用意不僅在承認靈魂的存在，也是對自己的過去業習做一個處理，表示願意承擔起自己的責任。

很多人在設完牌位後，都會驚訝的發現對自己之困擾有明顯改善的現象，好像冥冥中有貴人來相助一般！但同樣的，也有許多需要注意的細節，如果沒有做到，會實質上影響當事人改善問題之程度。

因此，以下特別分享十五年來與處理華人家排有關的設排位經驗，免得如同許多大眾一般，落個「有設方得心安，但不知有沒有用？」之結果。所須注意事項，約可分四種狀況來討論：

## 一、決定要安牌位前

1. 最好先唸完地藏菩薩的「滅定業真言」（唵—波羅—摩寧—多寧—梭哈！）一萬遍（約需十幾小時、可分段完成），以消滅冤親債主可能介入的妨礙（不蓋你！很多人是因為受到干擾就停止和解的，好可惜！）唸時心中可觀想本次要設牌位的主要問題，如考上理想的大學、改善夫妻關係等，越具體越好，最好以一個為一次之原則。

2. 設牌位之場所，主要以清靜修行、有師父主持之道場為佳，如果是以消業唸地藏經為主之道場則更為理想。例如：埔里人乘寺地藏院、嘉義寂光寺等。

3. 在安牌位前，要先確認要設的是：祖先牌位、冤親債主牌位、嬰靈牌位或超渡牌位的哪一種。一般而言，男性的事業、生涯、健康與父方祖先相關較大；女方的婚姻、愛情與母方祖先有較大的相關；孩子管教、親子關係與嬰靈有關；冤親債主則與目前之困擾相關最大（其實這應是當事人背後真正大業逐漸展現之方式），例如車禍、升遷、諸事不順、官司等。如果實在不能確認，權宜之道是先唸一遍地藏經，然後擲筊請地藏菩薩給予指示（建議），作為參考。

4. 以冤親債主牌位而言，通常是用自己的名字去設立。要請進去牌位的業則要有清楚定義（例如：以父方是賣魚為業，則要請進去的是父方的殺業），以免交待不清，真正的業主沒有進去，失去了設牌位的主要目的及效果。

5. 以祖先往生蓮位而言，要確認自己所要設的祖先姓氏為何。在華人家族排列的系統中，基本上祖先可以分成四大系統，分別為父方父（爺爺）、父方母（奶奶）、母方父（外公）及母方母（外婆）。設牌位前，應先確認個人問題的主要祖先來源。

6. 中國文化重男輕女，幾千年來以父姓為牌位依歸；造成很多女性與母方的問題無法根本解決、只好遺傳一代到下一代。奉勸大家在二十一世紀的今天，一定要懂得替母方祖先處理問題，才能使女性自己有關的問題（通常與愛恨情仇有關）真正得到處理！

7. 以嬰靈牌位爲例：請先爲孩子取名，放在嬰靈名稱之位置（道場超渡時會給法名，但仍需自己給一個姓與名），並且將自己的名字寫在牌位左下角立牌人處。超渡之後也一定要詢問孩子是否有進入牌位（孩子有可能因爲不知道自己有名字，不知道你在喚請他）；尤其當嬰靈有好幾位時，更需逐個確定，因爲每個嬰靈與母親的因緣都不同，愛恨情仇各有不同的糾纏與解決方式，勿一併處理。

## 二、安牌位時

在安牌位時，除了根據師父的指示行動之外，最重要的就是在內心「喚請」，喚請自己想要請進牌位的對象，跟在身旁，並隨著超渡法師之指示，進行與受困擾靈魂和解之歷程。

## 三、安完牌位、離去之前

在安完牌位後，需要確認自己「呼請」的對象是否已進入牌位之中。此時，請跪在設牌位道場的地藏菩薩像前，拿出三個預先準備的乾淨（鹽洗／曬過太陽）銅板，在手中安靜搖晃，充分翻動，並默聲詢問「地藏菩薩慈悲，請問弟子OOO剛才呼請的對象是否有進入牌位？」如果得到的是二個以上的人頭，則代表有進入牌位，如果沒有，則可再次向地藏菩薩嗑頭三次（或以上），請菩薩協助喚請其進入牌位，然後再搖銅板問一次，通常這是表示業的問題較大，需要再談條件，例如，唸地藏經 108 遍等，看是否能得到二個銅板同意爲原則；如仍有問題，則需找實修的通靈人或已唸地藏經多遍之華人家排師介入處理。

## 四、離開回家後

在設完牌位後，自我需要繼續的修行（如唸經迴向等），直到與對方彼此間的業已經功過相抵爲止。較大的業，如當初家排和解時曾答應有唸經三年或設永生牌位等條件，則亦須定期（清明／忌日等）回到寺院進行祭拜。因爲業的轉變是念力誠心之顯現，沒有人繼續關照的牌位，就如同沒有設過牌位般的無效。當初呼請進去的業／祖先也會因爲失去關注，而

回到原本最熟悉的地方（通常是當事人身邊周圍的氣場），繼續妨礙或影響當事人。所以如實的修行迴向與定期回到寺院祭拜，是真正解決問題的不二法門。而且如果設立的是永生牌位，也可以在遇到新問題時，繼續回到這個牌位上來增添求和解之事項，就好像是萬年帳戶一般，永遠有地方可以去求安頓，這才是保障一般人／魂心靈平安永遠的歸鄉！

# Q62、結論：命運的來源——潛意識之業與意識之習性

　　從不相信到相信，是每個人的意識發展過程；每個人的一生都是從不相信到相信，然後對這個相信因事起疑，修正後再信的過程。對普通不重要的事件，大部分人都可以接納或改變，但每個人也都有自己很難改變或甚至自己也不能承認的特質；而這個無法改變或很難改變的特質事實上也就是東方修行系統所稱呼的「業」或「命運」。

　　人生一場總是在追求自我意願的最大實現，但在你爭我奪各為其主的過程中，不可避免的總有許多衝突對抗和遺憾之產生；而從心理學和遺傳學的觀點而言，這種未竟事務正是意識中無法否定的內涵。針對這種人性中的必然之「惡」，宗教和倫理學總是呼籲性善力量之張揚；種種各式各樣的顯靈故事在小說劇本或民間傳說中亦均歷時千年而不衰。而作者也因此得到一個震撼性的發現：那就是任何治療或匡正之論說（宗教的或倫理的）、都必須立基在「超越一世的價值觀之信念」上，才有可能說服人類的價值觀中之公平因果觀而產生轉變！

　　因此從不相信到相信的轉念歷程，其內容就包括：

1. 正確了解每種價值或信念背後都有個人重要的成功或失敗之經驗為基礎。同時由於人類求生存的本能，會導致自我防衛（否定個人之錯誤）和投射性認同（自己不能接受的部分會去批判別人類似的行為）的本能反應；造成誤會越來越深，佛家稱之為「我執所致，六道輪迴」、「千錯萬錯，自己沒錯」。

2. 親身體驗不同於往以往價值觀之體驗：可以是正或負，但最好能達到靈魂感動或靈性良知被觸及之程度，始能成為有力之觸媒。

3. 意識層次自我限制之覺察，可依賴「意識層次」之擴大體驗與自覺而來，如運動、讀書、電影、小說、繪畫、對話等之覺察；但人類真正的問題常奠基於潛意識，必須從事「潛意識轉換」，如深度靜坐內觀催眠家排等才能達成。兩者之深度和所需花費的時間長度都大不相同！

■ 以下將呈現一位當事人在華人家排的體驗與感受：一個歷時三年的親身經歷：

當事人（以下自稱我）多次參與華人家排來了解自身議題。由於身為助理，很多時候和老師同處時，也得到許多額外的「處理」。這些額外的經驗藉由揭露過去，讓我能將現在的議題與過去產生連結，逐漸能接受原先不願承認的特質。但是這並不是一個直線的歷程，個體化之歷程在本能的防衛之下不停的繞圈而行，形成一條螺旋式的成長軌跡。一直到進行一個密集大量的拜懺經驗（1080 下叩頭拜地藏懺），才徹底擊潰心理防衛機轉，而產生迅速的蛻變。以下將略述影響改變的重要經驗：

## 一、最先（2013年）處理「沒有自信」── 卻來了六個女子與黑令旗

第一次作家排時的主述問題是沒有自信，原先以為是幼年經驗的影響，所以想要透過華人家排來增加自信。我天真的以為只要「業」出現後，下跪認錯，就可以獲得原諒，使自己的問題得到解決吧！

然而輪到我當個案時的「業」現形時，我卻完全無法去下跪認錯和懺悔。而是當場僵住，無法動彈。原因是扮演「業」的同學突然「碰」的一聲倒在地上，然後化成女聲向我爬過來。更精確的形容是，他像是雙腳無法動彈，只能靠著上半身的力量前進，一邊怪叫一邊靠近我。場上的我一直在想，他是不是在開玩笑？為什麼會出現這樣恐怖逼人的情景？我試著躲到扮演家人的同學身後，但當下卻沒有家人肯伸出援手來幫忙。

「業」回到同學（原本的狀態後）說明：他感到有六個女性跟著我，並且其中一個還持有黑令旗，要向我索命。因為我在前世分別對她們許下嫁娶的承諾，但卻因故拖延反悔避不見面。讓她們含冤而亡，所以才累世

追索咒我不得好緣。

好不容易在何老師的介入之下，「業」願意和解，前提是我要唸 108
部的地藏經迴向給她們，為她們設牌位並且在一年之內完成。聽到能得到
原諒，我就連忙答應了這些要求。但心中其實毫無懺悔之感。說實在的，
嚇都快被嚇死了，怎麼還想得到要懺悔呢？這個困惑跟在我身邊足有三
年之久。

一開始唸經時，最常出現的情況是打瞌睡。老師會說這是業在干
擾，可以先唸滅定業真言來消除唸經昏沉的狀況。隨著一遍又一遍的唸誦
（大約是十部之後），漸漸能明白經文的意思、也能不打瞌睡的整本唸
完（後來我發現很多人初開始唸經時的十部之內，多少都會出現這個現
象）。而另外一件設牌位之事，則直到 108 遍快唸完了才再想起與處理。
我想這是自我防衛的一種方式，藉由遺忘來讓事情簡單化，但實際上未必
能有效。

在唸經的過程中（約在排列之後的三個月左右，那時我大概一禮拜唸
一部經），有一天，腦袋裡忽然出現一個影像，有一個藍衣女帶著一個小
女孩，在冰天雪地中走到一個朱紅大門外，但很快的就被驅逐離開。視線
很快的轉到大門內的某個房間裡，有一個焦躁不安的男生正在來回踱步。
這個男生知道有這對母女的存在，卻無法去面對她們；直到春暖花開，男
生才敢踏出大門，而母女卻已成路邊屍骨。看到這個畫面讓我感到十分詫
異，並且清晰的感受到情緒上的內疚和痛苦。這種好像是夢卻又比夢更真
實深刻的感受經驗，使我不得不開始面對潛意識議題與感受及今生靈魂
議題之間的關係，而開展了我其後幾年的家排歷程之探討旅程。

這也是我有生以來第一次感受到什麼叫做「懺悔」，那是一種從心底
而生的愧疚，知道自己真的做錯了什麼。

## 二、再次的華人家排——六位女子現在的情況如何呢？

過了一年，我好不容易唸完了 108 部地藏經，還專程去設置了牌位，
希望能再透過華人家排來確定狀況。

## 1. 不同的呈現方式

這次老師（家排師）找了七個同伴來分別代表這些女姓（其中一個是小孩），並從她們對我所站的位置來判定處理情況。這次排列的反應可以分為三種情況。一種是已經不在乎了，另一種是願意原諒，再來則是還需要觀察。

## 2. 約定

我一個個下跪磕頭感謝。和上次不同的地方，是真心希望負責，讓她們不再難過痛苦。

## 3. 我的改變

還記得一開始學家排時想要處理的是沒有自信，而現在卻變成在還感情債。這當中的轉折實在奇怪，如果說自己沒有改變，那麼在其後日常生活中願意承擔責任／接觸陌生事物等部分之正向改變，卻又是實際出現的新狀況。

隨著使用華人家排處理自己越走越深（因為同時還常幫忙工作坊老師處理其他人的家排）；逐漸發現到，通常參與者想要處理的，都只是表面上的問題（如自卑／自大／憤怒／拖延），藉以保護住自己的價值觀不會改變（我執與自我防衛的運用）而已。但若使用華人家排來處理，則會隨著處理次數的增加越走越深入潛意識，從而發現一層又一層的防衛與自我欺騙之解說是如何在運作的；屆時，處理的就不會是一世今生的問題，而是累世多生未曾有效解決問題時所累積之習性了。

# 三、近期與七位女子的再相遇

## 1. 再遇

和六姐妹的再相遇又是一年之後的事。當初的六個女生幾乎都已離開

了，就只剩下一位「黑令旗──紅衣女」還在身旁監督著。而我個人對她的感覺也有所改變，她的出現不再是感到恐懼，而是以平等、放心的態度在面對她。我知道我可能對她還有所虧欠，但已經不是還不起的程度了。

## 2. 反思

知道六姐妹還在我身邊，讓我產生幾種想法：一、表示我對於整個事件還有努力的空間；再者因為感受不再恐懼和逃避，使我明白這一兩年所做的努力是有效果的；三者，一個議題的處理具有多層次的脈絡，絕非一次就可解決，而是多次的確認與調整，才能越來越完形的統整。

以自己「沒有自信」之議題為例，繼續深入可以發現其衍生之後果為逃避、拖延、不敢拒絕、編織理想之幻想等狀況。沒有自信又可分為不同面向，從學習、人際、工作各方面都可以找到和沒有自信相關之線索；也因此可以說明，沒有自信只是一個表面議題，真正的問題則深藏在沒有自信之下的冰層之中。

當表面的陰影處理後會進入更深層、連自己都沒有意識到的陰影。在此可分述為「意識的陰影」和「潛意識的陰影」。前者即一般人所謂的「防衛」，是自己知道但不願承認並被世俗標準定義為負面之特質，如計較、貪婪、自大、心機深沉、悲觀、攻擊性強、反叛性強等；這些所謂的「人類陰影」，還會進一步發展為後者：「投射性認同」，例如小氣的人會認為自己是節儉，別人是計較；憤怒攻擊者會認為是自己受到迫害，別人才是罪源等。這樣當然也就更難承認與改變了。

在這段時間中，我越來越感覺到華人家排的獨特性，並且相信自己可以從中獲得幫助，而且也可以幫助其他人。在我的努力下再經過學習，華人家排一定可以發揚光大。

## 四、與內在不安的靈魂相遇

**潛意識的陰影──擔心被墮胎造成的恐懼習性（2014年，個人體驗）**
對人溫和一直是我的外顯特色，在完成論文期間，研究者訪談了一些

相處過的朋友，他們對我的回饋多半是「溫和」。

小柔很有禮貌，我從來沒看過他對別人生氣，即便是幫他取了一個男生不太喜歡的名號，他還是放任我們這樣叫他多年。嗯……聽完故事，這就是小柔（我）啊。

同伴不知道的是，在這些溫柔定義的背後，其實隱藏著我的許多恐懼。在心理分析的階段，我會說自己是因為沒有跟上 Erikson 的社會心理發展歷程，所以只能委屈的配合別人的行動，無法表達自己的意見。但是在華人家排，我則找到了不同解釋的可能性。

## 1. 事情的經過

在我成長過程中，一直有個印象存在著：我好像有可能要被墮掉，似乎當初因為家境不好的因素，所以不打算再生一個。這個事件通常我是不在意的，但就是知道有這麼一個可能性存在著。

但是，對於一個學習心靈治療的人而言，處理這類問題就是重要的。在印象中，有一次我問了母親。她說：當時有去抓中藥，但是沒有效果。這次為了補充資料，我再次詢問，沒想到她卻直接否認，再去問了相關人士，卻發現當初的選擇可能是墮掉，也可能是出養，最終是因為「捨不得」而停止了這些計畫。

## 2. 外在的沒自信與內在的恐懼

記得我一直在處理的是沒有自信的議題，透過了向六個女子的懺悔以達到了和解，也逐漸能為自己的所做所為辯護，但外在，我依然是低調的狀況，離一般人對於有自信的定義仍有不足。何老師（家排師）在聽了我形容過去的生命史後，對於我的某些行為舉止有了新的發現，像是容易有不符合年齡的幼稚舉止等，她認為其形成的原因是「胎內的恐懼記憶」。使我產生了自己不重要、不被需要、擔心被遺棄，常出現想像性的災難等

心理狀態。

## 3. 回到胎內 —— 生理上的調整

回到胎內的過程，我在老師的協助之下曾經經歷了兩次。第一次是實驗性質的簡單催眠回溯，原本的用意是在尋找出生過程中曾經發生過什麼事情，使得我在接受他人話語的內容時，會只停留在耳朵而沒有進入到腦中（常處於「有聽沒有到、人不在那裡」）的狀態。

隨著懷胎十月歷程的回溯，「十月、九月、八月……五月、四月……」到四個月的時候，原本視覺幻想的畫面中突然滲進了綠色汁液，渺小的我剎那間感到痛苦，想要掙扎又像是被綁住了無法動彈，只能在痛苦絕望中無止盡的循環……，清醒之後，對於當時的感受覺得奇妙不可思議。這真的是我生命中的一個歷程亦或是我的想像呢？從胎兒的發展歷程去尋找解答。很訝異的發現那段時間正是聽力和腦神經發展的時刻，這個胎兒期的意外影響不但解釋了我為何常常人在心不在，並且反應緩慢，在多年後仍持續存在著，成為自信不足的主要來源之一。

## 4. 回到胎內 —— 由外而內

再一次的接觸到胎內記憶，已經是又過了半年後的事了。由於上次判斷可能是生理狀態的影響所形成之原因，所以這一次打算就回到最初在做決定的當下自己生命的反應，希望藉此能改善自己討好別人以及不安、充滿恐懼的內在。

和上次以類似引導的深度催眠方式不同，整個神聖空間內都是母親的子宮，我慢慢的走向某個角落，蹲在其中，彷彿是一個等待被決定的個體。我開始哭泣，由默默流淚到把聲音哭出來，再從把聲音哭出來到聲嘶力竭哭喊著。我很難過很難過很難過，難過到無法言語，老師在旁再三的引導，我有聽到可是我無法有反應，我只有哭、哭、哭，一直的、不斷的、用力的、哀傷的，沒有停竭的一直哭下去，要一口氣把多年來的委屈和哀傷都傾訴出來。在這種情境持續一段時間後，老師正式介入化身為我

的母親，緊緊的抱著痛哭的我。這時，母親開始向我道歉，毫無理由及怨言的把所有事情扛下來。她說都是她的錯，她很後悔做了那個決定，很高興的看到我能平安順利的長大。聽到母親的道歉，我漸漸的停止了哭泣。再次輕鬆的站了起來，她把欠我的還給我，我也如實收到了。

## 第十四章

# 華人家族心靈排列（CFC）之十年小和解模式效果初探

本文參自黃孟晨（2014）論文，以表述華人家排之效用。

# ▌前言

## 一、緣起

近年來對於家族排列相關研究之期刊論文，共有七篇（宋光宇，2006；孫孟琳，2011；胡璉艷，2012），其中於華人家族排列關聯性之論文研究有四篇（翁淳儀，2009；蔡淳慧，2011；朱貞惠，2011；盧忻燕，2012）。翻閱文獻可知其共同觀點均為因果與業的關係：認為過去自我（個人潛意識）或祖先（集體潛意識）種種負面未有效處理之「公平」相關之感受，會壓抑或潛抑而成為當事人系統之陰影，並通過遺傳形成為靈魂議題，其後果會引發造成個人及家庭諸多今生之困擾，而形成所有文化都難以處理的「命運」（生命神話）議題。印度《奧義書》中雖指出，當事人問題之產生其實是消業過程之開始，然而多數人在問題當中時，往往只會放大自我主觀公平議題之感受，導致無法看見問題背後的「真相」。（巫白慧，2000）

解決之道以華人家排實務過程之立場，認為當事人必須真誠面對，唯有尋找到負能量累積的源頭並進行和解（懺悔、寬恕與祝福），當事人才能得到剎那間巨大的靈魂感動：意即面對未竟事務之癥結，將原先無意識的恐懼以及枷鎖等感受卸除，而將負面之感受歸零後，當事人的有機系統才能夠重新恢復正向能量（盧忻燕，2012）。

　　何長珠團隊所鑽研的華人家族排列（CFC）之內涵，因此嘗試自團體治療、家族治療、靈性治療等不同的心理治療系統，來探討其可能相關。如翁淳儀（2009）自團體心理治療角度出發，確認華人家排之治療因素可包含 YALOM 十一項療效因子中之五項，分別是：宇宙一致性、家庭情境重現、人際學習、自我了解 、情緒宣洩，以 17 人爲例、9 次 54 小時的團體經驗來說，算是很有效的一種處理效果；後來，朱貞惠（2011）自家庭治療系統探討並歸納華人家排無論在理論與實務上，都可歸屬於一種折衷學派（如波恩的多世代家族傳遞／手足位置；心理動力取向的投射認同與替罪羔羊病態連鎖等）；蔡淳慧（2012）以靈性健康量表之內涵，探討參與學員在心靈成長上出現諸多主觀改變，例如開始相信因果、靈魂與感應之眞實存在，發現家族中隱藏勢力之動力等等。總之，其共同發現為：終於能夠認可華人家族排列為一種有效介入模式（以 10 年間有紀錄的總參加數 480 人次計算，大多數人改善問題之程度約在 1/3-1/2 之狀態），但對於為何經由短短一次刹那間的靈魂感應互通，和移動到前世今生看到先前未能想像的個人行為，就可以心開意解從原先被害人成為加害人的因果，進而能與對方「和解」，轉變自我成長之生命狀態，則仍有待探討，而成為本文寫作的動機之一。

## 二、名詞解釋

### （一）華人家族排列（Chinese Family Constellations, CFC）

　　何長珠根據 40 年專研諮商實務與 20 年以上學佛打坐唸經之經驗，融合海寧格家族排列之理念，發展出一種具有中國文化（集體潛意識）特色之家族排列模式，特稱爲「華人家族排列」。其主要假設認爲當事人之困擾問題，主要來自於家族（祖先與冤親債主）遺傳認同之「未竟事務」議題；藉由排列可達到與議題之「和解」（懺悔／感恩／祝福），而使個人及家族問題同得改善之歷程。

　　華人家排與海寧格家排之最大相似點在於承認靈魂議題是與祖先攸關的：人生在世不是只有今生一場而已；因此對當事人問題之處理需超越家

庭，回到比家族更大的脈絡中去疏理，才能完整解決。至於不同之處則在人生與宇宙觀的立基點不同。海寧格的天主教神父背景，使其最後的宇宙觀歸之為一種無以名之的「道」——認為唯有當每個人都在其家族中有一立足之點之需求得到承認時，平安才會降臨；何長珠的中國文化立場，則認為「大道之行也，天下為公」，也就是說，唯有人己內外都公平無私，人心社會才能平衡。可是事實上這兩種價值觀都是難以實現的理想，也因此「從不公平中恢復公平」，才成為個人國家社會永遠在不斷在追求的目標。

也同樣因為文化背景之差異，西方心理或心靈治療的模式，無法擺脫個人主義之氛圍；因此海寧格式的和解技巧，主要在做「責任與界線之分割」，例如：我負起我自己的責任；或；我把你的責任歸還給你！這種作法也許當場是有效的，因為可得到情緒之紓解。結果卻未必能持續，主要原因還在幾千年的農業社會生活方式使中國人的集體潛意識是以「家」、「族」為本體之存在單位，所以才會建立「孝為百事先」的宗姓祭祖家祠制度；因此在和解中想要分割父母子女關係臍帶之作法，事實上只是感受的宣洩而已。何長珠基於幾十年修行直觀體驗之理解，反而發現中國人當代關係的恩怨情仇底下盡是累世剪不斷、理還亂的受害與加害情結之糾結，因而發現公平與因果兩個重要的關係議題主軸，才是家人親人仇人之間不斷輪迴的來源，換言之，「輪迴與公平才是製造與解決問題之核心」。

因此，如何使當事人一世經歷的不公平觀，透過靈魂體驗，回到糾結肇因之前世，而擴增當事人的認知覺察，發現彼時受害與加害者角色的顛倒，從而擴增當事人的認知覺察，成為更完整的三世客觀，因而心平氣和下來；這時再進行懺悔—感恩—道歉—祝福之和解，才是貨真價實的公平談判吧！

就此而論，華人家排的主要技巧在「演出目前困擾—回到過去之因—預演未來之果」，可說是一場「完整的心靈劇」，主要目標在「負起個人真實的責任」，這種讓當事人「親自體驗三世、自動產生改變」之作法，可說是與海寧格系統最大的不同！

## （二）和解

本研究定義「和解」為當事人與「未竟事務」之靈魂議題（業）在平等的基礎上，相互協商 、互諒互讓，進而恢復心靈平衡的一種過程。「和解」協商過程內涵包括懺悔、寬恕與感恩三類。具體作法則包括覺察後之承認責任／唸經／設牌位／迴向等作法；詳情見下文討論。

# Q63、華人家族排列CFC十年效果之文獻回顧

作者將家族排列治療理念與作法結合過去 40 年專研諮商實務與 20 年來學佛打坐唸經之體驗，形成更貼近中國人心靈脈絡之靈性療癒模式，稱之為「華人家族排列」。其特色在將傳統民俗祖先之信仰與現代心理劇角色扮演之概念連結，以便更貼近中國人集體潛意識（家族／祭祖／牌位）之議題；採取介入之方式則為和解（懺悔、寬恕、感恩或祝福），以解決當事人「靈魂議題」中的未竟事務。

## （一）未竟事務之靈魂議題

未竟事務之概念源自完形心理治療學派，「未竟」指的就是未完成。人類從小到大未解決的挫折很多，其中與個人靈魂議題（關係）有關者更易因挫折而壓抑進入潛意識之範圍；這些情結或陰影過大時，往往會讓當事人發生偏差思考（主觀）與情緒性反應而出現種種適應問題，導致不能對「當下」做出完整覺察下之反應（Bowen, 1989），朱貞惠（2011）探討家庭治療八大學派與華人家族排列之關係時，亦發現西方系統認為當事人「未竟事務」背後之主因，通常就是今生童年的家庭經驗。

海寧格（2004）創發的家族排列則指出「未竟事務」之真正原因為「祖先不安」影響而造成家庭排序的失衡；宋光宇（2006）認為海寧格所提影響當事人問題之成因，就是中國諺語提到「一命、二運、三風水、四積陰德、五讀書」當中之「命」的狀態；王鏡玲（2014）亦根據其宮廟系統研究之發現，認為「靈魂」在生前及死後，均將繼續有所關連。作者從事華人家排工作坊 15 年來之經驗，則認為對過去祖先所感受不公平負面情緒之「認同」，會使當事人繼承其「未竟事務（靈魂議題）」議題，成為自

己習而不覺的感受。換言之，家族排列中的「未竟事務」議題，其實具有三世（多世）綿延情結之脈絡。

## （二）華人文化特色

李亦園（1996）認為華人文化之特色是講求「和諧」與強調「家族」概念的人際關係網絡（郭士賢、張思嘉，2011）。其中祖先祭祀是華人文化之重要基石（呂理政，1990）。渡邊欣雄（1991）認為臺灣祭祀之主要目的是希望祖先能夠給予「平安」之祝福，這種心態，即使今日之祖先祭祀已變成以夫妻和孩子為主的現代臺灣社會亦然（引述王鏡玲，2014）。

其次，王鏡玲（2014）在靈媒研究中亦發現：當事人問題之影響，被視為在累世因果輪迴中，糾結了不少「冤親債主」所累積的恩怨之現世表現。靈魂不死概念下的因果報應觀，使「祖源」依然對於後代子孫具有一定的影響力，即便因為早夭或生前被家族所排除（如自殺／亂倫／送養等），死後依然具有被接納之需求，須透過祖先牌位之祭拜來得到歸屬；這是作者在華人家族排列中一再發現而不得不承認之一種現象學事實。

## （三）華人社會之祭祀問題與家排

日本學者鈴木（1934）認為臺灣受到華人（漢族）文化信仰影響，對於祭神方面表現出多元化特色：

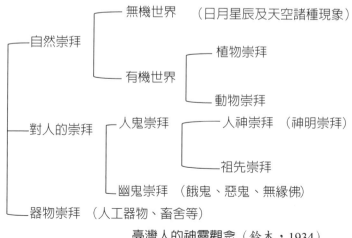

臺灣人的神靈觀念（鈴木，1934）

渡邊欣雄（1991）則認為「民俗宗教」係沿著人們的生活脈絡來編成，並被運用於生活之中的宗教，其主要目的為「服務於生活」，換言之「民俗宗教」在日常生活中藉著神靈觀與禮儀，和當地人產生連結（引自渡邊欣雄，1991）。王鏡玲（2014）研究亦提到臺灣神明官階、身分、地位並非是神明本身定義的，而是由人去界定，間接反映漢人父權社會之價值觀。

臺灣漢人的社會文化裡，對於父系血緣家族與家庭共同體的認同，往往被視為個體生命永恆續存的實質保證。家族血緣的關係是長期延續而非短暫分合，並不隨著個人的生死而結束，即使父系大家族已經變成以夫妻和孩子為主的現代臺灣社會，亦復如是（引述王鏡玲，2014）。

祭祖方面更是明顯，臺灣受到父權思想影響，只祭拜父姓祖先祭祀。然而作者（2003-2017）在家排工作坊之經歷則發現；當事人靈魂議題之認同來源其實包括四個部分——父方父、父方母、母方父、母方母。換言之，在長久以來只祭拜父方父之習俗基礎下，其他靈魂議題之問題幾乎是完全忽略而不處理（殊不知女性其實受到母方母系統影響很大）。

蔡淳慧（2011）亦指出華人文化影響造成當事人靈魂議題之原因可能為：重男輕女的情況嚴重，以致影響後代子孫之不公平感；華人文化重視血脈傳承，造成對養子女（或入贅家人）的差別對待（家產議題）事實；而華人傳統倫理觀念上對於墮胎與流產的死亡之不重視（沒有設牌位之習俗），更增加家庭隱形序位上的混亂。

這些星空中看不見的星星，也解釋了為何當事人之靈魂議題往往不能藉由一次自己做主角的排列就得到完整解決。朱貞惠（2011）引用何長珠觀點，認為華人家排當中影響當事人目前主述問題之程度可分為低、中、高三種狀態。低度主述問題大致包括孩子的學習或人際困擾、當事人家庭生活或職場困擾等；中度主述問題（長期）包括與家人不合、有祕密（如多次墮胎）、職場升遷困擾、或被某種情緒或事件所困擾（總是成為外遇第三者）等；高度主述問題是指當事人或家人有自殺他殺、精神官能症診斷（比方說長期憂鬱症、躁鬱症等）及精神疾病（思覺失調症）等。其中，孩子的學習或人際困擾與母親陰靈系統之處理有關、外遇男女之情感困擾

多半與母方母有關、精神官能症亦與母子之間的隱形動力有關，可說一半左右的問題成因是與母方或未被承認之系統有關，但關於此點（嬰靈）華人信仰系統幾乎幾千年不處理，多麼大的性別歧視啊！

何長珠也發現：通常，靈魂議題與主述問題多數具有一致性，但亦有少數當事人是高度主述問題、低度靈魂議題（如自認問題嚴重但無嬰靈議題，以為處理完問題即消失），有些當事人則反之（如自認只有嬰靈引起的親子問題，但一做排列才發現還有很多其他問題等），故總需藉由真實排列才能確認。

## （四）懺悔、寬恕與感恩為何有效

### 1. 懺悔定義

懺摩又譯「悔往」，即後悔以往所做的事情。後來轉變為「懺悔」，其觀點之內涵主要在於「去惡行善」。懺悔的力量可以改變自身性罪之思想，來自早期大乘佛教界之規定（印順，1993）。

在早期大乘佛教經典《舍利佛悔過經》，發展出了修行法門為「三品法門」之作法來轉化自身的業障，其中三品分別為悔過、隨喜與勸請，此法門藉由唸佛名號與禮佛後所產生的「神聖力量」進行發願與迴向，迴向觀念則是將自我修行獲得之功德轉向給十方有情眾生，以獲得自身業障之消融。

《三昧水懺》：「人之居世，誰能無過？學人失念尚起煩惱，羅漢結習動身口業，豈況凡夫而當無過，但智者先覺，便能改悔，愚者覆藏遂使滋蔓。」慧廣法師（1990）的看法是當犯錯時能夠勇於承認自己的過錯，向作了對不起他人的事情求原諒，並願意承擔過錯負起自己該有的責任，是一種懺悔的表現。《摩訶止觀》卷七亦提到：「懺名陳露先惡，悔名改往修來。」懺摩在中國佛教文化中轉變為懺悔，其觀點不但具有去舊也含有更新之意，換言之懺悔之內涵為「去惡」及「行善」。

## 2. 寬恕定義

寬恕最早來自希伯來《聖經》中的「nasa」、「calacb」和「kapbar」，意思是上帝將人的罪行加以移除（李新民，2012），而在新約希臘文「aphiemi/aphesis」中，原意為取消、釋放，引申而有寬恕、恩赦之意，換言之寬恕意指神放棄審判並和罪人恢復和諧關係，給予無條件的愛（羅春明、黃希庭，2004a；Enright & Eastin, 1992；引自李新民，2012）。從舊約到新約寬恕內容之轉變，在相信上帝的善並信仰祂之下，轉變成為放下自己負面情緒並且去原諒、接受傷害過我們的人。可以說是西方基督宗教文化發展下，上帝給予人類最美好的禮物之一（黃雅慧，2009）。

## 3. 感恩定義

來自此拉丁文的字根，意含和善、慷慨、禮物、施與受的美好、不求回報等（Emmons, 2007）。相關研究（Wood et al., 2010）則認為感恩屬於人格特質及高尚道德之表現。Seligman（2004）在其所著《人格長處與美德》（Character Strengths and Virtues）一書中，甚至將感恩視為是六大美德（六大美德分別為：智慧與知識、勇氣、人道與愛、正義、修養、心靈的超越。）底下的 24 項長處之一，屬一種心理特質。

以上的三種狀態——懺悔、感恩與寬恕；理論上均屬於道德行為的一種表現狀態；但為何以及如何才能與人類的生活意義產生關連呢？以下試做解析：

首先介紹懺悔，在世界各種宗教中，幾乎不分中外古今，都把懺悔列為修行德性的第一關，不論一神或多神信仰，在信仰者皈依之前，常常先要懺悔，以期淨化個人的身心靈；即使連中國的儒教、道教也相當重視自省與改過的修養功夫，認為：犯錯是人之常情，可以適度原諒，但，犯錯之後一定要改正，以求「不二過」。其所以如此，共同的理由是：懺悔是靈性修行之始；佛教甚至將懺悔分成三種等級來討論，包含：請恕、悔過與說罪，並從這些概念的實踐中，開展出佛教的懺悔法門。楊慧芬〈論懺悔的靈性意義〉一文中，也分成三部分來介紹：（1）懺除罪過消解業障，

心性自然安樂；（2）轉染成淨，善根開顯；（3）自我超越，精進增上。

| 懺悔（懺摩） | 懺 | 悔 | 分類 |
|---|---|---|---|
| 伏三寶足下。正順道理。不敢作非 | 首（順從） | 伏（不違逆） | 請恕 |
| 人見其顯。天見其冥。冥細顯麁。麁細皆惡 | 慚（天） | 愧（人） | 悔過 |
| 棄往求來 | 修來（往日所棄一切善法。今日已去誓願勤修）披陳眾失。發露過咎。不敢隱諱 | 改往（往日所作不善—鄙而惡之）斷相續心。厭悔捨過離。能作所作合棄 | 說罪 |
| | 陳露先惡 | 改往修來 | 說罪與悔過 |

參考隋‧智顗，《釋禪波羅密次第法門》，《大正藏》冊 46，頁 486 下。《慈悲道場水懺法隨聞錄》，《大正藏》冊 74，頁 663 下。

　　綜合可知，懺悔的意義同時連涉到兩個層面，即：（1）犯下過錯而心生悔意，要求悔改；（2）請求他人原諒，包容自己的過失，或赦免自己的罪責。就佛教來說，懺悔的根本目的在於「出罪」（將罪過清除出去），以恢復清淨之身。從心理學的觀點而言，人為了求生而發展出自利與防衛兩種機制，這兩種機制在與他人互動的過程中常會引發競爭或衝突，造成眾生各種的愛恨情仇，也就是所謂的靈魂苦果或情結陰影；並成為很多人身心靈失衡的壓力來源。

　　要削減這種痛苦，不同的系統（法律／道德／教育／政策）往往採用不同的各種作法來介入；但當然最好的作法還是從心（根）處理：換句話說，也就是要回到起心動念的清淨上去做功夫，因為這樣的原因，所以各種清淨法門才會因之而起：懺悔／寬恕／祝福／感恩，都有著類似的目標和作法，只是其中懺悔最為究竟而已，為什麼這麼說呢？人只有在承認自己有錯願意負起責任時，才會沒有防衛地面對事實；特別的是：當一個人能真誠出現良心時，往往也會引發對方類似的良心出現；這種微妙的互動

機制，通常無法用言語解說明白，大部分的人因此稱之爲「靈魂刹那的感動」，這也是家族排列震撼許多參與者，並引發許多人來學家排或走入修行的眞正契機之所在——哪種微細之感雖然無法描述，卻能實際讓人放下憤怒／恐懼／悲傷等執著之負面情緒，藍天一頃間開朗起來，而摸到了人己共通的光明靈性！這個「刹那」，其實是懺悔／寬恕／祝福都可以同時發生和感受到的！

# Q64、華人家排本質是心靈而非心理治療

宋光宇（2006）指出海寧格式家排在介入當事人問題方式不是積陰德也不是讀書，而是藉由「改變心意」轉變命運，其實本質就是懺悔，他更進一步認爲海寧格的懺悔是較輕度的作法，而中國佛教或道教的懺悔則屬於重度的作法，本質上都是向過去的無明自我或祖先過失認錯之歷程；華人家族排列所謂「懺悔」來自於家排過程中會逐漸發現很多事，自己其實也有責任，因此才願意向對方認錯求諒解；「寬恕」則相反，當事人是受害者，但通過家排回溯前世後，了解到自己亦曾經是加害者，因此願意寬恕對方今生對自己的傷害。此兩種和解之特質均爲更願意負起責任（由主觀變爲更客觀）；「感恩」則是當事人對某人雖有感激之心，但須藉由家排才能公開表達，這不但可以使當事人如釋重負，更可增加彼此之信任。

至於其實際作法，主要係藉由依感受產生移動而發現問題之癥結，以及治療者於兩方僵持不下時介入，以「正知見」（公平——作用力與反作用力）之解說，來擴大當事人之覺知，以產生靈魂刹那間之感受，從而改變雙方靈魂中的未竟議題之衝突。孫孟琳（2011）則觀察到當事人於家排中可產生深刻覺察：發現問題並非全部都是對方錯誤，仍有一部分是自己必須負責，其次，深刻自我覺察並自願負責的態度，亦能產生微妙的催化互動效果，將會使雙方關係更加親密。

和解內涵主要可歸納爲三個層面（翁淳儀，2009；蔡淳慧，2011；朱貞惠 2012）：懺悔（自己的靈魂議題）與寬恕（別人的靈魂議題）之主要目的爲恢復個人之公平感與平衡宇宙運行（作用力與反作用力）之道；

感恩與祝福之功能則爲完整個人存在於世間的生命意義，也就是所謂的自
我實現。換言之，華人家排強調完形靈魂未竟事務之最好作法要包括「消
負」與「增正」兩種，這也就是一種由小我之靈魂議題轉向大我之靈性成
長之旅程。藉由和解，當事人之靈魂議題才能夠回歸「公平」、「完形」
狀態，這時才算個體化歷程。又走完一個向度上的螺旋，當事人的生命狀
態也才終於可以轉化。盧忻燕（2012）更認爲華人家族排列有助於當事人
走出悲傷失落議題，因此將華人家族排列定義是一種極具療癒性的治療方
式。

　　總合上述資料可知在華人世界裡，當事人表面種種問題之背後不只爲
一世（當代）的心理問題，更是過去累世（祖先／自我）靈魂議題所影響
的意念投射之結果（沃爾夫，1999）。何長珠認爲西方心理治療之焦點，
是「意識的潛意識化」，也就是由外在感受行爲走向內在潛意識之一種成
長狀態。而華人家排心靈治療之焦點，則是「潛意識的意識化」，是由內
在潛意識和解所引發的一種外在意識之重新架構。以下爲華人家排小和解
模式內涵歷程之概念圖：

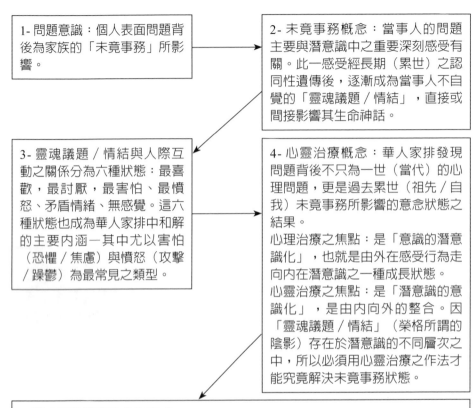

1- 問題意識：個人表面問題背後為家族的「未竟事務」所影響。

2- 未竟事務概念：當事人的問題主要與潛意識中之重要深刻感受有關。此一感受經長期（累世）之認同性遺傳後，逐漸成為當事人不自覺的「靈魂議題／情結」，直接或間接影響其生命神話。

3- 靈魂議題／情結與人際互動之關係分為六種狀態：最喜歡，最討厭，最害怕、最憤怒、矛盾情緒、無感覺。這六種狀態也成為華人家排中和解的主要內涵─其中尤以害怕（恐懼／焦慮）與憤怒（攻擊／躁鬱）為最常見之類型。

4- 心靈治療概念：華人家排發現問題背後不只為一世（當代）的心理問題，更是過去累世（祖先／自我）未竟事務所影響的意念狀態之結果。
心理治療之焦點：是「意識的潛意識化」，也就是由外在感受行為走向內在潛意識之一種成長狀態。
心靈治療之焦點：是「潛意識的意識化」，是由內向外的整合。因「靈魂議題／情結」（榮格所謂的陰影）存在於潛意識的不同層次之中，所以必須用心靈治療之作法才能究竟解決未竟事務狀態。

5- 華人家排治療之介入方式：
海寧格的家排認為當事人之問題是因為「認同」家族中某一代的負面情緒，因此「切斷認同」將負面情緒回歸給祖先後，家庭就可以「回歸序位」，問題自然就能消滅了。
何長珠的華人家排則認為「認同」家族的「靈魂議題／情結」議題，與過去祖先所感受的不公平負面情緒有關。源頭的負面情緒（業因）得到處理之後，當事人因「認同」而繼承產生的「情結」自然也就會化解，導致表面問題亦隨之有所改善（至於改善之程度，則與問題難度與當事人改變動機之低─中─高互相有關）。
實際上的和解行為通常包含：懺悔（唸經／設排位）、寬恕、感恩三種做法；而且多數當事人須以懺悔為主要介入模式。

華人家排內涵之概念化

# Q65、華人家族排列之訪談發現

## 一、華人家排實務訪談對象

以參與過華人家族排列工作坊並願意接受訪談的受訪者（四人），藉以理解受訪者在參與家排前、中、後之心理歷程轉變狀況等。

志願受訪者共有四位（三女一男，爲生死所學生或畢業生），三位女性受訪者均有參與過華人家排三次（每次 24 小時共計 72 小時）以上之經驗；男性訪談者有參與過一次 24 小時之經驗。三位女性受訪者的主述問題跟家庭互動有關，男性受訪者跟自我議題有關。下表爲受訪者資料：

### 志願受訪者資料

| 代稱 | 性別 | 年齡 | 主述問題 | 靈魂議題 | 和解介入方式 |
|---|---|---|---|---|---|
| A | 女 | 36 | 父女互動關係交惡，國中之後就沒有良善互動。 | 當事人與父親同時「繼承」母系祖先大老婆與小老婆之感受，使彼此之互動關係受到此感受影響。 | 唸地藏王本願經迴向給祖先。讓當事人能夠截斷原先被祖先所影響之感受。 |
| B | 女 | 38 | 父親外遇，母親不願意跟父親離婚，兩個人不斷爭吵 19 年。 | 父親受到業所影響，排列中因爲無法面對而不斷逃避。 | 當事人與其他家人下跪不斷磕頭，請求業能夠原諒父親。 |
| C | 女 | 36 | 父母互動關係不良與母親猝死議題。 | 父母在前世曾殺害一位紈褲子弟，被殺害者對他們下詛咒——讓他們每世的姻緣都是痛苦收場。 | 排列過程中父親一直不願意認錯，排列師利用「預演未來與回溯過去」之介入方式，讓當事人父母與業知道其實人們在因果中是不斷互相傷害的——爲了跳脫持輪迴必須互相懺悔，方能得到解脫與新的感受。 |

| 代稱 | 性別 | 年齡 | 主述問題 | 靈魂議題 | 和解介入方式 |
|---|---|---|---|---|---|
| D | 男 | 35 | 無自信。 | 前世曾對多位青樓女子應許承諾婚娶之事，但最後卻欺騙所有人，讓她們鬱鬱寡歡的死去。 | 對她們懺悔磕頭，並答應對方要唸 108 部地藏本願經，迴向懺悔過往之錯誤。 |

## 二、華人家族排列訪談結果

### （一）真心接納與真誠負責是和解成功之條件

**1.　靈魂轉化之關鍵是靈性在剎那間有所頓悟，是言語不能描述但心中卻會「一震」的感受**

　　由訪談內容之分析，可將受訪者面對靈魂議題時之狀態分為兩類：排列過程中，當事人若能真實感受到靈魂議題之真實性，便願意承擔和解條件，而使排列當下之生命功能立即改善。

　　C 女：「可以感受到跟受害者（業）感受互通的狀態，感同身受他（業）的痛苦，然後自己（當事人）才會真的知道……人痛我痛人傷我傷，然後就會對自己過去行為產生懺悔」

　　這種感受也就是文獻中所提及到的「靈魂轉化為靈性剎那間之頓悟」，轉變的關鍵點為當事人在事件中忽然可以「由內心產生同理對方之狀態」，因而達到當下釋然與立即性改善之微妙靈性體驗。排列過程中當事人若無法體會到靈魂議題之真實性，但為了解決困擾才向對方要求和解，此種認錯方式當然會影響其改善效應。然而若事後能確實做到排列時答應的和解條件（懺悔變為行動——唸經／設排位）之要求時，當事人往往會感受到身心康愉的奇妙轉變，而逐漸開始相信靈魂議題的真實性，進而達到真心相信因果不爽的和解旅程。

**2.** 抗拒到接納是一種漸進的旅程，未必在當下發生，常是逐漸轉化而來，因此參加一個8次24小時的團體參與經驗，非常有助於這種內在歷程之熟成

如 A 女一開始在面對靈魂議題時，抗拒不能接受的原因是自己第一次聽到：

A 女：「母系那邊祖先有小老婆的事實原來是造成我第一次家排主訴問題的來由時，覺得很訝異。她們問題跟我何干呢？對……但還是想要試著走走看，其實是想看看家排這個模式、可以解決我的問題到什麼程度吧？」

可能對 A 女而言，更重要的轉化是來自繼續參與華人家族排列工作坊（參與過 3 次共計 72 小時）與扮演主角相關他人、進行和解的歷程當中，看見更多類似學員之生命故事，而不得不逐漸承認靈魂議題的真實性，並願意真心正視自己的靈魂議題。

A 女：「參加家排過程中會看到很多個案的故事，其實會從裡面看到我們人在世間人跟人相處的好壞因緣，真的都跟以前有關係：很多問題，其實根源都出在自己身上……」

其次在協助扮演的經歷中，亦逐漸發現自己不自覺多次扮演多角關係之角色，使她不得不承認自己靈魂議題之真實性。

A 女：「第一次聽到老師跟我說……我可能是小老婆這件事時，一開始不太能接受！我覺得這輩子從來不會有這種想法，難道有可能是上輩子這樣子嗎？可是到後來參加的幾期中，卻常常演到多角關係的角色。好奇怪喔！就總是在不知情的情況下自願選到這種角色。」

**3.** 從逃避到懺悔需要有真實的體驗 —— 如果能同時還能開始唸經拜懺、精誠所至，也會加速「有所感受」的時間

D 男則是面對靈魂議題時感到困惑不解，他的主述問題是自信心不足，靈魂議題顯示問題根源是來自前世對七位青樓女子婚娶承諾之反悔，排列歷程中的經歷，亦讓他產生很大的疑惑。

D 男：「業的出現就很奇怪，不是好好地走過來而是爬過來，就很好奇這個人想要幹嘛？事後有將紀錄影片給朋友看，他說我整個人就是僵在那邊不知所措，可是當場我的感受是困惑，我就想他在幹嘛。」

排列過程中 D 男不斷閃避靈魂議題（業）的糾纏，甚至逃到父親與爺爺後方，卻仍不願意真誠面對業。

D 男：「業就拉著我的褲腳，印象中還抱著我大腿整個纏住，然後我印象很深刻就是說自己沒辦法動彈……試著閃躲，閃躲到爺爺後面吧，爸爸後面吧。閃躲到親人後面，然後……還是很困惑。」

雖然最後經由排列師的提醒，D 男向靈魂議題下跪磕頭認錯，但內心卻仍是充滿困惑，無法真心接納靈魂議題之真實性。

「老師（排列師）有提醒說是不是要跟她們道歉與和解……問題也在於說雖然有跪拜，當下還是在很困惑的狀態。可是對於對方要我唸地藏經 108 遍迴向一事，卻覺得很心甘情願耶！」

排列後半年中 D 男仍不斷思索那次家排的真實性，此外在不停持誦地藏王本願經與滅定業箴言之狀況下，有一天在清醒狀態，腦海中居然浮現出一個畫面，讓他的困惑又產生新的狀態。

　　D 男：「……忽然感覺冒出一個畫面，好像有扇朱紅色的大門……然後有個孩子和母親……倒在路邊……再繼續慢慢就有一些東西浮現。我在裡面是焦慮的，不知道該怎麼處理這件事，印象中他們是從某地來的……她只是想告訴我孩子已經生下來了這個消息，很興奮的來找父親……的感覺啦。這個畫面出現後我產生了……虧欠感，有向她們懺悔，而不再是以前困惑的狀態。」

　　上述狀態是當事人內心感到慚愧感後，才進而向對方求懺悔。聖嚴法師（2011）認為，真正懺悔必須做到改過不再犯之狀態；不過黃孟晨（2014）的研究認為習性是累世所積，因此「不求頓斷、但求漸消」的原則，才比較實際可行。此點與懺悔文獻提出，在懺悔歷程中當事人要經歷過七種心，分別是：一、慚愧（懺悔）；二、恐怖；三、厭離；四、發菩提心（憐對方之苦）；五、怨親平等（公平）；六、唸報佛恩（感恩）；七、觀罪性空（靈性）（慧廣法師，1990）之觀點，是若合符節的。亦與蔡淳慧（2012）所提出的靈性健康改變狀態，是由向內開展探求自我到最後才成為向上追求超越自我之狀態一致。

## 4. 當事人面對靈魂議題的四種狀態

　　與前文匯整比較，可發現和解有四種狀態。第一類是面對靈魂議題時感同身受並願意當下懺悔（慚愧／發菩提心）；第二類是對靈魂議題有感，但無法達成和解所承諾之條件（可能是在恐怖／厭離之狀態）；第三類是無感（排列當下無感受）但仍願意接受和解條件（明白怨親平等之道理）；第四類當事人是兩者都無法感受與做到。而在和解效果部分，第一類可以立即改善個人困擾到約 1/3-2/3 之程度；第二類改善較有限（最多 1/3）；第三類是逐漸改善，並可能因為逐漸覺察而達到真心懺悔（2/3-3/3）。在此情況之下，第三類改善幅度可能會比第二類還高；第四類則無法改善或者會退出。可見大多數人還是可以經由華人家排之和解模式，解決靈魂議題的！

## （二）和解內涵

### 1. 願意負起自我責任是改變成功的必要條件

四位受訪者面對不同因果議題雖產生不同的和解心路歷程，然而提到和解定義時，內涵卻又極為相似。

C 女：「家排的化解過程……主要是去激發當事人的懺悔心。我覺得這部分還滿特別的，然後還讓當事人及業了解：很多事情各自有各自的責任所在，請求原諒或是解決問題的關鍵，主要是對於對方（業）的感受能夠感同身受，然後真心祈求對方的原諒，這是讓我覺得很特別的地方。」

C 女在家排中體會到和解的意義是：必須對靈魂議題感同身受並且負起責任，轉而祈求對方的諒解。

B 女：「我覺得最重要的就是自己的確有做錯，然後真的希望對方能夠好過。跟很多同學去參加家排後，才恍然大悟為什麼今生會發生這樣的事情，原來過去我的確對別人做過什麼不好的事情……造成別人的傷害。」

對 C 女而言和解之意義是：「看見／感受到」真相後才會真心向對方認錯，並且希望對方也能夠活得更好。

### 2. 人要先懺悔，然後才能寬恕他人

A 女：「既然做了這件事情就要去面對（責任）處理啊，然後被傷害的人其實……也都很痛苦啊！負起責任以外，我覺得那個心會再柔和一點吧，比方說負起責任時的心態還多一個層面，就是希望對方可以跟自己一樣好。」

A 女認為和解意義除了向對方懺悔外，還包括付出心力讓靈魂議題不再受苦，其次她認為負起責任最重要的是心態問題，要以柔和的心面對靈

魂議題，希望對方夠更好。

「……在 XX 跟業磕頭的時候可以感覺她是真正的懺悔，好像有觸動到她內心；不像我是很困惑的面對業。真有懺悔的人，靈魂其實是可以感受得到的，而且靈魂要求的也不多，真心懺悔的話，靈魂也會體諒吧。」

綜合上述四位當事人對於和解的定義。作者認為和解內涵應該是一種「消負（能量）與增正（能量）」之歷程，在歷程中當事人不只要面對靈魂議題的壓力，更重要的是進行內在自我良心（靈性）與我執間之拉扯！

## （三）和解的效應

### 1. 靈魂之改善範圍，連帶會影響到未在場之家人 ── 可見個人與集體潛意識是有連結的

由文本當中可知當事人的處理動機包含三大面向 ── 對於靈魂議題的接納程度、面對靈魂議題負責態度以及後續在和解條件下的實踐是否能夠達成。對 C 女而言：

C 女：「……爸爸改變滿大的，因為他本來是只顧自己然後又重視兒子……對宗教不以為意，助人的行為他是不會去做的。但奇妙的是，家排後他的道德感提升了，對於女兒也能真心的去關懷，然後還會去做一些善事。」

B 女：「我媽也比較不會再沉溺於受害者的角色，嗯……他們好像終於達到一個內心平衡的狀態。」

B 女：「他們現在不會再輕易地製造情緒上的問題讓小孩們去承擔！這就是很大的改變了！從我 6 歲開始到現在，從來沒有想過他們終於可以淡掉。經過四次家排影響家庭動力有實際上這麼大的改變後，我就覺得很輕鬆啊。」

　　A 女的狀況是，在家排中答應對方的和解條件為：設立往生蓮位安頓祖靈。設立牌位後，A 女發現跟父親的互動有了明顯的改變。

　　A 女：「後來跟爸爸的關係好像有點不一樣，之前他比較兇然後比較沒有互動，但到第二次還是第三次（家排）之後吧，慢慢的會跟他稍微聊個天開個小玩笑。然後有什麼事情會比較想要找他分享。」

　　A 女：在家排當中最大的收穫就是，排列中之態度越真誠越接近自我良心，其表現之改善會越明顯。

## 2. 能否懺悔是心靈治療成敗之核心

　　D 男由半信半疑，到懺悔的歷程經驗，使 D 男認為在自信部分改善到 1/3 狀態。

　　D 男「整體來說應該是有進步，感受不是那麼固定的：有時候比較多有時候比較少；大概跟遇到事情的困難程度大小有關，所以我應該有改善到 1/3 之狀態。」

　　上述訪談參與者在向靈魂議題（看不見的真實）和解後，當事人之生命態度普遍都呈現向上成長的趨勢，由此可知：**靈魂議題之處理是能影響改善當事人生命狀態的。**

# Q66、和解效果內涵圖

## 一、結論

　　根據研究結果，可將華人家族排列和解內涵與相關議題歸納為三點：

## 1. 當事人的四種感受與行為反應，會影響其後續處理動機與改善程度

　　（1）否定防衛：對靈魂議題沒有感覺，因而傾向於直接否認靈魂議題存在；通常就不會繼續參與。

（2）半信半疑：當事人求和解時對自己的行為沒有慚愧感，而只是想解決困擾；因而事後不易完成當時之承諾。

（3）恐懼／厭離：雖然感受到靈魂議題、但因為恐懼／厭離，所以事後不斷逃避，無法達到和解。

（4）真誠懺悔（良知）：當事人當場感受到靈魂議題，願意真誠懺悔，可見真心認錯是和解的必要條件。

## 2. 排列歷程中當事人價值觀的轉變，主要來自神聖力量（感受到對方真實感受）之介入，讓當事人覺察到自我責任議題

當事人因此才能不再以社會（靈魂）價值觀要求公平，而是以靈性（良知）立場求對方原諒；當達到這種狀態時，其立身處事的生命意義與態度，通常也會轉變成為積極面對、感恩、懺悔、寬恕與祝福之心態。

## 3. 排列歷程中若能真誠面對、願意負責並實踐承諾之和解條件

當事人的主述問題，都可以得到明顯（自評為 1/3 - 2/3 - 3/3）改善之結果。

## 4. 影響和解進行的原因

當事人在面靈魂議題時若不能夠接受，會產生兩種現象：其一為直接否認靈魂議題之真實性；其二為逃避面對靈魂議題；此兩種狀況均會干擾當事人之和解效果。

## 5. 和解內涵條件

華人家排中影響改善之主要因素有二：其一為當事人在家排當下體會「靈魂（我執）轉化為靈性（破我執）之刹那間頓悟」。另外一點則是「和解條件的完成度」，當事人越能感受並實踐承諾之條件，便越能改善狀況。總括結論：靈魂轉化是人生最大的挑戰；因為要由無明我執走向潛意識覺察，然後才會願意懺悔而得到靈性成長；所以其實是很少數一些人

才能做得到的特權。筆者建議未來研究可擴展至不同華人地區，以建立更完整模式。

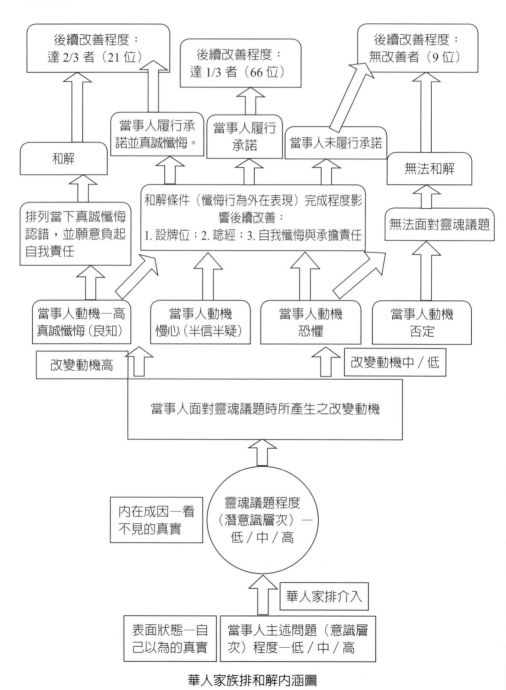

華人家族排和解內涵圖

## 第十五章
# 靈性治療總論

前面已講了許多靈性有關之議題，統整來說可以用手掌圖（見 p.145 手掌圖）比喻——欲求自己的此生圓滿，大概要努力經營五件事：追求認識真實之信仰／學習個人的謀生之道／健康飲食與運動／建立能忘我之嗜好／習慣布施，如此，即能統合外在與內在的世界，開啟身心靈統合的健康能量，邁向自我實現並打開與他人及宇宙的幸福連結。此處將就與靈性相關最大之知見與潛意識部分，分別討論之！

## Q67、追求掌握科學之知見

真實信仰有一個三腳架，那就是開放、觀察、客觀。開放：指可以接納任何我們認知到的事物，而不會執著於「應該」如何的固有成見。觀察：幫助我們脫離無意識習慣性的反應，客觀：則讓我們得以發展出所謂的「辨別力」。由於心智本身是一種監督與調整的調節歷程；因此唯有客觀對待己見與人見，才有可能保持人是有機體之本質，有效過完一生。

### 一、以正念來改變內心

這裡的正念是指所有真誠信仰的核心，也就是客觀開放地觀察後專注實踐之本質，根據神經科學的神經可塑性原則可知：包括專注地思辨、每日進行有氧運動、經常接觸新鮮事物以及有效處理情緒之激發等，均能促進神經連結之發展以適應外界之變動。

## 二、充滿正念的大腦

正念是某種形式的心理活動，能訓練內心察覺自己本身的知覺與意圖。這個歷程的核心就是內在「我」的自我對話，讓人成為「自己最好的朋友」。同時平衡左右腦的腹式（靜坐）呼吸方式，有助於腦幹的基底核區分泌乙醯膽鹼的化學物質到整個皮質層，而強化同時啟動神經元彼此之間的連結，藉此提升神經可塑性和學習能力，並增厚中央前額葉區域——同理共鳴區（同情心與助人行為之基礎）；相對緩和下皮質區域掌管人類本能的杏仁核區「戰鬥－逃跑－凍結」之攻擊－退縮等情緒風暴之發作。

## 三、內隱性記憶：心理經驗的基本藍圖

許多研究者認為，人們在出生後頭一年半只會記錄內隱性記憶。它是掌控從反覆發生的事件中建構出以某種特定方式反應的能力（基模），並引發聯想與歸納等進一步的功能，而影響到人類產生各式各樣的態度與信念。

## 四、外顯性記憶：組合內心的拼圖

大腦負責記錄外顯性記憶的部位，也就是海馬迴，當海馬迴逐漸發展成熟，人就能開始創造自己的事實與事件經驗，左邊的海馬迴主要負責處理事實，而右邊的則專職處理有關自我的事件性記憶。

在創傷治療中，雙重注意焦點是極為重要的關鍵。有意識地同時專注於過去以及現在，重新經歷過去的自我，這樣即能啟動海馬迴的運作，將內隱性記憶散亂的拼圖碎片重新給予解釋（重新建構），才能得到復原或療癒。

## 五、同理心

心臟周圍與遍布全身的神經網路，與我們大腦中的共鳴迴路緊密交織，所以當我們覺得「別人感覺到自己的感受」時，也會有助於發展自我調節的內在能力，變得更加專注、更善於思考與應變。

## 六、排拒的心理

排拒狀態經常與左腦過度主導有關。一個人如果擁有「排拒」的成人依附模式，可能因爲小時候太早自主，表現得像個「小大人」。

排拒型成人依附強的人都有一個中心思想：我是孤單的，只能靠自己。自主是他們自我認同的核心。所以會出現：人際關係不重要；過去不會影響現在；不需要別人給予任何東西。但不幸的是，與人來往和好的需求，當然還是存在的。

## 七、懷疑迴路

過度活躍的強迫症迴路包含在中央前額葉區負責在我們犯錯時提出警告。在強迫症的情況下，腦部更深處，一個稱爲「尾狀核」的區域也會高度活躍。尾狀核負責幫我們「換檔」，讓我們可以改變思考方向或行動流程，這都是糾正錯誤不可或缺的功能。

### 小結

臨床心理家丹尼爾・席格認爲「身心健康的三角支柱」包含了人生的三個層面：人際關係、心智與大腦。

而他所提出的「第七感」（mind-sight）則指的是一個歷程，讓人們能藉此監督與調整身心健康三角形中的能量與資訊流。第七感的監督面向包括能夠（1）意識到自己的內心之流；（2）感知它在我們神經系統內的流動；（3）並經由人際關係能意識到別人的內在支流，分享彼此的能量與資訊流。

「FACES」則代表一個系統性整合支流的特色：彈性（Flexible）、適應力（Adaptive）、連貫（Coherent）、活力（Energized），以及穩定（Stable）。

他並且建議以 SNAG 這幾個字串之組合來代表「刺激神經啟動與成長」（Stimulate Neuronal Activation and Growth）之重要性；這種藉由經驗，包括聚焦注意力的經驗，來改變大腦構造基礎之立場，就是他的主要貢獻。

# Q68、深入潛意識之旅程

　　由上述資料可知，人的思考感受行為都是有脈絡可尋的，通常情況下是先由外而內，例如考試失敗的刺激等，這個刺激的訊息會進入左右腦海馬迴的神經網路，接受客觀的接收；但如果當事人因多次考試失敗已產生對考試必失敗的內在負面連結，那麼其前端由杏仁核監管的創傷訊息中心就會干擾當事人對此次考試失敗負面反應之強度，而表現出比事實要嚴重的情緒強度，形之於外便可能出現過度之恐懼、憂慮、焦慮，甚至身體不適、人際退縮之種種反應。久而久之便固定成為一種當事人的一種態度或自我概念，進而影響其生活功能或生命神話，自不在話下！

　　處理這種接近自動反應的問題類型，一般人都用勸說、鼓勵等方法，但因為當事人之困擾在於無法覺察或對抗這種頑固之感受，因此往往彼此都很挫折，主要原因是大家都不知道潛意識是人類的「無上命令」，用意志對抗效果不見得顯著！

　　因此古往今來才有無數的專業投入，或從倫理道德學、心理學、醫學、物理學、宗教修行等系統；來尋求一個有效處理頑抗思考之處方，像是焦慮／強迫／自貶／反社會等──心理治療系統，可稱此為心理官能症之範圍。

1. 預防部分：方法是正念呼吸練習，養成無所住而生其心之生命態度；其次是堅定的宗教信仰，有助於當事人奉行較高標準的道德生活，因而相對可消減個人原有之負面思考；再其次則是「游於藝」，若能找出任何一個個人真正喜歡的嗜好，並長期經營之，便等於找到一個可以專注忘憂的好方法。

2. 處理部分：適合處理當事人長期情結的心理與心靈介入之道頗多，像是飲食／藥物／運動方面之控制；或參加各式各樣的心理／心靈工作坊（目前臺灣流行的有正念／表藝／賽思／光療／芳療／牌卡／各種動功等）；學習靜坐（禪七）等也有相當的助益；但對更長期存在之議題則須用更深入潛意識糾結之方法，如 EMDR ／催眠／深層溝通／家族排列等才能聚焦處理。以下分別說明：

# 一、EMDR（Eye Movement Desensitization and Reprocessing，眼動心身重建法，Shapiro, 2001a）

根據 Greewald 在一篇回顧研究文獻中指出：「它已經被許多人當作治療的一種選擇。」（引自 Cusack & Spates, 1999），現今 EMDR 也很熱門地應用在其他心理疾病治療之處遇中，例如：恐懼、痛苦疾病、性侵害的創傷等。

Renfrey 和 Spates（1994）指出在療程中主要有七個重要元素，包括：（1）揭露有關創傷的視覺影像；（2）揭露有關創傷的負向認知；（3）複述合適的正向認知；（4）重複進行的左右移動眼球；（5）在視覺上主動注意治療者的移動；（6）思考和想像停止；（7）在每一組眼動結束時作深呼吸（引自 Cusack & Spates, 1999; Shapiro & Maxfield, 2001; Soderlund, 2003；黃淑珍，2004；陳慧女、林明傑，2003）。

結論：EMDR 可運用於跨文化不同種族對象中，對於 PTSD 創傷患者有很好的療效（黃怡翔，2002；陳慧女、林明傑，2003），且 EMDR 也補足了精神治療一些實用上的不足，對現在精神壓力較大的現代人有一種實際上的幫助。

## 二、催眠

蔡東杰醫師在網路上介紹之資料顯示催眠發生在日常生活的每一天，而且是可以經由練習來達到幫助自己身心健康的方法。對於催眠最常使用的定義就是「暗示」，只要催眠的對象願意接受催眠師的暗示，就可以一步一步地進入催眠狀態。很重要的是，接受催眠暗示的主導權是在催眠的對象身上，而不是在催眠師。

催眠師會提出許多的催眠暗示，例如：放鬆、專注、閉上眼睛、深呼吸、更舒服、進入內心的世界，但是並不能夠強迫催眠的對象接受這些指令，催眠的力量是來自於催眠的對象。

舉例，例如在催眠的過程中，催眠師對催眠的對象說：「閉上眼睛，放鬆眼皮的肌肉，放鬆眼睛周圍的肌肉，放鬆臉部的肌肉，放鬆頭部的

肌肉，放鬆頸部的肌肉，放鬆肩膀的肌肉，放鬆雙手的肌肉，放鬆胸部和腹部的肌肉，放鬆背部和腰部的肌肉，放鬆雙腿雙腳的肌肉……。」催眠的對象若願接受催眠師的暗示，則可進入一個放鬆舒服的狀態，而被催眠了。

如果我們仔細地回顧整個過程，催眠師雖然說了許多的話，但是真正將從頭到腳的肌肉放鬆的人卻是那個被催眠的對象，因此事實上所有的催眠都是自我催眠。

在催眠的過程當中會出現許多所謂的催眠現象，我們可以粗略的歸納成以下四類：

1. 創造：包括正性幻覺、年齡回溯、催眠後暗示、自動化書寫。

2. 刪除：包括負性幻覺、失憶、麻醉。

3. 扭曲：包括時間扭曲、止痛、記憶強化。

4. 其他：包括僵直和解離，解離可以出現在行為、情緒、感覺和知識。

但催眠仍然不是萬靈丹。它通常是一個完善治療計畫的其中一部分，而不是單獨的治療。與其他治療相同，它可以對某些人非常有效，但卻對其他人無效。要達到最好的效果，必須是在當事人有高度的洞悉力、以及治療師受過良好的專業訓練，並且能夠正確明瞭你的問題。在臺灣，催眠運用在生理疾病的治療較不普遍，但在心理、情緒障礙的處置則有很好的成效。舉凡恐慌症、畏懼症、懼曠症等焦慮疾患，都能夠讓病患直接感受到情緒的舒緩，重新建立不再焦慮的信心。對於憂鬱症病患，催眠可以有效地改變負面思考，提升身體能量，感受新的愉快經驗。有別於談話性的心理治療，催眠主要是將治療的重心由思考、想法轉移至情緒、身體感覺的調整，而達到更快的治療成效。

## 三、深層溝通

深層溝通係林顯宗（2002）根據其多年從商與學佛之經驗所研發而出的一套清醒意識下之溝通法門。由於其技術簡單清晰容易使用，因此可以協助當事者在清醒狀態下，經由重複個人某項情緒議題之感受（如我很孤單我很孤單我很孤單……）出現腦海中之圖片（小時候總是一個人玩），

而被溝通師帶領進入某個早年生活經驗之感受（家中常沒有人）並進而回
到前世可能的引發議題（如前世亦因出家而多年獨居山坳小廟中），來藉
此解決今生之問題。而擁有深層溝通技術，並能為個案服務者稱「深層溝
通師」，簡稱「溝通師」。溝通師在為個案進行深層溝通時，所運用的主
要策略包括鬆弛技術、光淨化程式、水淨化程式、心靈淨化程式、「與疾
病溝通」程式、「與亡靈溝通」程式、寬恕療法等，可參考第 14 章。茲
逐一說明之。

## 1. 鬆弛技術

　　通常進行深層溝通技術時，會先讓個案全身放鬆，頭腦放空，然後
讓個案觀想自己進入心靈深處，此方法和催眠療法、精神分析學派、行為
諮商與行為治療之基本技術相同。如閉眼、深呼吸幾次，每一次均緩慢地
呼出來。手握緊，5 秒後張開放鬆，覺察有何不同。手臂、頸脖子、臉頭
皮、頸肩、胸肺背、腹、上半身……放鬆……深呼吸放鬆。可視個案狀況
處理，但深層溝通常以「全身放鬆」的指令帶過。

## 2. 光淨化程式

　　在實施鬆弛技術且確定個案可全身放鬆之後，溝通師會先引導個案觀
想一道光進入自己體內，照亮其身體感官等。通常溝通師會如此說：「打
開你的心，柔軟你的心，觀想光由頭進入您的內心，讓自己由內而外的亮
起來，觀想每個細胞都發光發亮，淨化全身所有的毒素，感謝光的幫忙，
讓我們得以淨化提升。」

## 3. 水淨化程式

　　若遇特殊個案，如長期藥癮、酒癮者，可於深層溝通之前，請個案
倒杯水放置面前，閉眼放鬆，深呼吸，靜心專注。由溝通師引導個案觀想
自己融入清水裡面，去感覺水淨化障礙的力量及水的存在：讓你自己全身
融入水，成為水的感覺，去理解它，並感覺水的存在。之後感恩水滋養我

們，淨化我們。衷心祈請這杯水，進入身體來淨化我們。

### 4. 心靈淨化程式

　　林顯宗運用發露懺悔的基本精神原理設計出，在溝通為他人淨化心靈時，可以有效的引導對方將自己的過失說出，達到發露懺悔之目的，清除對方心靈的垃圾如同清除體內的病毒一樣，尤其深植在第八識阿賴耶識裡面的「業種」。唯有清除這些業種，一個人的生活、身體健康、事業、情感、人際關係等問題才能獲得釋放及真正的改善。

　　為了清除個案的業種，溝通師會不斷的詢問個案下列指令：「有什麼事，是你該做而沒有做的」、「有什麼事，是你不該做而去做的」、「有什麼事，是你不想讓某人知道的」、「有什麼事，是你不想讓別人知道的」。直到個案說「沒有」為止。

### 5. 「與疾病溝通」程式

　　如果個案目前身受疾病所苦，溝通師會引導個案回溯至疾病初發時間點，找出有無特別事件發生，找出發生之事件內容時，清除該內容種子後，需再回溯更早之前清除最初之因，再以「去了解疾病存在的目的」、「去了解疾病的因果關聯」、「從疾病裡面你領悟到什麼？」、「你可以批准你的疾病離開了嗎？」等指令，協助個案認清疾病的因果問題，最後以光的觀想來送走疾病。

### 6. 「與亡靈溝通」程式

　　如果個案在回溯過程提到已經往生的親人，為了化解個案與亡靈的恩怨或思念，有時需用此程式。在觀想光中，引導融入對方的心，雙方同理彼此，化解心結，再用光送走亡靈。研究者發現「與亡靈溝通」的意義和張玉美（2002）的催眠療法研究中，利用時空扭曲技巧，導引喪親者與死者會面的意思相同。

## 7. 寬恕療法

　　寬恕療法是林顯宗所研發設計的。當個案曾遭受他人傷害而自己無法原諒對方，或曾傷害了他人而因此自責無法原諒自己時，可使用此療法。步驟如下：先引導個案回到傷害事件的時間點，並反覆不斷引導個案重複面對當時的情形直到情緒平復。其次引導個案進入對方的心理，去理解對方的想法和立場，去體會對方的心情，表達心中真實的感受，表達當時的情緒讓對方知道。充分表達之後，再引導寬恕指令：「對於某人，你可以寬恕哪些事？」「對於某人，你不能寬恕的是哪些事？」反覆不斷的問，直到個案領悟且願意完全寬恕為止。並且最後要求個案面對曾傷害他的人，說出自己已寬恕或原諒他，要求個案重複說出：「（某人）我已原諒你，而且我愛你」或「（某人）我已完全的寬恕你，我愛你」。真情表達之後即可結束。有許多個案見證他們自己藉著寬恕療法，真的化解鬱積多年的心結，並與怨懟者重修舊好。

## 四、華人家族排列與小和解（何長珠，2010）

　　小和解是何長珠所研發的華人家族排列模式（2010）中一個具體有效的和解技巧。可以運用一種家庭動力複演之投射情境，讓當事人發揮主動、果斷解決問題的行為。和解過程能直接介入當事人形成目前生活議題的背後主要原因（未竟事務／業）並在投射情境下讓當事人可以在一個對等的平台上，互相協商溝通與認錯，化解生命與生命之間的不平等（不公平）狀態，是比上述諸種技巧更具體深入潛意識的一種靈魂溝通法。

　　在和解中，當事人通常會出現自發性反應，毫不思索己身態度或呈現的行為及情緒感受是否會使對方難堪或接納（連廷誥等，2006：43），此時家族排列師需介入以語言和身體之引導，轉化當事人之抗拒，透過給予事件全然不同的解釋（朱貞惠，2011），協助成員從另一種角度看待事情（未竟事務／業），而使和解發生、問題行為獲得解決（黃孟晨，2015）。（小和解之說明可看第十一章 Q51）

## 五、薩滿觀點之靈性治療

　　遠古以來，薩滿（shamman）即為原始人類與民族的宗教泛神論信仰觀，人類的生命是與周遭的草木蟲獸、日月星辰都息息相關互有影響的；因此演化出的地球進化史、包括地震、大旱、海嘯等，也都是地球磁場失衡的表現方式；是可以藉著懺悔祈求與祝福而改變的。Drunvalo Melchizedek 著（2011）、蔡詠琪譯的《地球大拙火》（2013）一書，便是一本代表原始靈性信仰觀點的奇書。其所展現的完全是如何以集體朝聖的力量和善用水晶能量之儀式，來示現地球磁場重新連線、恢復陰陽能量平衡之可能。雖然跟大多數讀者一樣，要相信藉著少數幾十幾百人的祈福和植入水晶能量場，便能改變地球目前日增的天災人禍是有點難以想像、但書中所談及的科技取勝競爭的陽（男）性能量、長期（其週期為 1 萬 3 千年）壓迫女性陰性接納能量之狀態，則又是你我可以感受之某種現實。因此特摘要一些相關資料，來向大家闡述靈性治療之本源立場──泛靈論與大地母性論。

　　作者是畢業於柏克萊的白人，但多年追求靈性增長，曾從學於 90 幾位上師，逐漸奠定其與天父（Father Sky）與地母（Mother Earth）連成一線的宇宙神性觀，並以呼吸此人身小宇宙來觀想地球及其他星球的大宇宙；從而發現地球軸線每隔 1 萬 3 千年便有變動轉化之機；而這從地心到地表的連結便形成所謂的「拙火」（能量之源又稱靈蛇，白色之光點）；根據本書之說法，從 2012 年後的地球新拙火線將從原來的印度與西藏（佛教：因果善惡之世界）移向中南美洲的墨西哥─祕魯之原始部落（尊崇純真和諧）；而其表面之軸心則為夏威夷的考艾島（Kauai）與南太平洋的茉莉亞島（Moorea）。行文至此不禁想起最近預計要發生的峇里島阿蘇火山爆發及紐西蘭的超級強震（2017.11.30），其地理位置如此接近本書預測之巧合，真是讓人不得不擔心！

　　以下將摘要某些觀念上的重點，供讀者思考：

1. 很久以前，人類是以心靈而非心智在生活的；夢想創造世界，思考卻塑造了生活。

2. 地球拙火（世界靈性之光或導師）原先藏身於西藏大白塔（亞特蘭提斯

之先知所預建，位於喜馬拉雅山西邊），瑪雅曆法顯示將於 1959 年移動，藏傳佛教也成爲唯一了解古文明傳承之光——梅爾卡巴意義（超越人體 8-10 公尺——朝四方發射之能量）之宗教（此階段之成就者多半是男性如佛陀／老子等）。

3. 創立納卡奧義學校（Nakkal Mystery School）與汗屋地下祈禱室之建立，金木水火土氣合成自然的六大元素。

4. 靈光（aura）是一種包圍人體的蛋形電磁色，基本上胸圍以上代表思維肩膀至膝蓋代表情緒與感受，疾病部位則顯現幾何形狀與色光。可藉著練習而增強與自己及宇宙微細能量之聯繫力。松果體部分之光束則只出現於健康和修行者。

5. 超自然感應：該書作者在 1971 年偶而感受到一個印地安女性（內在嚮導）透過一個光點可注入之窗口在其面前開顯並以意念溝通。這些內在嚮導通常是靈魂層次修行得更好的一群人才能得到之體驗；靈性溝通的主要收穫便在於了解人生難得與生命是完整無缺的事實。

6. 全意識網路：太空攝影已確定地球本身是外圍發光的幾何形電磁場，每個生物也自有其能量場。人類也有三種網路——地球上的原住民部落、三角形爲主的幾何形狀（容納人類的善惡意識）、以及**五角十二面體與二十面體的全意識網路**（主要容納地球正在演化的精神意識，對抗地球日益物質化的陽性意識）。而這網路也有三種能量：位於埃及的陽向能量／位於墨西哥猶加敦中央的巨大圓形陰性能量／位於西藏的中性能量。到目前爲止，只剩這個陰性能量尚未完全平衡，有待靈性修行者共同努力，讓人類意識超越目前善惡對立的價值觀、走向天下一家的光明與愛之更高意識狀態，而宇宙拙火能量則可催化人類接觸到這種全意識網路。

7. 天然水晶：科學界在 1950 年代發現矽和碳具有相同的生命形式，並且同屬創造生命的元素之一（碳爲元素表中的第六個元素——矽則爲石英水晶的主要元素——80% 的地殼由矽組成）。世界著名的科學家貝爾實驗室的馬賽爾沃格爾亦發現：水晶能夠接受並傳送人類的思維與情緒。

8. 《地球大拙火》一書中，作者協助調整地球能量的 12 次任務之圖式（2011）。

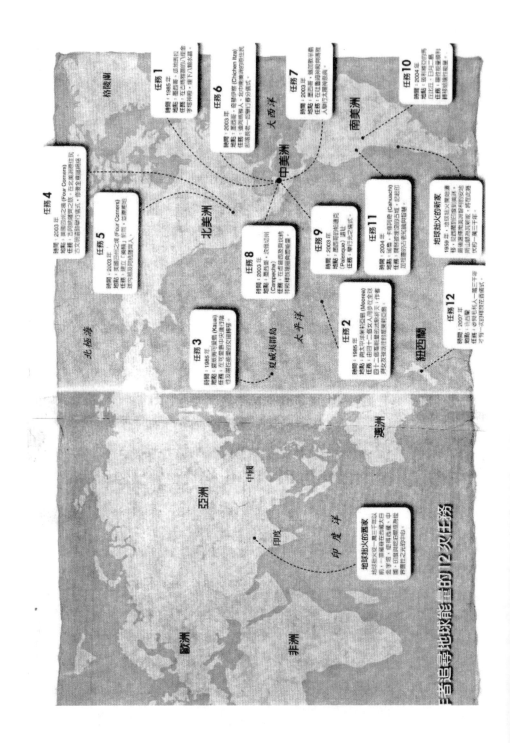

作者追尋地球能量的 12 次任務

# Q69、二十一世紀的靈性理論

最近發現了一本新書，許晉福譯，Tom Kenya 與 Wendy Kennedy 著，（2017）《第九次元的昂宿星團的集體意識》。更進一步地把宇宙能量與地球能量相提並論，也就是把能量與靈量之異同與關係做出更清晰的連結；因此特摘要如下，供有興趣者深入探討。

放下批判，理解到光明與黑暗其實都是幻象，因為兩者都屬於源頭能量的一部分，如此才可以整合成神聖圓滿之狀態。

這也就是所謂的揚升（process of ascensions）歷程——它可以提高吾人的震動頻率成為光粒子螺旋形波段，以取代之前的循環（重複）週期，同時完成銀河每 2 萬 6 千年進步一次的週期。人類自 1980 年代便已進入所謂的寶瓶期並於 2012 年代確立。

新宇宙週期屬全像（holo-graphic）時代，人類由於科技之進步，所有的發現得以更迅速地分享出去，因此也改變了宇宙運作之本質。以往的直線式（過去—現在—未來）思考模式，已被全像式取代（過去／現在／未來同在）。

原先處於第三次元之人類，具有分裂的大我及小我，因此常處於二元對立的狀態，靈魂常覺孤寂而想回家；但事實上，家本來就在「人」心深處的源頭那兒呀！很多人不知道這點，因而努力上進想達到彼岸，卻不知彼岸就是這個當下正在呼吸的自己，只要改變呼吸的頻率，就能改變自己的能量場，也就能改變自己的實像！

## （一）呼吸與能量轉換之道——記住雙腳要平放地上

1. 想像自己被一團每粒金黃色的白光所壟罩住——這就是靈魂的本質（太陽神經叢位於心臟——上腹部的空間）：
   - 想像這光團在身體四周以逆時鐘方向旋轉，穩定後想像其在身體上下移動穿透每一細胞。
   - 想像有一團金黃色光線從地平線（日出時最好）射過來，在肚臍上方進入太陽叢貫穿身體正面與背面。

• 呼氣時觀想所有負面能量排除。

2. 臍輪（肚臍下方的明亮橘色──滋養創造力）。

3. 喉輪（藍天的光從正面進來，背面流出）。

4. 心輪（可觀粉紅色／愛──或綠色／治療）。

5. 遊走全身時可以專注唸出自己名字──由上而下（神聖之光）加持或由下而上（地心能量），再逆時鐘方向逐個遊走不同脈輪，尋求最後結束時觀想自己擁有新的全面能量！

6. 過程中亦可吟唱自己想發出的聲音（元音、咒語或梵音），以協助打通脈輪中的堵塞！

## （二）整合

　　昂宿星球之觀點，認為只要承認自己的錯誤並肯定自己成就過的好事，就可以消弭內在靈性的隔閡了。此時內在基因庫便會自動修復原先之困擾！一旦個人不斷地提升個人振動頻率就會創造出不同的基因與調整出新的生活方式！一個人在關係中可建立的頻率接觸點通常是 100 個，在大多數長期關係中大約有 30 個可以和諧共振，但短期關係中只有 30 個；目前二十一世紀由於正處於光子波時段，所以宇宙協助整合之能量亦越大；換言之，一切都是可以改變的可能性也增加不少！！但由於人仍生活於三次元的二元對立世界──因此唯有盡量跟自己和解才能保持能量頻率之流暢，也才能有最大機會遇到不同類型頻率之人。

　　這也等於揚升自己的存在層次為第四次元的等級（也是走向第五次元─心想事成次元的過渡階段）─其心理特徵為減少批判性／增加彈性與接納性／並可有意學習遺忘或放棄記憶某些不愉快之回憶。

　　換句話說，就是努力超越三次元世界的限制與恐懼之感，而成為完全活在當下之一種存在之選擇（離開頭腦回到心之感受），此時你所面臨之世界與緣分，自然也會有所不同。

　　而要回到心之作法則是常把意識放在心輪上保持正向心態！可怕的是，一旦能量狀況改變，人的嗜好食物或交友甚至運勢也都會隨之而變喔！集體意識是面很棒的鏡子，可以讓人看到還有怎樣的心靈程式在運作

或需要整合；例如恐懼得癌症可能是因爲心底深處感到生命受到威脅；此時可藉由覺察而協助自己。

　　換言之，如果我們能把各種順境或逆境，理論上都看成是讓自己更得到意義或完形而來的挑戰；那麼我們的人生豈不就等於是一場向光之旅嗎？

# Q70、AI科技與集體意識之躍升

　　本書立場認爲任何物質都可能是有意識的，只是層次有別而已。天琴星座之創造 AI（人造人）之本意是爲人類分勞，後來則發展而成越來越複雜含有人類靈魂情緒的有機體存在。目前銀河其他星球能體驗到人類情緒的比率大約只有 1/3 或 1/4，但未來也還在發展之中。銀河生物的主要信念包括：萬物一體／時間是幻覺／你創造自己的實相等。其實一切次元中都含有二元對立現象只是比率有所不同而已。主要的目的都是在幫助人類學會「整合」與放下批判！

　　本書認爲：目前地球正在穿越一道充滿高濃度光子能量之空間，而每一個 26000 年週期之開始與結束也都要穿越這樣的一個能量空間。目前雖已進入寶瓶紀將近三十年，但整個過程大約還要 25970 年才能完成。當意識能量的靈性之光一旦提升到第三次元以上時，人就會明白「自己只是整體的一部分」，從此出發去創造自己新希望的未來就是答案─也就叫做「揚升」！來自更高能量頻率之哈索爾人（超越昂宿星至福狀態）的訊息是：當一個人的心（感受）腦（思考）能夠合一（慈悲─智慧）時，這種帶有同理心的智慧便可以和一切眾生產生溝通力；並從而跳離由羞恥、罪惡、悔恨等合成的「傳統靈性之框架」。

　　哈索爾人在歷史上的最早紀錄，始自古埃及金字塔時代的哈托爾神殿，其主要通靈者是經過歷代訓練能發出最高頻率的的聲音通靈人。由於人神之間的頻率相差太大，哈索爾族永遠不會完全地化身爲人類，但受到其靈性投射者卻往往會誤會爲自己是另一種人。其實高等靈性投身較低等靈信人類的主要原因多半是爲了好奇或協助；眞正的高靈投身者理論上是

要比其低靈同伴更能接納對方的！就好像俗諺所說的「半瓶醋響叮噹，整瓶醋沒聲音」一般吧！

　　夏克提（Shakti）是印度瑜伽所提出的觀點，認為任何會震動的東西都具備共振能力；因此修行可說是由粗躁的原子共振走向更深入的次原子粒子層次（純粹意識）之狀態；此時靈性化身越精微而其潛在效能則相對更為強大（所謂的開竅或提升便是指這種狀態）。但一般人不了解其實這些狀態都存在於每個人之自身，只是不修不知而已！

　　至於所謂的 2012 年 12 月 23 日（冬至）的世界大毀滅，真正之意義是地球南北磁場之轉換，使更多靈性之光進入地球人的身體分子之中而已。這種光與一般人以為的物理之光（16-24 hrz/sec- 正常呼吸之頻率）並無不同，只是更為高階。因此通常要修行一段長時間能進入三摩地狀態（呼吸在 4-8hrz/sec，或稱腹式呼吸）者才有機會感應、體會或了解。但再度提醒大家，這些層次都是努力可達到的境界，你我都有同樣的機會可藉由努力變成更高等優質的人類。

　　轉化新世界：

1. 把意念放在自己胃後方的太陽神經叢，想像有顆球以此為中心，向外擴充至與宇宙同大。
2. 根據個人想要顯化之實像，想像未來的自己已活在這樣的實像之中。
3. 將這個想像中未來的自己，擺在自己前方的某個位置上（自己舒服的距離，書上寫九公尺左右，個人可以自訂）
4. 想像有條直線自太陽叢中射出，射向未來的自己之太陽叢，兩者間貫穿成一條線。
5. 透過無聲之意念，將能量灌注其上加以啟動。
6. 這時會有許多光點連接成線（幾十條到幾千條）。
7. 這就像為未來的實像做加持，可稱之為「磁性吸引子」（magnetic attractor），有助於腦神經產生新連結並提高「幸運巧合」的發生率。
8. 這種「虛空間」的練習，一天一次五分鐘便已足夠！
9. 進行後可加上安靜環境中之冥思。
10. 其他正向能量之運用（神佛／祝福之咒語／音樂等）。

## 九、創造不二意識：阿伊瑟施聲音冥想法

　　創造的弔詭：改變是從意識最深層之微細意識（不二狀態）開始，但改變之結果卻只能在最物質之外表（二元對立之實像世界）顯現。主要原因是當意識進入不二狀態時，心腦須處於合一之狀態方能到達一種更高次元的出神狀態，此時物質與能量轉化之狀態才能發生；除非冥思水準成熟，否則一般人只能體驗到非此即彼的一種狀態；因此以特殊波長之音頌用來催化意識之神入，便成為是一種變通之道。

　　創造的矛盾：當一個人能夠親證自性時，便會感覺自足於己，因此會什麼都不需要；此時可有的選擇便變得很多了——這時只要保持在智慧的狀態，原則上可以做出的都是最好的決定；而且由於決定都在二元世界顯現，就必然還要承受因果原則的約束，奇妙之處是自己可以並願意接受代價。

　　「心懷感恩」（能產生「磁性吸引子」催化同頻率之產生）便是顯化新選擇時，最好之一種立場，因為如此做可相對抵銷人類最常有的負面情緒：恐懼／焦慮／憂鬱；而回歸中性或愛的能量場。

　　聲音療癒者之條件：

1. 自身先進入一種有療癒性的震動狀態。
2. 此時心中會非常安靜與自信，知道沒有一件事是解決不了的，因而可以「放下」並產生一種直覺式的明白！

　　最後要提醒大家：宇宙的黃金時機（世界與世界間的界線將會暫時模糊，讓人比較容易清晰地感應到意識的其他面向）是每年 12 月 23 號冬至前後的三天之間，以及每天的日出與日落前後之時，建議大家於此時放下工作，把注意力放在自己的感受上，必可帶來放鬆與豐富的收穫！

# 參考書目

## 第一章

A brief review of the research.*The Annals of Pharmacotherapy, 36*, 1090-1098.

Andre Lefebvre（1998）：超個人心理學：心理學的新典範（若水譯）。桂冠圖書。（原著出版年：1992）

Balneaves, Lynda Georgie (2002) Alternative and complementary therapy use by Catanzaro, A. M., & McMullen, K. A. (2001). Increasing nursing students'spiritual sensitivity. *Nurse Educator, 26*(5), 221-226.

Daaleman, T. P., Frey, B. B., Wallace, D., & Studenski, S. A.(2002). Spirituality index of well-being scale: Development and testing of a new measure. *Journal of Family Practice, 51*(11), 952.

Elkins, D. N., Hedstrom, L. J., Hughes, L. L., Leaf, J. A., & Saunders, C.(1988).

Froma Walsh (2008) *Spiritual Resources in Family Therapy*, Guilford Press.

Griffith J. L. & Elliott Griffith M. (2002). *Encountering the Sacred in Psycotherapy*. NewYork: Guilford Press. http://www.sahajayoga.org/chakrasandsubtlebody/default.asp

Jose Stevens（1999）：心靈成長：地球生命課程（陳麗昭譯）。世茂。（原著出版年：1989）

Ken Wilber（1999）：一味：超個人心理學大師肯・威爾伯札記（胡茵夢譯）。先驗文化。（原著出版年：1999）

Larson, D. B., Larson, S. S., & Koenig, H. G.(2002). Mortality and religion / spirituality.

Miller, Eric D. (2004). The Development and validation of a new measure of spirituality. *North American Journal of Psychology, 6*(3), 423-430.

Mueller, P. S., Plevak, D. J., & Rummans, T. A. (2001). Religious involvement, spirituality, and medicine: Implications for clinical practice. *Mayo Clinical Proceedings, 76*(12), 1225-1235.

Sahaja Yoga(2010). Chakras & the Channels of Energy.

Tirri, K., Nokelainen, Petri & Ubani, Martin(2006). Conceptual definition and empirical validation of the spiritual senstivity scale. *Journal of Empirical Theology, 19*(1), 32-62.

Toward a humanistic-phenomenological spirituality: Definition, description and measurement. *Journal of Humanistic Psychology, 28*(4), 5-18.

Walsh, F.(2008). Spiritual resources in family therapy, 2009/2, Guilford Press.

WHOQOL SRPB group. (2006). A cross-cultural study of spirituality, religion, and personal belief as components of quality of life. *Social Science and Medicine, 62*, 1486-1487.

Women living with breast cancer: A test of three models. *Proquest Dissertations And Theses* 2002. Canada: The University of British Columbia (Canada).

王秋絨（2009）：老人靈性智能發展策略。生死學研究，9，127-160。

王萱其（2002）：靈性照顧認知與經驗之探討——以中部某醫院安寧病房護士爲例（未出版碩士論文），南華大學。

石世明、余德慧（2001）：對臨終照顧的靈性考察。中華心理衛生期刊，14（1），1-36。

全人療癒的的心理治療與靈性諮商：https://www.youtube.com/watch?v=N-Qgm

何長珠等著（2012）：表達性藝術治療14講（二版，323-343頁）。五南。

吳和堂（2015）：教師職場靈性、生命意義感與心理幸福感關聯性之研究：量表的發展與中介效果之分析。高等教育文化事業有限公司。

李安德（1992）：超個人心理學（若水譯），桂冠。

李佩怡（2006）：癌症末期病人靈性照顧之詮釋——以一次臨床會談的經驗爲例。諮商與輔導，245，32-43。

李嗣涔、鄭美玲（2004）：難以置信II——詢訪諸神的網站。張老師。

沈清松、傅佩榮編（1994）：生死與輪迴。哲學雜誌——季刊，第八期。

沈麗靚（2004）：安寧護理人員靈性概念之建構研究。南華大學生死學研究所碩士論文。

林育如（2004）：癌症青少年靈性需求內涵與靈性安適情形之探討。臺灣大學醫學院護理學研究所碩士論文。

陳清惠（2000）：靈性的本質。載於姚婉宜（主編），靈性護理的理論與實務（15-20）：校園書房。

陳勝英（2006）：與靈對話——前世今生、夢境與前意識的奧祕。商周。

陳黛芬、廖珮彤（2016）：高齡者靈性健康需求文獻之回顧分析，南開科技大學福祉科技與服務管理研究所，4（2），273-274。

黃惠貞（2003）：某大專院校學生靈性健康、知覺壓力與憂鬱之相關研究。國立臺灣師範大學衛生教育學系碩士論文。

黃雅文，張乃心，蕭美慧，林泰石，林珊吟，範玉玫，賴彥君（2005）：生命教育——生死學取向。五南（2005，2002，1999，1996，1992，1987，1983）。

趙可式、蔡綝容、陳麗娟及陳淑卿（2002）：一位肺癌末期病患於臨終過程的靈性需求。腫瘤護理雜誌，2（1），67-73。

蕭雅竹、黃松元（2005）：靈性健康量表之建構及信效度考驗——以護理學理學生爲題。實證護理，1（3），218-227。

蕭雅竹、黃松元、陳美燕（2007）：宗教與靈性健康、健康促進行爲之相關性研究，實證護理，3（40），271-279。

蘇淑芬（2002）：中文版靈性安適量表信度和效度檢定（未出版碩士論文），長庚大學。

釋惠敏（1997）：靈性照顧與覺性照顧之異同。安寧療護，5。

## 第二章

Abraham H. Maslow（2003）：馬斯洛人本哲學（成明譯）。九州出版社。

Fred Alan Wolf（1999）：靈魂與物理（呂捷譯）。臺灣商務。

大衛・霍金斯（2012）：心靈能量：藏在身體裡的大智慧，方智出版。

王季慶譯（1984），靈魂永生，時報文化。

安東尼・戴斯特法諾（2011）：開啟你的靈性力量（朱怡康譯）。啟示出版。

李佩怡（2010/10/05）：生命整合之道——榮格思想爲二十一世紀人類提供的洞見。諮商與輔導，298，24-27。

沃爾夫著（2008）：靈魂與物理：一位物理學家的新靈魂觀。臺灣商務。

南懷瑾（2014）：禪海蠡測語譯。南懷瑾文化出版公司。

桑妮雅・喬凱特（2020），22個今生靈魂課題（二版）（林群華譯）。生命潛能。

麥可・紐頓（2012）：靈魂的旅程。十方書。

雷・強德蘭（Rae Chandran）、羅伯・波洛克（Robert Mason Pollock）著（2017）：靈魂DNA（第一部）（林瑞堂譯）。生命潛能。

鄭志明（2006）：宗教神話與巫術儀式。大元。

## 第三章

Boik, B. L., & Goodwin, E. A.（2001）：沙遊治療：不同取向心理治療師的逐步學習手冊（陳碧玲、陳信昭譯）。心理出版社。（原著出版年：2000）

Davy, J., & Ellis, S.（2002）：安寧照護的諮商技巧（張景然、郭柏秀、許馨仁譯）。弘智文化。（原著出版年：2000）

Jung, C. (1978). *The structure and dynamics* of the psyche (R.F.C. Hull, trans). Princeton, Princeton University.

Kate, S. (2012). Process oriented psychology (Ch. 8). In Make Light Work in Groups: 10 Tools to Transform Meetings, Companies and Communities.

Levine, S. K. & Levine, E. G. (Eds.)., (1999). *Foundations of expressive arts therapy: Theoretical and clinical perspectives*. London: Kingsley.

Liebmann, M.（2000）：藝術治療團體工作手冊（賴念華譯）。心理出版

社。（原著出版年：1986）

Malchiodi, C.A. ( Ed.)(2003). *Handbook of art therapy*. New York: Guilford Press.

Malchiodoi, C. A. (Ed.)(2005). *Expressive therapies*. New York: Guilford Press.

Polanyi, M.（1984）：博藍尼講演集：人之研究、科學信仰與社會、默會致知（彭淮棟譯）。聯經。

Stroebe, M. S. (1998). New directions in bereavement research: Exploration of gender differences. *Palliative Medicine*, *12*(1), 5-12.

Stuckey, H. L., & Nobel, J. (2010). The connection between art, healing, and public health: A review of current literature. *American Journal of Public Health, 100*(2), 254-263.

Wadeson, H. (1980). *Art psychotherapy*. New York: John Wiley & Sons.

尹亞蘭（2002）：住院臨終病患使用宗教象徵物意義之詮釋現象學研究。南華大學生死學研究所碩士論文。

王秀絨（2000）：死亡與創造——兼論藝術治療之應用。東海社會科學學報，19，1-2。

王宗媛（2001）：醫院志工訓練成效評估之研究——以嘉義基督教醫院志工隊爲例。國立中正大學成人及繼續教育研究所碩士論文。

匡雅麗（2004）：藝術治療團體在精神科急性病房之應用研究：一個以青少年爲主之團體歷程與效果分析。臺北市立師範學院視覺藝術研究所碩士論文。

何長珠（2008）：悲傷影響因素初探。生死學研究，7，139-192。

何長珠（2011）：團體諮商概要。五南。

何長珠、李盈瑩（2014）：大學生悲傷因應量表與生命意義相關之研究。生死學研究（16）。

何長珠、林原賢（2013）：諮商與心理治療：理論與實務。五南。

何長珠、葉淑萍（2005）：折衷式遊戲治療之理論與實務。五南。

何長珠等著（2012，2014，2017）：表達性藝術治療14講——悲傷諮商

之良藥（2版）。五南。

吳欣怡（2001）：藝術治療對慢性精神分裂症病患的介入——個案研究。臺北市立師範學院視覺藝術研究所碩士論文。

吳惠琴（2004）：幼兒繪畫表現形式與自我概念之研究-以原住民及一般幼兒為例。國立屏東師範學院國民教育研究所碩士論文。

巫雅菁（2000）：由安寧緩和醫療條例談臨終關懷及其諮商輔導。諮商與輔導，177，2-6。

李永幟（編譯）（1988）：美的人生：理爾克篇。純文學出版社。

李玉如（2000）：音樂治療對安養機構老人睡眠品質與情緒狀態成效之探。國立臺北護理學院護理研究所碩士論文。

李玉玲（2003）：癌症病患復原力之研究。私立暨南國際大學輔導與諮商研究所碩士論文。

李佩怡（2003）：助人者與癌症末期病人關係歷程之質性研究。國立臺灣師範大學教育心理與輔導研究所碩士論文。

李絢芬（2003）：舞蹈遊戲對學齡前兒童創造力之影響。中國文化大學舞蹈研究所碩士論文。

李開敏、林方皓、張玉仕、葛書倫（譯）（1995/2004）：悲傷輔導與悲傷治療。心理。

李翰倫（2003）：對行為與情緒困擾兒童之處遇：以繪畫為導向之個案研究。國立屏東師範學院心理輔導教育研究所碩士論文。

李麗花（2004）：音樂治療對老人憂鬱程度成效之探討。慈濟大學護理學研究所碩士論文。

沈榮林（2003）：藝術教育治療團體對國小身心障礙資源班兒童。臺北市立師範學院視覺藝術研究所碩士論文。

周美嫻（2004）：憂鬱症患者於引導想像音樂治療之改變歷程。國立成功大學。

林宜靜（2002）：臨終病人面對死亡之心理調適歷程。國立彰化師範大學輔導與諮商系碩士論文。

洪國萱（2004）：以繪畫介入適應困難役男個別諮商之歷程與效果研究。

國立政治作戰學校軍事社會行為科學研究所碩士論文。

洪慧容（2003）：音樂治療對改善癌症病患焦慮、憂鬱及睡眠品質之成效。

倪傳芬（2002）：運用藝術治療於安寧療護之行動研究。慈濟護理雜誌，1（3），40-41。

尉遲淦（2000）：臨終關懷生死學概論，85-107。五南。

張淑美、謝昌任（2004，11月）：生死學相關學位論文之分析。「教育部主辦臺北護理學院承辦：教育部93年度生命教育學術研討會，生命教育理論建構與實踐」發表之論文。

莫影慰（2003）：兩個世界的交接——臨終病人與照顧者的關係移動。國立東華大學族群關係與文化研究所碩士論文。

許維琪（2004）：音樂治療對憂鬱症病患憂鬱狀態之成效探討。慈濟大學護理學研究所碩士論文。

許禮安（2004）：蓮心安在。海鴿文化。

陳壯梅（2003）：海德格的死亡哲學與臨終關懷之對顯。南華大哲學研究所碩士論文。

陳妤嘉（2002）：現代醫療對臨終關懷的衝擊與省思。國立政治大學社會學系碩士論文。

陳怡婷（2003）：家庭系統面臨親人重病事件的運作與轉變——以進入安寧病房的家庭為例。國立彰化師範大學輔導與諮商系碩士論文。

陳學添（2001）：藝術治療介入對受虐兒童自我概念之影響——個案研究。臺北市立師範學院視覺藝術研究所碩士論文。

陸雅菁（1993）：藝術治療。心理出版社。

陸雅菁（1999）：藝術治療。心理出版社。

曾瑞瑾（2008）：哀傷兒童參與表達性藝術治療團體之成效及改變歷程探究（未出版碩士論文），國立新竹教育大學。

黃郁雯（2004）：臨終處境的信仰與希望——以一貫道道親臨終陪伴經驗為例。南華大學生死學研究所碩士論文。

楊淑貞（2010）：創傷復原與療癒歷程之探索：以表達性藝術治療為例。

臺灣藝術治療學刊，2（1），73-85。

楊勝任（2003）：醫院志願服務對志工生命價值觀的影響研究。國立高雄師範大學成人教育研究所碩士論文。

楊喬羽（2003）：創作性戲劇團體輔導對普通班內身心障礙學生人際關係與自我概念之個案研究。國立台東大學教育研究所碩士論文。

葉春杏（2004）：藝術治療團體對喪親兒童復原歷程之研究。臺北市立師範學院國民教育研究所碩士論文。

葉莉瑄（2003）：藝術治療團體對學習障礙兒童的人際關係與自我概念之影響。國立屏東師範學院國民教育研究所碩士論文。

葉霜（2004）：臨終陪伴經驗對專業助人者自我生命經歷之回溯與開展。國立臺北師範學院教育心理與輔導學系碩士班碩士論文。

達賴喇嘛（2012）：覺燈日光（3冊）。商周。

劉月仙（2004）：從精神分析學的觀點探討破碎家庭學生的繪畫。國立臺灣師範大學美術系在職進修碩士學位班碩士論文。

劉安容（2010）：表達性藝術治療團體對父母離異兒童生活適應之效果研究。國立屏東教育大學教育心理與輔導學系碩士論文。

蔡宜青（2000）：藝術治療對選擇性緘默症兒童的介入──個案研究。臺北市立師範學院視覺藝術研究所碩士論文。

賴維淑（2002）：晚期癌症病患對臨終事件之感受與身、心、社會及靈性之需求。國立成功大學護理學研究所碩士論文。

藍琦（2012）：目睹家暴兒童參與表達性藝術活動團體輔導成效之研究（未出版碩士論文），國立臺東大學。

蘇朱民（2001）：準諮商員參加身體覺知訓練課程後之身體，身心互動覺察改變經驗及其影響之相關研究。國立臺灣師範大學教育心理與輔導研究所碩士論文。

## 第四章

Ainsworth. M. D. S, Blehar, M. C., Waters, E., & Wall. S. (1978). *Patterns of attachment: Observation in the strange situation and at home*. Hillsdale, N.

J.: Erlbaum.

Bartholomew, K., & Horowitz, L. M. (1991). Attachment styles among young adults: A test of a four-category model. *Journal of Personality and Social Psychology, 61*(2), 226-244.

Brennan, K. A., Clark, C. L., & Shaver, P. R. (1998). Self-report measurement of adult attachment: An integrative overview. In J. A. Simpson, & W. S. Rholes (Eds.), *Attachment theory and close relationship* (pp.46-76). NY: The Guilford Press.

Cassidy, J., & Shaver, P. R., (2008). *Handbook of attachment: Theory, research and clinical applications*, 2nd edn. New York Guilford, Press.

Claudia, Q. M., & Huebner, E. S. (2008). Attachment relationships and adolescents'life satisfaction: some relationships matter more to girls than boys. *Psychology in the Schools, 45*(2), 177-190.

Dykas, M. J., & Cassidy, J. (2011). Attachment and the processing of social information across the life span: theory and evidence. *Psychological Bulletin, 137*(1), 19-46.

Bodner, E., Bergman, Y. S., & Cohen-Fridel, S. (2013). Do Attachment Styles Affect the Presence and Search for Meaning of Life? Springer Science+Business Dordrecht

Ein-Dor, T., Mikulincer, M., Doron, G., & Shaver, P. R. (2010). The attachment paradox: How can so many of us (the insecure ones) have no adaptive advantages? *Perspectives on Psychological Science, 5*(2), 123-141. doi: 10.1177/1745691610362349

Frankl, V. E.（1991）：生存的理由──與心靈對話的意義治療學（游恆山譯）。遠流。

Frankl's concept of noogenic neurosis. *Journal of Clinical Psychology, 20*, 200-207.

George, C., Kaplan, N., & Main, M. (1985). *An adult attachment interview: Interview protocol.* Unpublished manuscript, Department of Psychology,

University of California, Berkeley.

Granqvist, P., Mikulincer, M., & Shaver, P. R. (2010). Religion as attachment: Normative processes and individual differences. *Personality and Social Psychology Review, 14*(1), 49-59.

Greenberg, J., Pyszczynski, T., & Solomon, S. (1986). *The causes and consequences of a need for self-esteem: A terror management theory.* In R. F. Baumeister (Ed.), Public Self and Private Self (pp. 189-212). New York: Springer-Verlag.

Griffin, D. W., & Bartholomew, K. (1994). The metaphysics of measurement:The case of adult attachment. *Adv. Pers. Relat. 5,* 269-308.

Hablas, R., & Hutzell, R. (1980). *The life purpose questionnaire: An alternative to the purpose in Life test for geriatric, neuropsychiatric patients.* In S. A. Wawrytko (Ed.),

Jon G. Allen (Spring 2012). Psychiatry 75(1) .Commentary on Harry Stack Sullivan " Conceptions of Modern Psychiatry"

Mallinckrodt, B., Daly, K., & Wang, C.-C. D. C. (2009), An attachment approach to adult psychotherapy, In J. H. Obegi & E. Berant (Eds.), *Attachment theory and research in clinical work with adults* (pp.234-268). New York, NY: The Guilford Press.

May, R.(1953). *Man's search for himself.* New York: Norton.

Mikulincer, M., Florian, V., & Tolmacz, R.(1990). Attachment styles and fear of personal death: A case study of affect regulation. *Journal of Personality & Social Psychology, 58,* 273-280.

Mikulincer, M., & Shaver, P. R. (2007). *Attachment in adulthood: structure, dynamics, and change.* New York: Guilford.

Mikulincer, M., Gillath, O., & Shaver, P. R. (2002). Activation of the attachment system in adulthood: threat-related primes increase the accessibility of mental representations of attachment figures. *Journal of Personality and Social Psychology, 83*(4), 881-895.

Moon, B. L. (2011)：以畫爲鏡：存在藝術治療（丁凡譯）。張老師。

Pargament, K. I. (2002). The bitter and the sweet: An evaluation of the costs and benefits of religiousness. *Psychological Inquiry, 13*, 168-181.

R. Chris. Fraley (2010). *A brief overview of adult attachment theory and research*. University of Illinois.

Rogers, C.（1990）：成爲一個人：一個治療者對治療的觀點（宋文里譯）。桂冠。（原著出版年：1961）

Schmitt, D. P., Alcalay, L., Allensworth, M., Allik, J., Ault, L., Austers, L., et al (2004). Patterns and universals of adult romantic attachment across 62 cultural regions: Are models of self and of other pancultural constructs? *Journal of Cross-Cultural Psychology, 35*, 367-402.

Shaver P. R., Collins N. L., & Clark C. L. (1996) Attachment styles and internal working models of self and relationship partners. In G. J. O. Fletcher & J. Fitness (Eds.), *Knowledge structures in close relationships: A social psychological approach* (pp. 25-61 ). Hillsdale, NJ: Erlbaum.

Shek, D. T. L. (1988). Reliability and factorial structure of the Chinese version of the purpose in life questionnaire. *Journal of Clinical Psychology, 44*, 384-392. doi:10.1002/1097-4679(198805)44:33.0.CO; 2-1

Stroebe, M.S., Schut, H. A. W., & Boerner, K. (2010). Continuing bonds in adaptation to bereavement: Toward theoretical integration. *Clinical Psychology Review, 30*, 259-268.

Wong, W. H. (2008). Meaningfulness and identities. *Ethical Theory and Moral Practice, 11*(2), 123-148.

Worden, J. W. (2004)：悲傷輔導與悲傷治療：心理衛生實務工作者手冊（李開敏、林方皓、張玉仕、葛書倫譯）。心理。

Yalom, I．D. (1980). *Existential psychotherapy*. New York: Basic Books.

Yalom, I. D.（2003）：存在心理治療（易之新譯）。張老師。

尤瑾、郭永玉（2008）：依戀的內部工作模型。南京師範大學學報（社會科學版），1，98-104。

王慶福、王郁茗（2010）：臺灣當今的依附研究：系統性回顧與後設分析。論文發表於第二屆國際心理治療研究學會臺灣分會（TWSPR）國際學術研討會，南投。

王慶福、林幸台、張德榮（1997）：人際依附風格、性別角色取向與人際親密能力之評量。測驗年刊，44（2），63-78。

王薇甄（2006）：父母教養方式、個人依附風格與大學生網路成癮關係之研究──以中部地區大專校院為例。國立彰化師範大學商業教育學系碩士論文。

王藝容（2011）：大學生的自我概念、生命意義感與人際關係之研究。國立臺北教育大學生命教育與健康促進研究所碩士論文。

白嘉玲（2010）： 同背景變項的單身成人依附風格、宗教認同態度和人際親密能 之關係研究。臺灣師範大學教育心理與輔導學研究所碩士論文。

江穎盈（2008）：大學生的生活壓力、社會支持與生命意義之研究。國立政治大學教育研究所碩士論文。

何仁富（2017）：生命的自我敞現與人生意義的建構──基於儒家生命觀的生命教育哲學。2017國際生命教育高峰論壇及第十三屆現代生死學理論建構學術研討會，嘉義。

何長珠（2008）：悲傷影響因素之初探研究。生死學研究，7，139-192。

何長珠、李盈瑩、王枝燦（2014）：大學生傷慟因應智能量表之應用研究。生死學研究，16，35-75。

何長珠、林原賢（2013）：諮商與心理治療──理論與實務。五南。

何英奇（1997）：大專學生之生命意義感及其相關：意義治療法基本概念之實徵性研究。教育心理學報，20，87-106。

佘金玲（2005）：大學生依附連續性與憂鬱傾向、問題解決能力之相關研究。國立臺灣師範大學教育心理與輔導學系碩士論文。

余德慧（1998）：生命史學。張老師。

宋秋蓉（1992）：青少年生命意義感之研究。彰化師範大學輔導研究所碩士論文。

李盈瑩（2011）：大學生生命意義與傷慟因應智能之研究。國立嘉義大學輔導與諮商學系研究所碩士論文。

李桂仙（2006）：高雄市高職學生生命意義感、憂鬱情緒與自殺傾向關係之研究。國立高雄師範大學教育學研究所碩士論文。

邱俐婷（2008）：高齡者參與宗教活動與生命意義感關係之研究——以竹苗地區佛教徒為例。玄奘大學教育人力資源與發展學系碩士論文。

邱珮思（2007）：大學生依附風格、心理分離——個體化、共依附特質與情緒勒索行為之相關研究。國立暨南國際大學輔導與諮商研究所碩士論文。

姜秀惠（2010）：青少年經歷失落事件的因應行為與生命意義之相關研究——以台中縣市高中職學生為例。南華大學生死學研究所碩士論文。

洪櫻瑜（1998）：內在運作模式對日常互動的影響。國立臺灣大學心理研究所碩士論文。

胡湘萍（2009）：大學生依附關係、生涯自我效能對生涯決定的影響。國立臺中教育大學諮商與應用心理學系碩士論文。

唐存敏（2004）：高齡者參與教會活動與生命意義感關係之研究（未出版碩士論文），國立中正大學。

夏嬿婷（2008）：大學生依附風格與創造力情意之研究。

孫世維（1994）：青少年與父母的情感關係：依附的性質與重要性。中興法商學報，29，257-304。

孫效智（2009）：臺灣生命教育的挑戰與願景。課程與教學季刊，1-26。

梁寅鈞（2010）：臺灣血液透析患者對死亡態度及生命意義之探討（未出版之碩士論文），南華大學。

莊易達（2008）：佛光大學學生幸福感、死亡態度、生命意義感及其相關因素之研究。國立臺灣師範大學健康促進與衛生教育學系碩士論文。

許雅楓（2014）：老人依附傾向、依附對象、生命意義和憂鬱之關係研究（未出版碩士論文），屏東教育大學。

連博聖（2014）：高雄市國中生父母管教方式與意義感之相關研究（未出版碩士論文），國立高雄師範大學。

黃淑滿、周麗端、葉明芬（2008）：依附與其相關因素之後設分析——臺
　灣近二十年文獻的研究。教育心理學報，40，39-62。

楊事娥（2010）：國民中學教師生命意義與悲傷因應智能之相關研究
　——以臺灣中部四縣市爲例。南華大學生死學研究所碩士論文。

蔡秀玲、吳麗娟（1998）：不同性別大學生的依附關係、個體化與適應之
　關係。教育心理學報，30（1），73-90。

賴品埰（2010）：原鄉地區國小教師的生命意義與工作壓力。南華大學生
　死學研究所碩士論文。

戴玉婷（2010）：國中學生全人生命意義量表之建構研究。南華大學生死
　學研究所碩士論文。

簡月珠（2010）：退休老人悲傷因應智能與生命意義之相關研究——以臺
　北市公立國小退休教師爲例。南華大學生死學系研究所碩士論文。

## 第五章

Joe Dispenza（2016）：未來預演——啟動你的量子改變（謝宜暉譯）。
　地平線文化出版。

Julie Soskin著（2005）：通靈自學書。布波出版社。

王中和（2001）：打造生命藍圖。遠流。

中華百科全書2004年線上版：http://ap6.pccu.edu.tw/Encyclopedia/
　introduction.asp

四念處的修行方法：https://www.yinshun.org/Enlightenment/1999/1999jan/1
　999jan7.htm。

布萊恩・魏斯（2005）：生命輪迴——超越時空的前世療法。張老師。

印順法師佛學著作集：https://www.mahabodhi.org/files/yinshun/04/
　yinshun04-00.html

余德慧著（2014）：宗教療癒與身體人文空間。心靈工坊。

佛教與科學：論佛教科學觀與佛教心理學作爲一個範例：https://www.
　lama.com.tw/content/edu/data.aspx?id=8137

佛教與基督教：https://zh.wikipedia.org/wiki/%E4%BD%9B%E6%95%9

9%E8%88%87%E5%9F%BA%E7%9D%A3%E6%95%99#.E4.BD.9B.
E9.99.80.E8.88.87.E5.9F.BA.E7.9D.A3

呂一中（2000）：「會靈山」現象初探——以臺南縣西港鄉立魚宮爲例。
臺灣宗教研究通訊，1：87-91。

胡曉光（1997/04/01）：佛理奧義探究。財團法人臺北市慧炬出版社。

高堯楷著（2020）：養氣：神隱中醫15年親身實證的幸福功法。方智出
版。

唯識學探源：https://cbetaonline.dila.edu.tw/zh/Y0010

蔡維民（2004）：宗教信仰與心理諮商——基督教與佛教的初步比較。新
世紀宗教研究，3（2），59-102。

蔡維民（2003）：眞理大學人文學報，1，35-65。

釋印順（2010）：印度佛教思想史。中華書局。

## 第六章

Andrew Newberg、Mark Robert Waldman（2010）：改變大腦的靈性力
量：神經學者的科學實證大發現。心靈工坊。

Browne, S.（2004）：細胞記憶（黃漢耀譯）。人本自然文化。

Bruce Lipton（2009）：信念的力量：新生物學給我們的啟示（傅馨芳
譯）。張老師。

Cyndi Dale（2014）：精微體（韓沁林譯）。心靈工坊。

Garden, R., Duffield, C., & Wickhorst, V. (2015/2016)：量子觸療2.0：解放
你超乎想像的療癒能力（林時維譯）。橡實文化。

L.M.Taggarrt（2008）：念力的祕密——叫喚自己的內在力量（梁永安
譯）。橡實文化。

Lynne M（2006）：療癒場（蔡承志譯）。商周。

Neuroscience Online: Courses www.PowerUpYourBrain.com

Rose SMS., Contrepois K., Moneghetti KJ, et al. A longitudinal big data
approach for precision health. Nat Med, 2019, 25: 792-804.

Stanislav Grof、Hel Zina Bennett（1997）：意識革命——人類心靈的終極

探索（方明譯）。生命潛能。

Stephen Hawking（1988）：時間簡史。矮腳雞圖書出版社。

安東尼歐‧達馬吉歐（2017）：意識究竟從何而來？（改版）──從神經科學看人類心智與自我的演化（陳雅馨譯）。商周出版。

安德魯‧紐柏格與馬克‧瓦德門（2010）：改變大腦的靈性力量──神經學者的科學實證大發現（鄧伯宸譯）。心靈工坊。

李權益著（2020）：靈魂的科學根據。李權益出版。

張美玲（2007）：高雄市國中教師工作壓力與靈性健康之相關研究（未出版碩士論文），國立高雄師範大學。

許心華、謝昊霓著（2020）：生命之謎VS.量子糾纏：關於生命、大腦、情緒、意識與量子醫學實證。博思智庫。

鹿港星籽（2015）：大師不外傳的風水場大解密。知青頻道。

新星出版社著（2014）：徹底圖解大腦的奧祕（高智賢譯）。楓樹林出版社。

腦部與靈性的關係：https://www.youtube.com/results?search_query=%E8%8 5%A6%E9%83%A8%E8%88%87%E9%9D%88%E6%80%A7%E7%9A% 84%E9%97%9C%E4%BF%82

維洛多、蒲大衛（2012）：當薩滿巫士遇上腦神經醫學。生命潛能。

謝伯讓著（2016）：大腦簡史：生物經過四十億年的演化，大腦是否已經超脫自私基因的掌控？貓頭鷹出版社。

蘇菲亞‧布朗、琳賽‧哈理遜（2004）：細胞記憶：揭開前世今生超連結‧業障病‧細胞靈魂印記的驚人祕密（黃漢耀譯）。人本自然出版社。

## 第七章

Blatner, A. (1992). Theroretical principles underlying creative arts therapies. *The Arts in Psychotherapy, 18*(%), 405-409.

Carlson, T. D. (1997). Using art in narrative therapy: enhancing therapruic possibilities. *The American Journal of Family Therapy, 25*(3), 271-283.

International Expressive Arts Therapy Association P. O. Box 320399 San Francisco, CA 94132 Website: www.iesta.org

Maternal Factors and the Attachment of Children in Taiwan: A Meta-analysis

Ravin, Rachel Levy, Ph. D. (2001). Identification in Human Figure Drawings: Determining Projection with The Draw-A-Person Questionnaire.The George Washington University.

Tharinger, D. J., & Stark, K. D. (1990). Aqualitative versus quantitative approach to evaluating the Draw-A-Person and Kinetic Family Drawings: A study of mood and anxiety disorder children. *Psychological Assessment*, *2*, 365-375.

黃淑滿、周麗端、葉明芬：依附與其相關因素之後設分析——臺灣近二十年文獻的研究。教育心理學報，40（1），39-62。

## 第八章

Bjorn Nordenstrom (2007)：https://www.youtube.com/watch?v=XKXH_4PNPcQ

Brant Cortright（2005）：超個人心理治療（易之新譯）。心靈工坊，2005。

Eden & Donna (1998). Energy Medicine, Jeremy P. Tarcher Putnam. http://flowstate.funyu.asia/category/%E9%A0%8C%E7%BC%BD%E8%88%87%E8%81%B2%E9%9F%B3%E7%99%82%E7%99%92/

Roger J. Callahan & Richard Trubo（2003）：敲醒心靈的能量：迅速平衡情緒的思維場療法（林國光譯）。心靈工坊。

SahajaYoga國際網頁「三脈七輪」簡介：Chakras & the Channels of Energy

王明珠（2012）：身心靈整合的全人生命。新銳文創。

阿南達瑪迦（1998）：瑜珈心理學（李震宇譯）。Sherii Prabhat Ranjan Sarkar, 1997。

林文欣（2017）：生命解碼。八方出版。

神密玫瑰（2009）：奧修靜心——亢達里尼。http://www.osho.tw/

神密玫瑰（2009）：奧修靜心── 動態靜心。http://www.osho.tw/page_012.htm

馬麗伯麥施特（2015）：仁神術的療癒奇蹟：調和生命能量的至簡療法（詹採妮譯）。方智出版。

理查·葛登等（2015）：量子觸療2.0：解放你超乎想像的療癒能力（林時維譯）。橡實文化。

麥可·羅區格西（2004）：西藏心瑜珈（項慧齡譯）。

喬·維泰利、修·藍博士（2008）：零極限── 念力增福法。方智出版。

量子力學證明一切皆由意念：生https://www.youtube.com/watch?v=X-6dYPtFgOw

奧修系統之動態舞蹈 https://www.google.com.tw/search?q

睡眠音樂（1 HR）https://www.youtube.com/watch?v=LVDhbaeLxTg-

靈療法（Neil Cooper）https://www.youtube.com/watch?v=Kq0-a6gzVCk-Reiki

## 第九章

Artheal（2008）：靈性再現── 曼陀羅藝術治療團體。（2009，5月）http://arts.imagenet.com.tw/modules/newbb/viewtopic.php?topic_id=70&forum=2

C. G. Jung（2001）：人及其象徵（龔卓軍譯）。立緒文化。

Capuzzi, D., & Gross, D. R. (2006). Counseling and psychotherapy：Theories andintervention, 4/e. Pearson Education. NJ：Prentice Hall.

Carl G. Jung（2002）：黃金之花的祕密（楊儒賓譯）。商鼎文化。

Carl G. Jung（2011）：人格的發展（陳俊松等譯）。國際文化。

Carl G. Jung（2011）：原型與集體無意識（徐德林譯）。國際文化。

Carol. Pearson（2000）：內在英雄：六種生活的原型（朱凱如、徐慎恕、龔卓軍譯）。立緒出版。

Cathy A. Malchiodi（2003）：靈魂調色盤── 讓內在的藝術家活躍起來（陳麗芳譯）。生命潛能文化。

David Fontana（2003）：象徵的名詞（何盼盼譯）。米娜貝爾出版公司。http://sql.fgs.org.tw/webfbd/text.asp?Term=曼荼羅

James A. Hall, M.D（2006）：榮格解夢書（廖婉如譯）。心靈工坊。

Jung, C. G. (1968). The Archetypes and the Collective Unconscious. New York, N.Y.

Jung, C. G.（2002）：黃金之花的祕密（楊儒賓譯）。商鼎出版社。

Murray Stein（1999）：榮格心靈地圖（朱侃如譯）。立緒文化。

Murray Stein（1999）：榮格心靈地圖。立緒文化。原著。

Premal（2007）：曼陀羅～內在的旅程。（2009，5月）http://www.enlightcenter.com.tw/m-68-mandala.htm。創見堂身心靈整合中心。

Radmila Moacanin & Pat B. Allen（1999）：榮格心理學與西藏佛教（江亦麗、羅照輝譯）。商務出版社。

Rob Preece（2008）：榮格與密宗的29個覺（廖世德譯）。人本自然。

Snyder, B. A. (1997). Expressive art therapy: Healing the soul through creativity.

Snyder, B. A. (1999). Mandala: Art as healer. Guidance & Counseling, 15(1), 30-34.

Susanne F. Fincher（1998）：曼陀羅的創造天地──繪畫治療與自我探索（游琬娟譯）。生命潛能。

Susanne F. Fincher（2008）：曼陀羅小宇宙（游琬娟譯）。生命潛能。

Vimala Pillari（2003）：人類行為與社會環境（洪貴真譯）。洪葉文化。

Yalom https://ndltd.nc2013l.edu.tw/cgi-bin/gs32/gsweb.cgi/login?o=dnclcdr&s=id...basic

王謙（2004）：曼荼羅：生命的圖像。www.casperwang.idv.tw/archives/study_2/000044.htm

何長珠等著（2019）：表達性藝術治療十五講。五南。

吳垠慧（2007）：曼陀羅繪畫和自己對話。（2008年9月16日）http://tw.news.yahoo.com/article/url/d/a/071126/4/oub6.html。中時電子報。

李宗憲（2015）：生命的自我認識與整合──試論榮格個體化哲學（未出

版碩士論文），南華大學。

松長有慶、金岡秀友、清水乞等（1997）：曼荼羅的世界（蔡東照譯）。唵阿吽。

林政宜（2008，3月）：藝術治療中的心靈能量轉化——由曼陀羅創作談起。載於中華民國能量醫學學會主辦，第四屆第9次學術研討會。高雄市：高雄餐旅學院。

長尾剛原（2008）：圖解榮格心理學（蕭雲菁譯）。易博士。

唐頤著（2009）：圖解曼荼羅。陝西師範大學出版。

眞鍋俊照（1990）：曼荼羅的世界——色彩與形的探索。世茂。

馬嘉延（2004）：曼荼羅藝術之造形研究（未出版碩士論文），國立彰化師範大學。

常若松（1990）：人類心靈的神話——榮格的分析心理學。貓頭鷹。

張美雲（2010）：榮格原型與曼陀羅圖形之自我敘說（未出版之研究報告），南華大學。

梁以正（2007）：榮格原型理論對西藏曼荼羅意象的解釋（未出版之畢業專題），南華大學。

莫瑞・史丹（Murrar Stein）（2013）：英雄之旅——個體化原則（黃璧惠等譯）。心靈工坊。

許智傑、謝政廷、施玉麗（2009）：曼陀羅創作在冥想中的運用。臺灣心理諮商季刊，1（1），8-17。

傑佛瑞・芮礴 夫（2007）：榮格與煉金術（廖世德譯）。人本自然文化。

湯馬士・克許（Thomas B. Kirsch）（2013）：給追求靈魂的現代人（李開敏等譯）。心靈工坊。

無限天堂藝術治療部落計畫討論區。

楊儒賓（1998）：曼荼羅與觀想——榮格思想與佛教III。國科會專題研究論文編號：NSC86-2411-H007-021-J2。

維基百科（2009）：曼陀羅名詞解釋。http://zh.wikipedia.org/w/index.php？title=%E6%9B%BC%E8%8D%BC%E7%BE%85&variant=zh-tw

蔡東照（2007）：神祕的曼荼羅藝術。藝術家。

賴慧峰（2010）：教師生命意義與曼陀羅圖形的相關研究——以佛光山生命教育研習營教師為例（未出版碩士論文），南華大學。

## 第十章

http://fo.ifeng.com/banruojiangtang/detail_2013_01/06/20845168_0.shtml

http://www.books.com.tw/products/0010354017

https://books.google.com.tw/books?id=iWlBuK1o5XQC&pg=PA81&lpg=PA81&dq=%E3%80%8A%E7%A6%AE%E8%A8%98%EF%BC%8E%E9%83%8A%E7%89%B9%E6%80%A7%E3%80%8B&source=bl&ots=5_W9PcpTkq&sig=pmJL_8XYqyxTuiFtnyvEa8VZMVs&hl=zh-TW&sa=X&ved=0ahUKEwjoz6npx8fZAhXDo5QKHZMLAvEQ6AEIJjAA#v=onepage&q=%E3%80%8A%E7%A6%AE%E8%A8%98%EF%BC%8E%E9%83%8A%E7%89%B9%E6%80%A7%E3%80%8B&f=false

佛洛伊德（2007）：一個幻覺的未來。

呂捷譯（1999/2007）：靈魂與物理——一位物理學家的新靈魂觀。

林安梧（1996）：儒學與中國傳統社會之哲學省察——以「血緣性縱貫軸」為核心的理解與詮釋。幼獅文化。

沃爾夫（1999, 2007），靈魂與物理——一位物理學家的新靈魂觀（吳捷譯）。商務。

洪櫻存（2009）：佛教徒學習佛法對靈性健康之影響歷程研究。中華心理衛生學刊，22（3），269-298。

游馥蓉（2012）：門診病人對護理服務滿意度之探討，臺北醫學大學護理學研究所碩士論文。

演培法師（2013）：佛法所說因果的特犖因果作用於時時處處。

蕭雅竹、黃松元、陳美燕（2001）：宗教與靈性健康、健康促進行為之相關性研究。實證護理，3（4），271-279。

道教禮記教特性http://rportal.lib.ntnu.edu.tw/bitstream/20.500.12235/30833/1/ntnulib_ja_B0302_0008_141.pdf

鄭志明（2010）：民間信仰與儀式。天津出版社有限公司。

鍾宗憲（2006）：中國神話的基礎研究。洪葉文。

阮昌銳（1990）：中國民間宗教之研究。臺灣省立博物館出版部。

陳建維（2017-5-19）elephantwhite.pixnet.net/blog/listall？m=on///

## 第十一章

Ganga Stone（1997）：與死亡對談（柯清心譯），遠流。

Lair, G. S.（2007）：臨終諮商的藝術（蔡昌雄譯）。心靈工坊。

Larkin, P. J., Dierckx de Casterlé B., & Schotsmans, P. (2007a). Transition towards end  of life in palliative care：an exploration of its meaning for advanced cancer patients in Europe. *Journal of Palliative Care, 23*(2), 69-79.

Larkin, P. J., Dierckx de Casterlé B., & Schotsmans, P. (2007b).Towards a conceptual evaluation of transience in relation to palliative care. *Journal of Advanced Nursing, 59*(1), 86-96.

Murray, S.A., Kendall, M., Grant, E., Boyd, K., Barclay, S., & Sheikh, A. (2007). Patterns  of Social, Psychological, and Spiritual decline toward the end of life in lung cancer and heart failure. *Journal of Pain and Symptom Management, 34*(4), 393-401.

Rolind, C.B., & Burlew, L. D.（2006）：東方治療理論。載於伍育英、陳增穎、蕭景容編譯，諮商與心理治療理論與實務（424-463）。培生教育。

Worden, W. (1991). Grief counseling and grief therapy. London: Routledge.

何長珠（2006）：悲傷影響因素之初探研究。生死學研究，6，80-92。

何長珠、李盈瑩（2011）：大學生生命意義與悲傷因應智能之研究（未出版碩士論文），嘉義大學。

何長珠、李盈瑩、王枝燦（2014）：大學生傷慟因應智能量表之應用研究。生死學研究，15。

余德慧、石佳儀（2003）：生死學十四講。心靈工坊。

胡文郁、釋惠敏、姚建安、邱泰源、陳慶餘（1999）：癌末病人靈性照顧模式之研究。中華民國家庭醫學雜誌，9（1），20-30。

翁淳儀（2008）：臺灣家族排列系統之研究（未出版碩士論文），南華大學。

張淑美、陳慧姿（2008）：高雄地區高中教師靈性健康及其相關因素之研究。生死學研究，7，89-138。

張雅禎（2005）：安寧病房癌末病患家屬預期性悲傷之情緒轉換因子探討（未出版碩士論文），東海大學。

莊乙雄（2003）：安寧護理人員靈性成長的研究──以南部某教學醫院為例。南華大學生死學研究所碩士論文。

陳宜靜（2006）：牆邊的等待──加護病房癌症病患家屬的陪病經驗（未出版碩士論文），南華大學。

陳怡婷（2003）：家庭系統面臨親人重病事件的運作與轉變──以進入安寧病房的家庭為例（未出版碩士論文），彰化師範大學。

陳珍德、程小蘋（2002）：癌症病人生命意義之研究。彰化師大輔導學報，23，1-48。

陳美惠（2014）：喪親照顧者悲傷調適經驗之研究：以居家護理「生命光碟製作活動」為例（未出版碩士論文），南華大學。

陳慶餘、邱泰源、釋宗惇、姚建安、蔡兆勳、胡文郁（2003）：癌末病人死亡恐懼影響因素之分析。安寧療護雜誌，8（2），134-142。

陳麗娟（2006）：藝術治療活動深化癌末病患情緒內涵之研究（未出版碩士論文），南華大學。

曾慧嘉、何長珠、蔡明昌（2010）：癌末病患家屬面臨喪慟因應行為、人際依附型態與預期性哀慟反應相關之研究。中華心理衛生雜誌，23（4），563-586。

鈕則誠、趙可式、胡文郁（2001）：生死學。國立空中大學。

馮觀富（2005）：情緒心理學。心理。

黃孟晨（2014）：華人家族排列和解內涵之探討（未出版碩士論文），南華大學。

劉明菁（2007）：高齡者參與志願服務學習之研究，臺灣師範大學社會教育學系在職進修碩士班學位論文，1-206。

蔡淳慧（2011）：華人家族心靈排列團體靈性健康改變經驗研究（未出版碩士論文），南華大學。

鍾莉娜（2002）：臨終照顧之親屬對臨終照顧事件的感受與死亡教育課程需求之研究（未出版碩士論文），國立中正大學。

顏雅玲（2009）：癌末病患與家屬之情緒轉換歷程（未出版碩士論文），南華大學。

## 第十二章

B.Naparstek（1999）：超感官之旅——開發第六感（吳國卿譯）。經典傳說。

Brant Cortriight（2005）：超個人心理治療——心理治療與靈性轉化的整合（易之新譯）。心靈工坊，208-215。

Gerald Corey（2013）：諮商與心理治療：理論與實務（修慧蘭等譯）。聖智學習。

Geshe Michael Roach（2004）：西藏心瑜伽——關於瑜伽哲學和實修的古老佛教教法（項慧齡譯）。橡樹林文化。

Johannes Fisslinger，Bettina Bernoth-Fisslinger（2007）：人體氣場彩光學（林維洋等譯）。生命潛能。

Lee Sannella（1998）：拙火經驗（梅心譯）。方智。

Michael, T（1997）：全像宇宙投影（潘定凱譯）。琉璃光。

Sogyal Rinpoche（1996）：西藏生死書（鄭振煌譯）。張老師。

丁仁傑（2004）：會靈山現象的社會學考察：去地域化情境中民間信仰的轉化與再連結，宗教教義、實踐與文化：一個跨學科的整合研究會議論文。中央研究院民族學研究所。

王鏡玲（2014）：神聖的顯現一一母神、家族象徵、靈界。哲學與文化界，41（10），33。

李峰銘（2008）：如入靈山不為動：淡水無極天元宮之靈乩觀點的一種揭

示，宗教經典詮釋方法與應用。眞理大學宗教學。

李振瑋（2013）：臺灣民間信仰中靈修模式之研究（未出版碩士論文），
南華大學。

威廉・詹姆斯（2001）：宗教經驗之種種（葉怡佳、劉宏信譯）。立緒出
版社。

袁煥仙、南懷瑾（2001）：定慧初修。老古文化。

陳家倫（2003）：自我宗教的興起：以新時代靈性觀爲例。新宗教團體與
社會變遷研討會：對話與創新。南華大學宗教研究所。

腦波：https://zh.wikipedia.org/wiki/%E8%85%A6%E6%B3%A2

趙星光（2003）：全球化與世俗化過程中新興宗教的傳佈。宗教論述專輯
五。內政部。

蔡明昌（2007）：我國大學生來生信念初探。中華心理衛生學刊，20
（3），235-260。

蔡明昌、歐麗敏（2008）：本土化大學生來生信念量表之建構與發展。生
死學研究，7，7-88。

鄭志明（2005）：臺灣靈乩的宗教形態。宗教與民俗醫療學報。4。

蕭雅竹、黃松元（國科會，2004）：靈性健康與壓力、憂鬱傾向及健康促
進行爲之研究。

瞿海源（2001）：外來的新宗教。臺灣文獻，52（4）：65-86。

瞿海源（2001）：臺灣新興宗教信徒之態度與行爲特徵。宗教與社會變遷
研討會論文。中央研究院社會學研究所。

## 第十三章

B.Naparstek（1999）：超感官之旅——開發第六感（吳國卿譯）。經典傳
說。

Brant Cortriight（2005）：超個人心理治療——心理治療與靈性轉化的整
合（易之新譯）。心靈工坊，208-215。

Gerald Corey（2013）：諮商與心理治療：理論與實務（修慧蘭等譯）。
聖智學習。

Geshe Michael Roach（2004）：西藏心瑜伽——關於瑜伽哲學和實修的古老佛教教法（項慧齡譯）。橡樹林文化。

Johannes Fisslinger，Bettina Bernoth-Fisslinger（2007）：人體氣場彩光學（林維洋等譯）。生命潛能。

Lee Sannella（1998）：拙火經驗（梅心譯）。方智。

Michael, T（1997）：全像宇宙投影（潘定凱譯）。琉璃光。

Sogyal Rinpoche（1996）：西藏生死書（鄭振煌譯）。張老師。

丁仁傑（2004）：社會分化與宗教制度變遷——當代臺灣新興宗教現象的社會學考試。聯經出版社。

Stanislav Grof, & Hel Zina Bennett（1997）：意識革命——人類心靈的終極探索（方明譯），生命潛能。

朱貞惠（2010）：從家族治療的觀點來探討家族系統排列之內涵——以華人家族心靈排列為例。嘉義大學輔導諮商研究所碩士論文，未出版，嘉義。

何長珠（2015）：悲傷輔導理論與實務：自助手冊。揚智。

何長珠（2017）：表達性藝術治療15講：悲傷諮商之良藥（3版）。五南。

余德慧（1998）：生活受苦經驗的心理病理：本土文化的探討。本土心理學研究，10，69-115。

余德慧（2006）：臺灣巫宗教的療遇。心靈工坊。

呂應鐘（2003）：超心理生死學。上宜有聲出版。

李安德（1992）：超個人心理學：心理學的新典範。桂冠。

李佩怡（2013）：榮格個體化思想：由負傷到療癒的整合之道。天馬文化。

李建志（2018）：從不相信到相信——個人參與華人家族心靈排列之轉化歷程（未出版碩士論文），南華大學。

李美遠（2009）：宗教、靈性與心理健康。諮商與輔導，286，14-18。

Kirsch, T. B.（2013）：給追求靈魂的現代人（李開敏等譯）。心靈工坊。

林美容（1991a）：臺灣民間信仰的分類。漢學研究通訊，10（1）：13-18。收入《臺灣民間信仰書目增訂版》頁VII-XVII，中研院民族所（1997）。

林美珠（2000）：敘事研究：從生命故事出發。輔導季刊，36，27-34。

林本炫（2001）：臺灣民眾的宗教流動與地理流動。中央研究院社會學研究所、中央研究院「新興宗教現象及其相關問題專題研究計畫」合辦「宗教與社會變遷：第三期第五次　臺灣社會變遷基本調查資料分析」研討會會議論文。

翁淳儀（2008）：臺灣家族系統排列團體之心理效果初探（未出版碩士論文），南華大學。

陳玉璽（2008）：西方心理學的靈性治療研究──以詹姆斯、榮格與弗蘭克為例。新世紀宗教研究，7（1），1-34。

陳玉璽（2004）：超個人心理學意識研究對佛教佛性觀的啟發─兼論「批判佛教」反佛性論的學理詮釋問題。新世紀宗教研究，3（2），1-37。

陳家倫（2006）：臺灣新時代團體的網絡連結。臺灣社會學刊，36，109-165。

陳淑娟（2007）：靈性非宗教，轉化非救贖：對臺灣新時代運動靈性觀的社會學考察。臺灣宗教研究，6（1）：57-112。

黃孟晨（2014）：華人家族排列和解內涵之探討（未出版碩士論文），南華大學。

Brown, S., & Harrison, L.（2004）：細胞記憶：揭開前世今生超連結・業障病・細胞靈魂印記的驚人祕密（黃漢耀譯）。人本自然。（原著出版年：2002）

Stein, M.（2012）：英雄之旅：個體化原則概論（黃璧惠等譯）。心靈工坊。（原著出版年：2006）

董芳苑（1996）：探討臺灣民間信仰。常民文化。

鄔昆如（1999）：宗教與人生。五南。

蔡淳慧（2011）：華人家族心靈排列團體靈性健康改變經驗研究（未出版碩士論文），南華大學。

釋厚重（2005）：觀音與媽祖。稻田出版有限公司。

## 第十四章

Bowen, F., Vitaro, F., Kerr, M., & Pelletier, D. (1995). Childhood internalizing problem：Prediction from kindergant,effect of maternal overprotectiveness, and sex difference. *Development and Psychopathology, 7*(3), 481-489.

Emmons, R. A. (2004). The psychology of gratitude: An introduction. In R. A. Emmons &M. E. McCullough (Eds.), *The psychology of gratitude* (pp. 3-16). New York: OxfordUniversity Press.

Emmons, R. A. (2007). *Thanks! How the new science of gratitude can make you happier.* Boston, MA: Houghton Mifflin

Emmons, R. A., & Shelton, C. M. (2002). Gratitude and the science of positive psychology. In C. R. Snyder & S. J. Lopez (Eds.), *Handbook of positive psychology* (pp. 459-471). New York: Oxford University Press.

Enright, R. D., & Coyle, C. T. (1998). Researching the process model of forgiveness within psychologicalinterventions. In E. L. Worthington (Ed.), *Dimensions of forgiveness* (pp. 139-161). Radnor, PA: Templeton Foundation Press.

Enright, R. D., & the Human Development Study Group (1991). The moral development of forgiveness. InW. Kurtines & J. Gewietz (Eds.), *Handbook of moral behavior and development.* Vol. 1, (vol. 1,pp.123-152). Hillsdale NJ: Erlbaum.

Enright, R. D., (2003) Forgiveness: a path to freedom. In Enright, R. D., *Forgiveness is a choice: A step-by step process for resolving anger and restoring hope.* Press: APA Life Tools. 1-21.

Enright, R. D., & Eastin, D. L. (1992). Interpersonal forgiveness within the helping professions：An attempt to resolve differences of opinion. *Counseling and values, 36*, 84-103.

Peterson, C., & Seligman, M. E. P. (2004). *Character strengths and virtues: A handbookand classification*. New York: Oxford University Press

Seligman, M. E. P, &Csikszentmihalyi, M. (2000). Positive psychology: An Introduction. *American Psychology, 55*(1), 5-14.

Wood, A. M., Froh, J. J., & Geragthy, A., W. A. (2010). Gratittude and well-being: A reviewand theoretical integration. *Clinical Psychology Review, 30*, 890-90

王鏡玲（2014）：神聖的顯現——母神、家族象徵、靈界。哲學與文化，41（10），33- 57。

印順（1993）：華雨集。中華書局。

朱貞惠（2011）：從家族治療的觀點來探討家族系統排列之內涵-以華人家族心靈排列為例（碩士論文）。取自http://140.130.170.6/cgi-bin/cdrfb3/gsweb.cgi?o=dstdcdr&i=sG0000960821.id

呂理政（1990）：天、人、社會：試論中國傳統的宇宙論知模型。中央研究院民族學研究所專刊。

宋光宇（2006）：藉由海寧格的「家族星座排列」反思中國文化的一些問題。生命學報，6，163-168。

巫白慧（2000）：印度哲學：吠陀經探義和奧義書解析。東方出版社。

李亦園（1996）：文化與修養。幼獅。

李新民（2012）：國小學生寬恕與前置、後果變項的關聯。樹德人文社會電子學報，8（1），67-105。

沃爾夫（1999）：靈魂與物理一位物理學家的新靈魂觀。臺灣商務。

周星譯（2000）：漢族的民俗宗教；社會人類學的研究。地景。渡邊欣雄（1991）。漢中国の民俗宗教；社会人類学の研究。東京；第一書房。

林志哲、葉玉珠（2011）：大學生感恩量表（Inventory of Undergraduates'Gratitude, IUG）之發展。測驗學刊專刊——正向心理特質的測量，147-178。

胡璉艷（2012）：親密相遇：探索家族排列之身體動力經驗（碩士論文）。取自http://ndltd.ncl.edu.tw/cgibin/gs32/gsweb.cgio=dnclcdr&s=id=

%22100TCU05183002%22.&searchmode=basic

孫孟琳（2011）：家族系統排列對成年性伴侶親密關係之研究（碩士論文）。取自臺灣博碩士論文系統。

翁淳儀（2009）：臺灣家族系統排列團體之心理效果初探（碩士論文）。取自http://ndltd.ncl.edu.tw/cgi-bin/gs32/gsweb.cgi/ccd=smJIpG/record?r1=1&h1=0

郭士賢、張思嘉（2004）：臺灣華人婚姻中的控制觀。中央研究院人文社會科學研究中心：「第七屆華人心理與行為科際研討會」宣讀之論文。

馮作民譯（1989）。臺灣舊慣習俗信仰。眾文圖書公司。鈴木清一郎（1934）。臺灣舊慣冠婚葬祭と年中行事；臺灣日日新報社。

黃雅慧（2009）：基督教信念影響寬恕歷程之抗索研究——一個基督徒老人的寬恕深度訪談研究。臺灣神學院道學碩士論文。

楊慧芬（釋了意）（2011）：懺悔的靈性研究，新世紀宗教研究，7（4），207-217。

楊麗芬（釋了意）：懺悔的靈性意義：佛教觀點，新世紀宗教，7（4），207-229。

聖嚴法師（2011）：慚愧；不知慚愧懺悔的影響。取自https://www.youtubecom/watch?v=ITdGq7hLkOo

慧廣法師（1990）：懺悔理論與方法。法喜。

蔡淳慧（2011）：華人家族心靈排列團體靈性健康改變經驗研究（碩士論文）。取自http://ndltd.ncl.edu.tw/cgi-bin/gs32/gsweb.cgi/ccd=BEvOp4/record?r1=1&h1=0

盧忻燕（2012）：以華人家族排列模式在成人非預期喪親者哀傷團體之運用。諮商與輔導，318，45-47。

羅春明、黃希庭（2004a）：寬恕的心理學研究。心理科學發展，12（6），908-915。

## 第十五章

Eye Movement Desensitization Reprocessing (EMDR): Science or Pseudoscience?by Bunmi O. Olatunji, University of Arkansas. *The New England Journal of Skepticism, 4*(1) (Winter 2001)

http: //health.businessweekly.com.tw/AArticle.aspx？id=ARTL000017708

http: //mail.nhu.edu.tw/~society/e-j/53/53-25.htm

Mass Media Bunk: Puff piece on EMDR in Salon.com

丹尼爾・席格著、李淑珺譯（2010）：第七感（Mindsight）。時報文化出版。

朱貞惠（2010）：從家族治療的觀點來探討家族系統排列之內涵──以華人家族心靈排列爲例（未出版碩士論文），國立嘉義大學。

林顯宗（2002）：深層溝通。

翁淳儀（2008）：臺灣家族系統排列團體之心理效果初探（未出版碩士論文），南華大學。

Tom Kenya，Wendy Kennedy（2017）：第九次元的昂宿星團的集體意識（許晉福譯）。一中心有限公司。

陳慧女、林明傑（2003）：簡介眼球運動減敏與訊息重整治療技術（EMDR）。輔導季刊，39（4），58-63。

陳靜怡（2002）：擺脫惡夢──淺談EMDR。基醫醫訊（105年院慶特刊），43，141-142。

黃孟晨（2014）：華人家族排列和解內涵之探討。南華大學生死學系碩士論文。

黃怡翔（2000）：EMDR──眼動心身重建法簡介。網站：楓之依──地動天驚43。

黃淑珍（2004）：EMDR──眼動身心重建法。諮商與輔導，219，39-45。

蔡淳慧（2012）：華人家族心靈排列團體靈性健康改變經驗研究。南華大學生死學系碩士論文。

家圖書館出版品預行編目資料

靈性諮商：心靈成長之旅70問／何長珠著. --
切版. -- 臺北市：五南圖書出版股份有限公
司, 2021.09
　　面；　公分.

　ISBN 978-626-317-076-6（平裝）

. 心靈療法 2.諮商心理學

18.98　　　　　　　　110013017

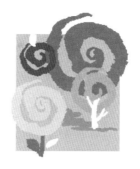

1B1Y

# 靈性諮商
## ——心靈成長之旅70問

作　　者 — 何長珠(50)

發 行 人 — 楊榮川

總 經 理 — 楊士清

總 編 輯 — 楊秀麗

副總編輯 — 王俐文

責任編輯 — 金明芬

封面設計 — 王麗娟

出 版 者 — 五南圖書出版股份有限公司

地　　址：106台北市大安區和平東路二段339號4樓

電　　話：(02)2705-5066　　傳　　真：(02)2706-6100

網　　址：https://www.wunan.com.tw

電子郵件：wunan@wunan.com.tw

劃撥帳號：01068953

戶　　名：五南圖書出版股份有限公司

法律顧問　林勝安律師事務所　林勝安律師

出版日期　2021年9月初版一刷

定　　價　新臺幣480元

# 經典永恆・名著常在

## 五十週年的獻禮——經典名著文庫

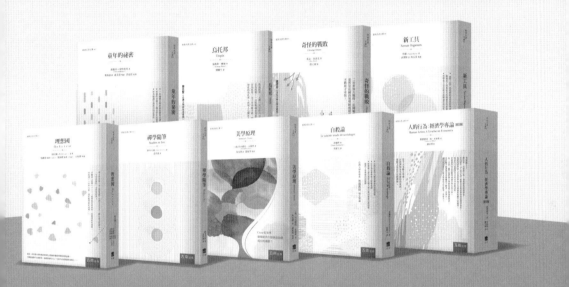

五南，五十年了，半個世紀，人生旅程的一大半，走過來了。

思索著，邁向百年的未來歷程，能為知識界、文化學術界作些什麼？

在速食文化的生態下，有什麼值得讓人雋永品味的？

歷代經典・當今名著，經過時間的洗禮，千錘百鍊，流傳至今，光芒耀人；

不僅使我們能領悟前人的智慧，同時也增深加廣我們思考的深度與視野。

我們決心投入巨資，有計畫的系統梳選，成立「經典名著文庫」，

希望收入古今中外思想性的、充滿睿智與獨見的經典、名著。

這是一項理想性的、永續性的巨大出版工程。

不在意讀者的眾寡，只考慮它的學術價值，力求完整展現先哲思想的軌跡；

為知識界開啟一片智慧之窗，營造一座百花綻放的世界文明公園，

任君遨遊、取菁吸蜜、嘉惠學子！